Melanie Corbett / Nicholas Maycock
Emanuel Rosen / David O'Brart

Corneal Topography
Principles and Applications
Second Edition

角膜地形图
原理与应用
第 2 版

编　著　〔英〕　梅兰妮·科贝特
尼古拉斯·梅考克
伊曼纽尔·罗森
大卫·奥布拉特

主　译　魏瑞华

天津出版传媒集团
天津科技翻译出版有限公司

著作权合同登记号:图字:02-2020-293

图书在版编目(CIP)数据

角膜地形图:原理与应用 / (英)梅兰妮·科贝特
(Melanie Corbett) 等编著;魏瑞华主译. —天津:
天津科技翻译出版有限公司,2022.10
书名原文:Corneal Topography:Principles and
Applications
ISBN 978-7-5433-4240-8

Ⅰ.①角… Ⅱ.①梅… ②魏… Ⅲ.①角膜–眼外科手
术 Ⅳ.①R779.6

中国版本图书馆 CIP 数据核字(2022)第 073647 号

First published in English under the title
Corneal Topography:Principles and Applications(2nd Ed.)
by Melanie Corbett, Nicholas Maycock, Emanuel Rosen and David O'Brart
Copyright ⓒ Springer Nature Switzerland AG,2019
This edition has been translated and published under licence from
Springer Nature Switzerland AG.

授权单位:Springer Natuer Switzerland AG.
出　　版:天津科技翻译出版有限公司
出 版 人:刘子媛
地　　址:天津市南开区白堤路 244 号
邮政编码:300192
电　　话:022-87894896
传　　真:022-87893237
网　　址:www.tsttpc.com
印　　刷:天津海顺印业包装有限公司
发　　行:全国新华书店
版本记录:787mm×1092mm　16 开本　14.5 印张　300 千字
　　　　　2022 年 10 月第 1 版　2022 年 10 月第 1 次印刷
　　　　　定价:168.00 元

(如发现印装问题,可与出版社调换)

译者名单

主　译　魏瑞华

副主译　董国欣　刘桂华

译　者　(按姓氏汉语拼音排序)

董国欣　欧普康视科技股份有限公司

杜　蓓　天津医科大学眼视光学院、眼科医院

谷天瀑　天津医科大学眼视光学院、眼科医院

贺美男　天津医科大学眼视光学院、眼科医院

金　楠　天津医科大学眼视光学院、眼科医院

李　静　天津医科大学眼视光学院、眼科医院

林伟平　天津医科大学眼视光学院、眼科医院

刘　琳　天津医科大学眼视光学院、眼科医院

刘桂华　天津医科大学眼视光学院、眼科医院

刘珠珠　天津医科大学眼视光学院、眼科医院

田　芳　天津医科大学眼视光学院、眼科医院

王　頔　天津医科大学眼视光学院、眼科医院

王　秀　天津医科大学眼视光学院、眼科医院

王碧莹　天津医科大学眼视光学院、眼科医院

王景慧　天津医科大学眼视光学院、眼科医院

魏瑞华　天津医科大学眼视光学院、眼科医院

中文版序言

当收到魏瑞华教授邀我为《角膜地形图原理与应用》一书写序时,我感到十分荣幸。魏瑞华教授是一名治学严谨、勤奋奉献、提携后辈、虚怀若谷的眼科专家,在角膜与屈光手术方面具有丰富的实践经验。当我得知她为了人才培养和临床应用领衔团队翻译本书时,我对她更加钦佩,也对本书出版更加充满期待。通过阅读本书,我相信其是一本值得反复阅读的角膜形态检查技术入门书籍,对眼科医生掌握从基础理论到临床实践都具有指导意义。

众所周知,角膜形态性能的检测技术与临床诊治息息相关,其参数结果的解读为屈光检查、接触镜验配和屈光手术前后的评估提供精细化、个性化的指导。作为一名眼科视光医生,我较关注的是术前检查是否标准,解读是否规范,此外,具有潜在扩张风险的角膜更是角膜屈光手术的禁忌,也需要早期识别。目前,临床中应用的角膜地形图仪根据不同设计原理,可采集到较为丰富的眼前节数据,结合高效全面的分析软件进行角膜形态评估。在临床实践工作中,由于不同设计原理、不同仪器系统的显示模式不同,眼科医生和技术人员,尤其初学者在解读结果时会遇到一些有关角膜屈光图、角膜厚度图、高度图等的疑问。此书从不同原理设计的系统引入,以易于理解的方式介绍如何解读正常及异常角膜地形图的参数并理解其意义,将复杂的问题简单化且加以真实临床案例和大量图片辅助理解,通过原理、检查技术、案例解读、临床应用等多方面对角膜地形图进行全面的细致阐述。

魏瑞华教授团队在角膜地形图应用于屈光手术、角膜接触镜等方面也累积了丰富的临床经验。他们以严谨的治学理念和扎实的文字功底,用易于理解的表达方式对此书进行了翻译,并及时推出本书。感谢魏教授团队的无私分享。

我以临床实践者的角度来阅读本书,可谓收获颇丰。其对于临床中接触并使用角膜形态检测仪的医生、技术人员和医学生亦将有所裨益。愿本书能帮助大家清晰地理解角膜地形图的各项参数并进行正确地解读,使眼科角膜疾病的筛查、接触镜验配、屈光手术检查等更加精准,并在此基础上制订出更优化的诊疗方案,为广大眼病患者谋福祉。

周行涛

2022 年 3 月

中文版前言

角膜是人眼球壁最外层结构,其屈光力占人眼总屈光力的70%,健康、透明的角膜是保证人眼获取清晰物像的必要条件。随着生活水平的提高,眼健康的问题日益受到重视, 无论哪个年龄段的患者都有追求高视觉质量的需求。例如,角膜屈光手术时,需要谨防角膜膨隆性疾病的发生,角膜塑形镜的验配力求最完美的个性化弧度。而白内障手术时,则需要优选与角膜相匹配的功能性人工晶状体植入,以最大限度地提高视觉质量。而这些技术实现的前提是角膜形态的准确判读。精准的检测技术与角膜形态分析可有效协助临床医生完成角膜疾病的早期筛查与术前诊断,规避部分眼部手术术后并发症的发生,并有助于精准屈光白内障手术的开展。

自角膜曲率镜发明至 Placido 盘原理的角膜地形图发展,Scheimpflug 眼前节三维成像设备和基于高度原理的角膜断层扫描图仪等的问世,角膜屈光矫正技术领域经历了一次次划时代的进步。而仪器设备的发展,使大量的参数和图形解读成为不可忽视的难点,许多临床工作者面对这些复杂的信息无所适从。本书将全方位介绍不同原理的角膜地形图,最新检查技术的操作及应用,又以正常角膜为例进行临床数据解读,并讨论病理状态下角膜地形图的异常表现和鉴别诊断, 以及屈光手术对角膜形态的影响和术前术后的评估。其丰富的临床病例和插图将便于读者查询和理解,使复杂的问题简单化,书中还提到一些独到的参数解读方法及如何辅助诊断的要点。这是一本全面的、详尽的、具有临床指导意义的角膜地形图书籍。本书作者 Melanie Corbett 博士是英国伦敦西部眼科医院的医生,英国皇家眼科学院的教育主任,她是角膜和眼前节疾病的权威专家,著有60多篇同行评议论文和多部教科书。

通过阅读本书,我们发现其理论知识丰富,并有很好的临床指导价值,因此决定将其翻译并推荐给国内读者,希望能够对广大从事屈光矫正的临床工作者有所帮助。

在本书的翻译过程中,党维钰、李昊儒、芦坤鹏、张开朗、弥宝月和刘玉玲为组织人员翻译、编排及校阅付出了辛勤劳动和大量心血,还有很多老师们也在本书翻译过程中给予了热情的帮助，在此一并致谢。最后，因译者水平有限，本书可能还存在疏漏之处，希望广大同行提出宝贵意见。

魏瑞华

2022 年 3 月

目　　录

第 **1** 部分

基本原则

第 1 章

角膜形态评估

角膜前表面是眼睛的主要屈光界面,约占人眼总屈光力的 2/3。因此,即使是角膜形态微小改变,也会对视网膜成像的清晰度产生显著影响。随着患者要求的逐渐提高,眼外科医生努力使角膜病和角膜手术视觉结果最优化,准确测量角膜前表面的形态显得越来越重要。

地形图是一种详细展示或描述特定部位特点的科学手段。在过去的 4 个世纪里,为了适应不断变化的临床需求,研究角膜地形图的技术也在不断发展。

角膜地形图的历史

17 世纪早期,随着屈光矫正的广泛出现,人们对角膜的形状和眼睛的光学特性产生了兴趣,早期角膜地形图仅局限于角膜曲率的总体评估(图 1.1)。

1619 年,Scheiner 首次对角膜形态做出测量[1]。他放置一系列不同曲率的凸透镜在眼睛旁,直到找出一个成像大小与角膜一样的凸透镜为止。

19 世纪 20 年代,Cuignet 通过观察患者角膜前被照亮的目标的反射图像,发明了一种

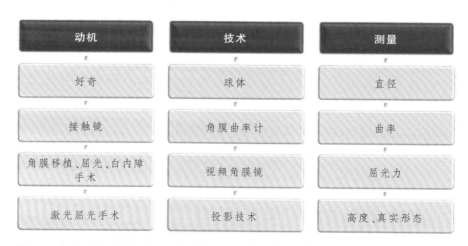

动机	技术	测量
好奇	球体	直径
接触镜	角膜曲率计	曲率
角膜移植、屈光、白内障手术	视频角膜镜	屈光力
激光屈光手术	投影技术	高度、真实形态

图 1.1 角膜地形图的发展。不断变化的临床需求推动了新的测量技术和方法的发展。

角膜镜。他存在的主要问题是需要将灯源、注视目标和观测系统沿着患者的视轴调成一条直线。这个问题在 1882 年被 Placido 攻克,他使用的方法是在注视目标中间放置了一个观察孔[2]。他的注视目标是一个黑白相间的同心圆环,这种模式仍然是今天许多地形图的基础。

1854 年,Helmholtz 发明了角膜曲率计后,角膜曲率开始被量化[3]。通过两对反射点之间的距离得出了两个子午线中角膜中央 3mm 的球柱曲率。为了增加可以分析的角膜面积,1889 年,Javal 将 Placido 盘应用于角膜曲率计上。望远目镜为他带来了放大的角膜镜检查图像的额外作用。他意识到有必要"固定"图像再测量环的大小,但直到 1896 年 Gullstrand 将摄影应用于角膜镜检查,这才成为现实。人们无数次尝试通过与已知半径球体的照片进行比较来量化角膜图像,但是这些技术都是费时费力的。

直到 20 世纪中叶,由于角膜接触镜的出现重新引起人们的兴趣,角膜地形学的研究才有了进展。接触镜的配适需要了解角膜中周部曲率。角膜曲率计可以为只有规则散光的正常角膜提供相关信息,并且在当今仍然适用于简单病例的验配。

随着白内障摘除术、角膜移植和屈光手术这些微创手术的发展,人们开始更加关注角膜屈光力。使用标准角膜屈光指数可以帮助我们将测量出的角膜曲率转换为角膜屈光力。

随着手术技术的发展对视力的提升,屈光状态的微调变得越来越重要。开发出可以详尽并准确评估角膜表面形态的技术是十分必要的。照片角膜照相镜提供了关于角膜大面积的定性信息,但只有在计算机技术发展的结果下,才可以使用视频角膜镜检查对这些图像进行定量分析。尽管一些基于投影原理而不是反射原理的设备开发后,才得以获得真实的高度数据,但是在实践中,主要是那些使用 Scheimpflug 技术的装置被广泛使用。

屈光手术的发展也为促进角膜地形系统的发展开辟了新途径,如基于 Scheimpflug 的照相系统,可以对角膜前后表面及其他前房参数进行详细的检查(第 4 章)[4,5]。

到目前为止,了解角膜地形图是如何发展的可以帮助我们解释现在角膜地形图的性质[6-8],并为将来的进一步发展奠定基础。

角膜形态的描述

有多种方法可以测量和表示角膜形态[9-12]。每种方法都有其优势,针对特定的临床情况使用最合适的方法有助于结果的呈现和解释。在本书中的每章都给出了使用这些方法的例子。

角膜高度

数学上,描述一个平面最基本的方法是定义它的每一点至参考平面的距离。在地理地图中,陆地的表面表示为"海拔高度"。对于角膜,参考平面没有标准的位置,所以通常将其任意设置在角膜顶点或角膜缘附近的水平位置。参考平面的实际位置并不重要,因为它不影响表面上各点的相对位置。

根据参考平面的高度(或深度)测量的数据描述角膜表面的真实形态。这在角膜疾病和准分子激光手术中极具价值,手术的结果往往由切除或更换的组织深度决定。一旦测量出真实形态,就可以从中计算出斜率、曲率和屈光力(图 1.2c)。

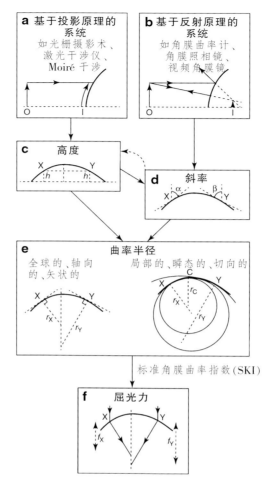

图 1.2　各种角膜地形系统的数据测量和显示。X 和 Y 这两个点,位于不对称角膜(如圆锥角膜)的相对半子午线的相同高度。在基于投射原理系统(a)中,一个物体被投射在角膜表面,在参考平面(c)的上方产生物像,通过测量高度 h 即可反映角膜的真实形态。这些数据将用于计算表面斜率、屈光力和曲率等。基于反射原理的系统(b),通过观察角膜后的第一张浦肯野图像,计算出角膜表面(d)的斜率(∠α 和 ∠β)、曲率和屈光力。如果没有其他测量或者特定假设,斜率将不能转化为高度。曲率半径(e)可以计算为轴向曲率半径或切向曲率半径,轴向曲率半径指切点到视轴的垂直距离,其周边部测量的准确性较低。切向曲率半径适用于围绕着每一点很小范围内的最佳拟合球面,它从中心(点 C)至周边(点 X 和点 Y)的准确性都很好。应用标准角膜曲率指数(SKI)进行计算,曲率半径可以转化为屈光力,但是这需要做出很多假设。屈光力(f)是将角膜作为焦距 f 的凸透镜(屈光力是焦距的倒数)来衡量角膜光线折射能力的一种方法。

表面斜率

　　表面斜率指某一特定点处切线的斜率(图 1.2d)。从数学上讲,斜率是曲线的一阶微分。因此,这是表明一个表面上两点之间高度的微小变化的更敏感方式。

曲率半径

　　对角膜来说,另一个描述斜率的方法是曲率半径(图 1.2e)。斜率 α 可通过以下公式转

换为曲率半径 r：

$$r=d/\cos\alpha$$

其中 d 是到角膜中心的距离（cos 0°=1；cos 60°=0.5；cos 90°=0）（图 1.3）。表面坡度陡峭的角膜曲率半径较小，而较平坦的角膜曲率半径则相对较大。这种表达形式更适用于某些特定的应用，如接触镜的验配。

曲率半径有两种计算方法，最初使用的是轴向曲率半径，但现在发现切向曲率半径在某些情况下更加合适[13,14]。每一种曲率半径的测量可以转换为等效的屈光力测量（轴向屈光力和切向屈光力），两者具有相似的优缺点[15,16]。

轴向曲率半径

轴向曲率半径沿着子午线上每一点呈放射状计算角膜曲率。它测量的是从一点的切线到光轴的垂直距离。这种算法具有球面偏差，因为每一次的测量都与光轴有关。

切向曲率半径

切向曲率半径通过拟合最佳拟合球面来计算每个点相对于其相邻点的曲率。由于没有参考视轴或角膜整体形状，而是针对单个小组的点计算曲率，所以结果具有较小的球面偏差。因此，角膜边缘的准确度更高，并且可以更好地展示出局部角膜的不规则性[13]。

角膜屈光力

屈光力用来度量透镜的屈光效果。对于光学透镜，曲率半径（r，单位是米）可以用公式转化为屈光力（P，单位是屈光度）（图 1.2f）：

$$P=(n_2-n_1)/r$$

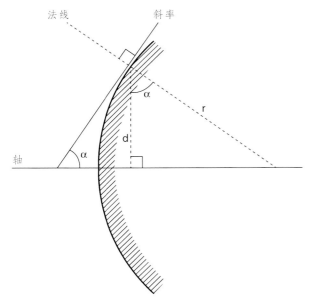

图 1.3 角膜斜率和曲率半径。角膜表面有一点位于距离轴的 d 处，该点的角膜斜率为 $\angle\alpha$，按常规做垂线为法线。曲率半径（r）是沿法线从角膜表面到其与轴的交点的距离，由 $d/\cos\alpha$ 表示，这就是轴向曲率半径。

其中 n_1 是第一个介质的折射率(在角膜前表面的情况下,空气折射率为 1);n_2 是第二个介质的折射率(角膜折射率为 1.376)。同样的公式也适用于角膜后表面屈光力的计算。但是,角膜后表面的曲率不容易测量[17,18]。因此,考虑到角膜具有前和后两个表面,在曲率和屈光力相互转化时,使用标准角膜曲率指数来进行计算(SKI=1.3375)[19,20]。但是,如果角膜较厚或较薄,其角膜后表面曲率的计算则不准确。由于角膜及其各组成层的确切折射率未知,还会导致其他误差[22]。因此,对于角膜地形图,使用 SKI 的计算公式为:

$$P=0.3375/r$$

但需要注意的是,此方程中的曲率半径单位为米。因此,以毫米为单位给出的曲率必须除以 1000 才能应用于此方程,因此计算公式变为:

$$P(单位为屈光度)=337.5/r(单位为毫米)$$

对于接受过角膜或屈光手术的患者,屈光力是代表屈光效果的有效方法。然而,由于推导过程中做出的假设,这被认为是描述角膜形状最不准确的方法(表 1.1)[21-25]。因此,如果需要加强计算的准确性,如计算眼内晶状体的屈光力,就应该使用曲率半径。

测量方法

测量角膜地形图的方法分为两种,基于反射原理测量的方法和基于投影原理的测量方法(第 3 章)。这两种技术在测量方式上有所不同。

基于反射原理的测量方法

如今许多临床使用的角膜地形图模式仍是基于反射原理(第 2 章),如 Placido 环、角膜曲率计和视频角膜镜(第 2 章)。它们测量角膜表面的斜率,并且使用该数据计算曲率半径和屈光力(图 1.2b)。但是,角膜高度不能仅通过测量斜率来计算。斜率提供特定点在位置 (x,y) 上的斜度信息,但不能确定该点在 z 轴上的高度。因此,在不做很多假设的情况下,仅通过反射获得的测量值是无法重建真实的角膜形状的[26-28]。

基于投影原理的测量方法

目前,临床应用的许多角膜地形图系统都基于投影原理,包括利用 Scheimpflug 原理的设备、裂隙照相、光栅立体摄影、莫尔干涉和激光干涉术(第 3 章和第 4 章)。它们直接测量真实的角膜高度,由此可以计算出斜率、曲率和屈光力(图 1.2a)[29,30]。

表 1.1　曲率半径和屈光力转换时的不准确情况

曲率半径转换为屈光力的应用假设	影响
转换公式假定为球面光学	中央角膜外不准确
SKI 假定角膜后表面曲率正常	对于较陡或较平的角膜不准确(如高度远视和高度近视)
SKI 假定角膜厚度正常	准分子激光表面切削术和角膜表层切除术后不准确
SKI 假设角膜的折射率是均匀的,并且不能识别出上皮和基质的不同折射率	在一些特定情况下不准确,如屈光手术后

角膜地形图的应用

角膜地形图可以应用在临床实践及研究中。它是非侵入性的并且易于操作,因此几乎可以在任何患者中获得测量结果。然而,当这种技术应用于临床实践时,应充分考虑它能为患者提供的益处、所涉及的成本及是否有更合适的替代方案[31,32]。在决定是否开展临床研究时,临床医师必须考虑研究结果是否有可能改善患者的情况。

表 1.2 概述了角膜地形图在哪些临床实践中是有效的,并且区分了哪些情况是其他技术也可以做到的[33]。它也提供了角膜地形图以多种形式协助研究的示例。每一个应用都将在后面的内容中进行阐述与说明。

正常角膜与角膜病

角膜地形图已被用于量化正常角膜的形状,并且增进了我们对解剖结构与视觉功能之间关系的理解(第 6 章)。这项技术可以敏感地诊断出早期的角膜形态异常(如圆锥角膜)[34]。这对于患者的管理和治疗、用于遗传研究的家庭成员的确认,以及屈光手术前的筛查都是有帮助的。通过比较一系列的测量结果,可以监控角膜病的进程,并且可以更好地理解

表 1.2　角膜地形图在临床实践和研究中的适应证

情况	其他技术的应用,如角膜曲率计、验光仪、裂隙灯	角膜地形图的临床适应证	角膜地形图临床应用意义
正常角膜		筛查	确定形态 联系视觉功能
接触镜	简单病例的验配	复杂情况验配 检测是否发生变形	接触镜对角膜的影响
角膜病	常规诊断 例行随访	监测 对视觉功能的影响 亚临床检测 基因检测	视觉效果
白内障手术	简单情况 术前准备 人工晶状体计算 拆线	复杂情况 术前准备 人工晶状体计算 拆线 不良结果的调查	临床实验的量化 切口架构 决定结果的因素
角膜移植手术	例行随访	规则性评估 拆线 接触镜验配	临床实验的量化 决定结果的因素
屈光手术	例行随访	术前筛查 术前准备 手术记录 不良结果调查	临床实验的量化 了解不良反应 术后的视觉质量 监测愈合情况

它们对视力的影响(第 8、9 和 10 章)。

接触镜配适

角膜曲率计可应用于大多数患者的接触镜配适,但是在复杂情况下,地形图系统可以帮助我们了解整个角膜形态。对隐形眼镜佩戴者角膜地形图的详细分析表明,角膜变形程度与硬镜的静置位置相关,并证明了变形恢复时间可能比以前预期的长得多(第 7 章)。

角膜及屈光手术

角膜地形图在角膜、白内障和激光屈光手术的扩展领域中起着重要的作用 (第 12、13 和 14 章)。术前,准备手术切口时,对于个人角膜地形图的全面了解是十分重要的,同时也可以帮助计算白内障手术所需放入的人工晶状体屈光力。术后,任何屈光步骤结果的详细信息可以被量化用于临床研究,如视觉质量、矫正中心及长期稳定性。角膜地形图可以通过展现放射状角膜切开术后的多焦点中央角膜轮廓或是 LASIK、LASEK、PRK 的偏中心治疗区域,来解释一些意料之外的术后结果。它可以帮助我们了解角膜手术的副作用,并指导角膜手术后缝线的调整或拆除。当与患者讨论他们的手术过程或术后结果时,彩色编码图也很有帮助。

地形图系统的适用性

在开发任何测量设备时,都有一种努力将其提供的信息的数量、准确性和复杂性最大化的趋势。这对于那些主要用于研究的系统来说是理想的。但是在临床实践中,由此导致的尺寸、成本及检查时间的增加是不可接受的。

当临床部门想购买角膜地形图系统时,首先应该考虑如何使用它。还必须评估新系统的收益和成本是否超过已经存在的仪器(如裂隙灯、验光仪和角膜曲率计)[6,7]。同样,那些开发角膜地形图系统的研究者应该考虑购买者需要什么,以及如何更好地提供什么。

并非地形图的所有应用需求均相同,所以是应该去开发不同类型的新系统,还是让所有的系统都适合所有应用程序?根据病例组合和目的的不同,不同的操作者的要求也可能不同。技术员、验光师、角膜病医生及屈光手术医生的需求会有所不同。因此,每一个操作者应该思考他们想从角膜地形图中得到什么。

表 1.3 列举了一些与测量情况、角膜的性质、测量类型和所获得信息的使用有关的一些变量。它也同样列举了角膜地形图可以提供的满足多种需求的不同选项。

使用情况

如今商用的大多数角膜地形图系统是相对较大的机器,需要患者坐在裂隙灯前并且固定一个目标。现在市场上出现的便携式系统可以用于身体状况不好的患者、年龄偏大或偏小者,或者在外展诊所应用[29]。视频角膜镜依赖于患者准确的注视,但在基于投影原理的系统中,这并不是很重要的。

手持式角膜镜可以在手术过程中使用,但其大多数都没有计算机化[36]。理想情况下,术中地形图需要实时分析,因此每次手术操作对角膜形状的影响都可以在术中发生时看到[37]。

表 1.3　角膜地形图的适用性

考虑因素	变量	选项
情况	患者配合	需要或不需要固视目标
	外展诊所	裂隙灯
	眼内手术	安装显微镜
	手术的速度	随身携带
		实时信息
角膜	检测区域	基于反射或投影的原理
	不规则性	只有角膜或者包括角膜缘
	反射性	
	曲率范围	
测量	数据类型	高度、斜率、曲率、屈光力
	数据点的分布	以中心为主或均匀分布
	数据点的数量	处理时间的长短
	准确性和可重复性	临床或研究
展示和使用	向患者、临床医师、会议展示	2D 或 3D 颜色图
	单个或多个患者	统计指标
	外科手术前评估	外科列线图
	与手术设备或激光结合	神经网络
		量身定制的软件

角膜地形图最合适的样式取决于情况的性质,将应用于哪种角膜,需要测量的类型和怎样使用结果。

这将使数据处理几乎瞬间发生。

角膜

　　一些系统可以准确地测量相对正常的角膜, 而另一些系统则更擅长成像不规则角膜。数据点相对较少的设备(如角膜曲率计)或基于正常数据进行假设的设备(如 Scheimpflug), 最适合用于相对正常的角膜[38,39]。但是基于投影的地形图系统可以从多个角膜点做出直接测量,因此可以准确应用于规则或不规则的角膜。可以查看原始图像的系统(如视频角膜镜)使操作者更好地评估提供的原始数据。基于投影原理的地形图系统也可以很好地评估周边角膜,而不必依赖光轴进行计算[39]。

测量

　　不同的应用需要不同的信息,角膜高度的测量只能使用基于投影原理的系统,而曲率和屈光力则可以由任何系统提供。

　　测量的准确性和可重复性部分取决于数据点的数量及机器的复杂性[40]。但是,临床实践中所需的精度通常恰恰高于临床上可检测到的精度。如果可以减少数据点的数量,则可以提高图像处理的速度。为提供关于角膜视觉效果的信息,最有效的数据点分布是将大多数点置于瞳孔区内。

展示和使用

彩色地形图是呈现每个患者结果的有用方法。如果每个地形图用数学指数来概括,则成组数据就可以进行统计分析。可以设计许多数学指标,需要考虑哪些是最有用的。

角膜地形图系统包含的人工神经网络(neural networks),可以分辨地形图模式并客观地对地形图进行分类,这已经成为可能。目前,正在开发将地形图信息与外科设备集成的软件。在未来,其将被用于控制激光治疗不规则散光。

随着地形图系统变得越来越复杂用以服务于研究和专科手术,越来越需要适用于普通诊所的更小、更便宜的设备。

参考文献

1. Scheiner C. Occulus Hoc est: fundamentum opticum. Innsbruck: Agricola; 1619.
2. Placido A. Novo instrumento de esploracao da cornea. Periodico d'Ofthalmologica Practica Lisbon. 1880;5:27–30.
3. von Helmholtz H. Graefes Arch Ophthalmol. 1854;2:3.
4. Ambrosio R Jr, Belin MW. Imaging of the cornea: topography vs tomography. J Refract Surg. 2010;26:847–9.
5. Belin MW, Khachikian SS. An introduction to understanding elevation-based topography: how elevation data are displayed – a review. Clin Exp Ophthal. 2009;37:14–29.
6. Klyce SD, Wilson SE, Kaufman HE. Corneal topography comes of age [editorial]. Refract Corneal Surg. 1989;5:359–61.
7. Wilson SE, Klyce SD. Advances in the analysis of corneal topography. Surv Ophthalmol. 1991;35:269–77.
8. Morrow GL, Stein RM. Evaluation of corneal topography: past, present and future trends. Can J Ophthalmol. 1992;27:213–25.
9. *Roberts C. Corneal topography: a review of terms and concepts. J Cataract Refract Surg. 1996;22:624–629.
10. *Waring GO. Making sense of keratospeak II: proposed conventional terminology for corneal topography. Refract Corneal Surg. 1989;5:362–367.
11. Klyce SD, Wilson SE. Methods of analysis of corneal topography. Refract Corneal Surg. 1989;5:368–71.
12. Piñero D, Alio JL, Aleson A, Vergara ME, Miranda M. Corneal volume, pachymetry, and correlation of anterior and posterior corneal shape in subclinical and different stages of clinical keratoconus. J Cataract Refract Surg. 2010;36(5):814–25.
13. Roberts C. Characterisation of the inherent error in a spherically-biased corneal topography system in mapping a radially aspheric surface. J Refract Corneal Surg. 1994;10:103–11.
14. Klein SA, Mandell RB. Axial and instantaneous power conversion in corneal topography. Invest Ophthalmol Vis Sci. 1995;36:2155–9.
15. Klein SA, Mandell RB. Shape and refractive powers in corneal topography. Invest Ophthalmol Vis Sci. 1995;36:2096–109.
16. Cohen KL, Tripoli NK, Holmgren DE, Coggins JM. Assessment of the power and height of radial aspheres reported by computer-assisted keratoscopy. Am J Ophthalmol. 1995;119:723–32.
17. Eryildirim A, Ozkan T, Eryildirim S, Kaynak S, Cingil G. Improving estimation of corneal refractive power by measuring the posterior curvature of the cornea. J Cataract Refract Surg. 1994;20:129–31.
18. Patel S, Marshall J, Fitzke FW. Shape and radius of posterior corneal surface. Refract Corneal Surg. 1993;9:173–81.
19. Gullstrand A. (1911). In: Southall JPC, editor. Helmholtz's treatise in physiological optics volumes I and II (Appendix). New York: Dover; 1962.
20. Use of the keratometer. In: Bennett AG, editors. Optics of contact lenses. London: ADO publishing; 1974.
21. Arffa RC, Klyce SD, Busin M. Keratometry in epikeratophakia. J Refract Surg. 1989;2:61–4.
22. Patel S. Refractive index of the mammalian cornea and its influence on pachymetry. Ophthalmic Physiol Opt. 1980;7:503–6.

23. Roberts C. The accuracy of 'power' maps to display curvature data in corneal topography. Invest Ophthalmol Vis Sci. 1994;35:3525–32.
24. *Mandell RB. Corneal power correction factor for photorefractive keratectomy. J Cataract Refract Surg 1994;10:125–128.
25. Corbett MC, Verma S, Prydal JI, Pande M, Oliver KM, Patel S, Marshall J. The contribution of the corneal epithelium to the refractive changes occurring after excimer laser photorefractive keratectomy. Invest Ophthalmol Vis Sci. 1995;36:S2.
26. Applegate RA, Nuñez R, Buettner J, Howland HC. How accurately can videokeratoscophic systems measure surface elevation? Optom Vis Sci. 1995;72:785–92.
27. Tripoli NK, Cohen KL, Holmgren DE, Coggins JM. Assessment of radial aspheres by the arc-step algorithm as implemented by the Keratron keratoscope. Am J Ophthalmol. 1995;120:658–64.
28. Tripoli NK, Cohen KL, Obla P, Coggins JM, Holmgren DE. Height measurement of astigmatic test surfaces by a keratoscope that uses plane geometry surface reconstruction. Am J Ophthalmol. 1996;121:668–76.
29. Swartz T, Marten L, Wang M. Measuring the cornea: the latest developments in corneal topography. Curr Opin Ophthalmol. 2007;18(4):325–33.
30. Oliveira CM, Ribeiro C, Franco S. Corneal imaging with slit-scanning and Scheimpflug imaging techniques. Clin Exp Optom. 2011;94(1):33–42.
31. Corbett MC, Shilling JS, Holder GE. The assessment of clinical investigations: the Greenwich grading system and its application to electrodiagnostic testing in ophthalmology. Eye. 1995;9(Suppl):59–64.
32. Thornton SP. Clinical evaluation of corneal topography. J Cataract Refract Surg. 1993;19(Suppl):198–202.
33. McDonnell PJ. Current applications of the corneal modeling system. Refract Corneal Surg. 1991;7:87–91.
34. Piñero DP, Nieto JC, Lopez-Miguel A. Characterization of corneal structure in keratoconus. J Cataract Refract Surg. 2012;38(12):2167–83.
35. Corbett MC, Shun-Shin GA, Awdry PN. Keratometry using the Goldmann tonometer. Eye. 1993;7:43–6.
36. Zabel RW, Tuft SJ, Fitzke FW, Marshall J. Corneal topography: a new photokeratoscope. Eye. 1989;3:298–301.
37. Ediger MN, Pettit GH, Weiblinger RP. Noninvasive monitoring of excimer laser ablation by time-resolved reflectometry. Refract Corneal Surg. 1993;9:268–75.
38. Wegener A, Laser-Junga H. Photography of the anterior eye segment according to Scheimpflug's principle: options and limitations – a review. Clin Exp Ophthalmol. 2009;37(1):144–54.
39. Read SA, Collins MJ, Carney LG, et al. The topography of the central and peripheral cornea. IOVS. 2006;47:1404–15.
40. Sunderraj P. Clinical comparison of automated and manual keratometry in pre-operative ocular biometry. Eye. 1992;6:60–2.

第 **2** 章

视频角膜镜

角膜曲率计检查是最早在临床上广泛使用的测量角膜地形图的技术，现阶段更多使用的是角膜照相镜检查和计算机辅助视频角膜镜检查技术。所有这些系统都依赖于反射原理，并利用覆盖在角膜前表面的泪膜作为凸面镜。

在精度方面，这些系统已经大部分被基于投影(第 3 章)或基于 Scheimpflug 相机的系统(第 4 章)的成像所取代。本章将对这些系统进行总结，以便解释和讨论其工作原理。

凸面镜光学

凸面镜形成的图像可以用两条光线来构成：一条平行于主轴的光线从主焦点反射出去，另一条光线从物体顶部穿过曲率中心，然后沿着自己的路径返回(图 2.1)。

凸面镜产生的放大率是图像大小(I)与物体大小(O)的比值，而这又与图像(v)和物体(u)与镜子之间的距离的比值成正比：

$$放大率 = \frac{I}{O} = \frac{v}{u}$$

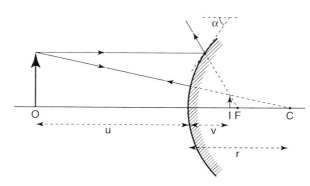

图 2.1 凸面镜成像。角膜曲率计检查和角膜照相镜检查利用角膜前表面的特性来反射光线，在前房内形成一个虚拟的直立图像(O=物体，I=图像，F=焦点，C=角膜曲率中心，u=物体到角膜的距离，v=图像到角膜的距离，r=角膜曲率半径)。

实际上,图像(I)位于离焦点(F)非常近的位置,焦点(F)位于镜子曲率中心(C,在主焦点处)和镜子本身之间的中间位置。因此,v 可被视为等于镜子曲率半径的一半($r/2$)。替换:

$$I = O \times \frac{r}{2u}$$

因此可以看出,随着角膜变得更陡,曲率半径(r)变小时,图像(I)也变得更小,地形系列环就会看起来更接近。

在所有的角膜曲率计中,u 是常数,是观察目镜的焦距。下面是等式的重新排列方程式:

$$r = 2u \times \frac{I}{O}$$

结果表明,如果物体大小保持不变(von Helmholtz 角膜曲率计),曲率半径与图像大小成正比;如果改变曲率半径以获得标准图像大小,曲率半径与图像大小成反比 (Javal-Schiφtz 角膜曲率计)。

角膜反射

眼睛前表面的反射发生在空气-泪液界面,而不是在角膜的前表面。对大多数患者来说,这在临床上并不重要,因为这是光线发生折射最大的位置。然而,在泪膜厚度异常或角膜明显不规则的情况下,可能需要考虑测量的准确性。完全基于角膜前表面反射的地形图系统比 Scheimpflug 系统(第 4 章)具有一定的优势,即数据不会因角膜基质内的混浊而影响测量结果的准确性[1]。

角膜光反射是朝向角膜照射的光(系列环)在晶体前囊处产生一个虚拟的竖直图像,其位于角膜前表面后约 4.0mm 处,或称为第一个浦肯野(Purkinje)像。这是在角膜曲率计检查和角膜照相镜检查中看到的图像。此图像的大小可以用来量化角膜的曲率:角膜越陡(曲率半径越小),凸面镜的功能就越强大,图像也就越小。根据同样的原理,角膜表面的任何环曲度(不同子午线的曲率半径不同)或角膜表面的不规则都会导致图像失真。

利用反射图像分析测量角膜表面的斜率(图 2.1 中标志 α)。但是,图中没有提供关于该斜面与被观察位置(即其在 z 轴上的位置)的距离的信息。因此,角膜高度(或高度)不能直接测量。

如果要测量角膜高度,还需要两个步骤。首先,必须进行额外的测量,如角膜顶点高于参考平面的高度。一些视频角膜镜是使用侧面摄像头来执行此操作的,该摄像头可以查看角膜的垂直轮廓。其次,必须假设角膜表面是一条连续的无阶梯曲线。弧形阶梯法从中心到外围呈放射状工作。此方法假设在角膜中心点上某点的斜率保持不变,直到到达下一个点。利用这些假设,可以对正常角膜的真实形状做出合理的测量。然而,对于异常或不规则的角膜,需要基于投影的技术。

角膜曲率计

角膜曲率计测量的是从旁中央 3mm 角膜环反射的两对垂直点的图像之间的距离[1-3]。

它只测量中心角膜的曲率(表 2.1),因为系列环是从直径为 2.6~3.7mm 的环反射出来的,集中位于角膜顶点(图 2.2)。一对系列环首先位于最陡的子午线,然后与子午线成 90°角(图 2.3)。因此,角膜曲率只能用球体和均匀圆柱体表示(表 2.2)。相比之下,视频角膜镜可以更详细、更大面积地测量角膜曲率(图 2.4 和图 2.5)。

角膜曲率计测量对于规则的球柱形角膜表面,如正常角膜的旁中央区域,具有高度精确性和可重复性[4]。该设备相对便宜,可用于接触镜的验配、人工晶状体的度数计算[5-7]和确定较紧的角膜缝线,以便取出[8]。

然而,其对于不规则角膜的测量具有局限性,因为系列环反射可能会被扭曲,并且没有提供关于角膜曲率的信息,包括内部、外部或 4 个参考点之间的曲率[9,10]。对于复杂病例的管理或接受屈光手术的患者来说,其提供的信息不足(表 2.3)。

角膜照相镜检查

与角膜曲率计检查相比,角膜照相镜检查的优点包括对更大面积的角膜进行定性分析,并在因角膜表面不规则而造成的系列环变形时使用[11]。

系列环最常采用的形式是 Placido 型同心环(图 2.2 和图 2.5),但也可以使用圆弧、平行线、干涉条纹、台阶和网格。按照惯例,环的编号是从最里向外标志的,但需要强调的是,要说明给定环的直径。这可因仪器的不同而不同。这些图像是用照相的方式记录的(表 2.1)。

用角膜照相镜可观察环的间距和变形,以此对角膜地形图进行定性分析。在陡峭的角膜区域,系列环的图像较小,因此环在一起显得较窄且靠近。在有规则散光的情况下,系列环看起来是椭圆形的,椭圆的短轴对应于角膜变陡和最高屈光度的子午线。不规则散光会产生系列环的非椭圆形扭曲(图 2.6)。

角膜照相镜用于大切口白内障手术和角膜移植手术,目的是减少术后散光[2,12],但由于

表 2.1　三种依赖反射的角膜地形图仪器的比较

仪器	角膜曲率计	角膜照相镜	计算机辅助视频角膜镜
示例	Helmholtz,Javal-Schiφtz	角膜镜	TMS,EyeSys
点数	4	许多	6000~11 000
面积	3mm 半径的环	表面的 70%	9~11mm 直径的表面的 95%
屈光度的范围	30~60D	无限制	8~110D
聚焦	两个系列环的叠加/对齐(简单)	单张图像的主观聚焦(困难)	重叠激光点或十字线(容易)
系列环	4 个对象	12 环	15~38 环
记录	2 个数字	静止的图像	视频中的静像
方式	测量	观察	计算机分析
地形信息	没有	定性	定量
准确性	极好(对于球体)	差	好
敏感度	中等	低 (3DC)	0.25D 或者更好
可重复性	极好	中等	好(0.50D)

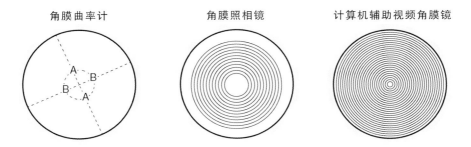

图 2.2　系列环。角膜曲率计(两对垂直的系列环,A 和 B 位于直径约 3mm 的环上)、角膜照相镜(12 环)和计算机辅助视频角膜镜(25 环)系列环覆盖的角膜区域的表示(p20)。

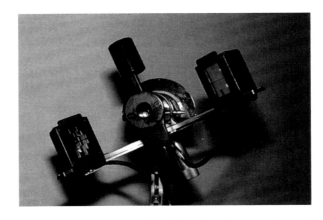

图 2.3　角膜曲率计。角膜曲率计利用橙色和绿色系列环的反射来测量一个 3mm 角膜环在两个垂直子午线中的曲率。

表 2.2　角膜曲率计(K)、角膜照相镜(P)和计算机辅助视频角膜镜(V)的假设

假设	K	P	V
角膜表面是球柱形	+		
角膜表面局部球形			+
长轴和短轴间隔 90°	+		
角膜具有均匀的折射率	+		+
忽略角膜的厚度	+	+	+
屈光手术后忽略角膜位置	+	+	+
正确的角膜位置和方向	+	+	+
从一个特定系列环上的一个子午线发出的 　光落在角膜平面的同一个子午线上		+	+
所有反射点的曲率中心都在光轴上			+

+,针对特定仪器的假设。

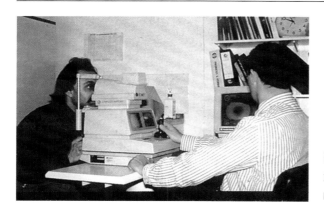

图 2.4 计算机辅助视频角膜镜。患者将下巴放在支架上,前额抵住支架,注视中心视标,同时操作员将机器对准角膜反射。

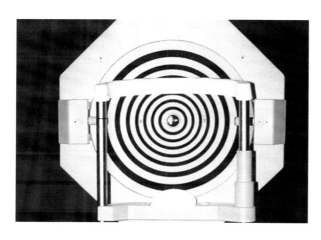

图 2.5 视频角膜镜深陷。视频角膜镜的光锥产生 Placido 型同心环。

3D 以下的角膜散光无法检测,并且手术结束时获得的角膜形状不一定在术后稳定,因此其价值有限。在角膜疾病中,尽管存在临床上显著的地形改变,当系列环看起来相当规则时,也会出现低灵敏度。此外,系列环不覆盖角膜中央,因此信息仅限于对视觉最重要的区域(表 2.3)。角膜照相镜检查可用于评估晚期圆锥角膜、高度散光和中度不规则,或调整缝线;

表 2.3 角膜曲率计(K)、角膜照相镜(P)和计算机辅助视频角膜镜(V)的局限性

局限性	K	P	V
角膜检测的是空气-泪液界面,而不是角膜表面	+	+	+
不能直接测量角膜中央	++	++	
不能直接测量外周角膜	++	+	
外周角膜敏感度降低	−	−	+
非常陡峭和非常平坦的角膜			+
不规则角膜	++		+
复杂的角膜改变	++	+	
算法的假设可能无效	+		++
显示数据的主观解释		++	+

+,中度限制;++,严重限制;−,不适用。

但大多数情况下需要更敏感的定量技术(表 2.4)。

计算机辅助视频角膜镜

在计算机辅助视频角膜镜检查中,系列环的图像被捕获到一个视频画面上,同时数字化,然后由计算机进行分析[7,13-16]。这提供了有关角膜轮廓的详细定量信息。与角膜照相镜相比,其主要优点是能够从角膜中央进行测量(图 2.2),并通过合理的精度以有用的格式来显示数据。

市场上有各种各样的系统,它们都有相似的优点和局限性。然而,它们在易用性、数据呈递形式和提供的额外功能上略有不同。

任何特定仪器的精度[17-29]取决于其在系列环模式生成与数据显示之间的每个阶段所达到的分辨率(表 2.5)。理想情况下,最终的横向空间分辨率应刚好足以降低视觉功能的表面不规则性。该精确水平仍然有待确定,并且可能从角膜的中心到边缘发生变化。

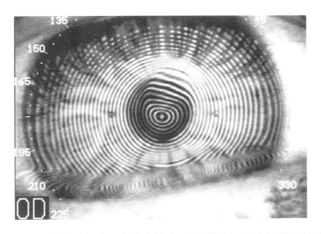

图 2.6　变形的系列环。角膜缘旁中央部陈旧的溃疡导致不规则散光,因此计算机辅助视频角膜镜显示的系列环处是扭曲的。

表 2.4　角膜曲率计(K)、角膜照相镜(P)和计算机辅助视频角膜镜(V)的优点

优势	K	P	V
常规临床应用	+		+
复杂角膜病例的管理		?	++
研究工具	+		++
用于审计和诉讼目的的严格记录	+	+	++
系列分析	++		++
与视觉电位相关性好			+
可购性	++	+	+

?,价值未确定;+,中等优势;++,主要优势。

表 2.5　获取和分析计算机辅助视频角膜镜信息的步骤。所提供信息的准确性取决于每个步骤中实现的准确性和分辨率

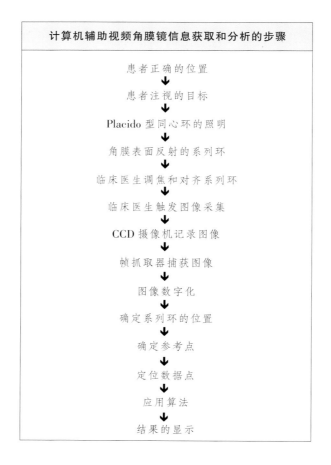

硬件

系列环锥

大多数视频角膜镜使用由同心环组成的 Placido 型系列发光环锥(图 2.2 和图 2.4)。一些系统检测 30~40 个窄环的中心,而其他系统则检测一半宽环的内外边界。大多数系统使用交替的黑白环来最大限度地提高对比度,而过去的其他系统则使用不同颜色的环,以此来解决对不规则角膜的成像时,相邻环重叠的问题。

大多数系统的系列环覆盖角膜直径约为 11cm。这不包括角膜正中央(直径为 0.3mm)和角膜缘周围区域(1mm)。这与 Scheimpflug 系统(第 4 章)不同,后者包括来自角膜中心的数据。然而,Placido 系统在距角膜中心 3~6mm 的区域更精确[30]。

在角膜锥和角膜之间较长工作距离的视频角膜镜中,来自鼻子或眉毛的阴影可能会遮住部分系列环图案(图 2.5)。然而,锥体相对角膜的给定偏差所产生的较小误差会部分抵消这个缺点。靠近眼睛的具有高度弯曲的视锥系统可以从角膜周边更远处进一步获取信息,特别是对于较陡的角膜(图 2.4)。

在系列环的中心,图案是一盏小灯,有时是彩色的或闪烁的,患者需进行固视。

定位和聚焦

定位是圆锥体在 x 轴和 y 轴上的相对于角膜的适当定位。聚焦是在 z 轴上的适当位置。相比投影原理的系统,视频角膜镜对两者的要求更高[31,32]。较旧的系统依靠纯粹的手动定位和聚焦,并辅以激光斑点或十字准线的叠加。较新的系统具有自动对准和自动对焦机制,可以对手动定位进行微调,以提高可靠性[33]。

图像捕获

电荷耦合器件(CCD)摄像机安装在圆锥体中心的光圈后面。当由临床医生触发时,它会在单帧上记录系列环反射的图像。

软件

数字化

单个视频图像由帧抓取器存储,然后数字化。一个视频图像包含 500 行/帧。逐像素分析可提供 1.20D 的精度。然而,通过对系列环进行自动数字化和电子检测,统计程序可以实现亚像素分辨率和<0.25D 的精度。

图像分析

首先建立一个参考点,据此可以从数学上确定每个点的位置。大多数系统使用系列环最内侧环的中心固定光的反射。参考中心的准确性取决于患者的固视和仪器的正确对准(表 2.2)。

建立一个中心参考点后,在半子午线与系列环相交的每个数据点上都有直角坐标。大多数商业系统都有 15~38 个圆形系列环和 256~360 个等距的半子午线,理论上可提供 6000~11 000 个数据点(图 2.7)。可用于分析的实际数据点数量可能会因系列环变形、阴影或眼睑位置而减少。最终重建的精度不取决于数据点的总数,而是取决于它们的密度,假设每个视频像素的采样不超过一次。

重建算法

重建算法是将原始数据转换为地形信息的数学公式。其从二维图像中重建出角膜的三维形状。其性质因不同的地形系统而异,公式的细节也因商业模型的不同而异。

将定位数据点的直角坐标转换为角膜镜系列环上的极坐标,以利于角膜重建。然后将重建算法[14,34-39]应用于二维反射上每个点的位置。这可计算反射来源的角膜点的表面斜率。

该算法产生的重建误差有两个主要来源。首先,正常角膜的形状是复杂的,没有已知的数学公式可以准确地描述它。因此,该算法只给出了角膜形状的近似值,并且在角膜更为球形的中心位置趋于最精确[40]。误差的第二个来源是必须做出的一系列假设,因为二维系列环图像上的每个点并不代表空间中的唯一一点。对于该算法只有一种解决方案,必须假设从特定系列环上的一个子午线发出的光落在角膜平面的同一子午线上[31,37,41](表 2.2)

算法中包含的表面平滑程度各不相同，有些算法可由临床医生选择不同级别的平滑度。用于实现平滑的平均技术倾向于减少阴影造成的不规则性，但这样一来也有可能低估表面的真实不规则性[25,28]。

准确性

视频角膜镜在相当于角膜表面中心 70%的区域内，以 0.25D 或更高的精度测量球形测试对象的屈光度[17-22]（表 2.1）。提供 0.15D 的计算精度，这种精度符合任何临床需求的误差范围之内。当测量更能代表正常角膜的径向非球面时，精度在外围下降得非常快，可以在 4mm 半径外降至 3.00D 以下[23,28,40]。这是由于计算轴向（全局）曲率半径时假设的球形偏差造成的。通过开发新算法[37]、形状拟合（如从球体减去角膜形状）[42]、计算瞬时（局部）曲率半径[40]或将数学方程与角膜形状相匹配，可以提高视频角膜镜检查的周边精度。

对于非常陡峭（>46D）或非常平坦（<38D）的角膜[17,18,21,43]，以及存在明显的表面不规则性时，准确性也会降低（表 2.4）。

检查和编辑

可以在那些能够将半透明地形图叠加在角膜照相镜检查图像上的系统中检查对准。如果对准不能接受，可以重复测量。对准不当，可能导致散光、圆锥角膜的误诊或屈光手术治疗的偏心。

同样，带有侧面摄像头的系统可以检查角膜顶点的位置，以确认聚焦是否正确。

一些视频角膜镜使临床医生有机会在处理采集的图像之前对其进行编辑。计算机未检

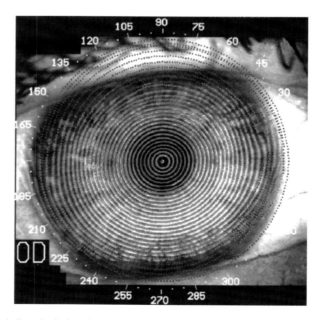

图 2.7　数据点。数据点位于每个半子午线与一个环的交点处；例如，一个由 25 个环组成的系列环，每个环沿 256 个子午线进行分析，将得到总共 6400 个潜在数据点。然而，并不是所有的数据点都有用，因为有些数据点覆盖在眼睑上，或者来自鼻子或眉毛的阴影，并且可能会发生扭曲。

测到但在视频角膜镜图像上可见的反射环可以使用鼠标手动完成。在处理之前,可以消除诸如鼻子、眉毛和睫毛阴影等伪影。这些操作可以改善地形图结果的外观,但它们也引入了不可靠的数据。在大多数情况下,最好按照记录的图像进行处理,并在分析结果时识别伪影或造成丢失数据的原因。Scheimpflug 系统(第 4 章)同样受到伪影和缺失数据的影响[44,45],但是平滑技术不是在地形图上留下空白区域,而是试图填充数据,让不规则角膜的表示趋于准确。

展示结果

一旦重建了三维角膜轮廓,信息就会以临床有用的格式显示出来(第 5 章)。

参考文献

1. Ambrosio R Jr, Belin MW. Imaging of the cornea: topography vs tomography. J Refract Surg. 2010;26(11):847–9.
2. Dabezies, Halladay. Measurement of corneal curvature: keratometer (ophthalmometer). In: Dabezies OH, Cavanagh HD, Farris RL, et al., editors. Contact lenses: the CLAO guide to basic science and clinical practice. Orlando: Grune and Stratton; 1986.. 17.1–29: Dabezies OH, Halladay JT.
3. Use of the keratometer. In: Bennett AG, editor. Optics of contact lenses. London: ADO publishing; 1974.
4. Gutmark R, Guyton DL. Keratometer and its evolving role in ophthalmology. Surv Ophthalmol. 2010;55(5):481–97.
5. Sunderraj P. Clinical comparison of automated and manual keratometry in pre-operative ocular biometry. Eye. 1992;6:60–2.
6. Cuaycong MJ, Gay CA, Emery J, Haft EA, Koch DD. Comparison of the accuracy of computerized videokeratoscopy and keratometry for use in intraocular lens calculations. J Cataract Refract Surg. 1993;19(Suppl):178–81.
7. Husain SE, Kohnen T, Maturi R, Er H, Koch DD. Computerised videokeratography and keratometry in determining intraocular lens calculations. J Cataract Refract Surg. 1996;22:362–6.
8. Misson GP. Keratometry and postoperative astigmatism. Eye. 1992;6:63–5.
9. *Sanders RD, Gills JP, Martin RG. When keratometric measurements do not accurately reflect corneal topography. J Cataract Refract Surg. 1993;19 Suppl:131–5.
10. Varssano D, Rapuano CJ, Luchs JI. Comparison of keratometric values of healthy and diseased eyes measured by Javal keratometer, EyeSys and PAR. J Cataract Refract Surg. 1997;23:419–22.
11. Rowsey JJ, Reynolds AE, Brown DR. Corneal topography. Corneascope. Arch Ophthalmol. 1981;99:1093–100.
12. Morlet N. Clinical utility of the Barrett keratoscope with astigmatic dial. Ophthalmic Surg. 1994;25:150–3.
13. Maguire LJ, Klyce SD, Sawelson H, McDonald MB, Kaufman HE. Visual distortion after myopic keratomileusis. Computer analysis of keratoscope photographs. Ophthalmic Surg. 1987;18:352–6.
14. Doss JD, Hutson RL, Rowsey JJ, Brown DR. Method for calculation of corneal profile and power distribution. Arch Ophthalmol. 1981;99:1261–5.
15. el Hage SG. A computerized corneal topographer for use in refractive surgery. Refract Corneal Surg. 1989;5:418–24.
16. Keller P, Saarloos PP. Perspectives on corneal topography: a review of videokeratoscopy. Clin Exp Optom. 2009;80(1):18–30.
17. Hannush SB, Crawford SL, Waring GO, Gemmill MC, Lynn MJ, Nizam A. Accuracy and precision of keratometry, photokeratoscopy, and corneal modeling on calibrated steel balls. Arch Ophthalmol. 1989;107:1235–9.
18. Hannush SB, Crawford SL, Waring GO, Gemmill MC, Lynn MJ, Nizam A. Reproducibility of normal corneal power measurements with a keratometer, photokeratoscope, and video imaging system. Arch Ophthalmol. 1990;108:539–44.
19. Wilson SE, Verity SM, Conger DL. Accuracy and precision of the corneal analysis system and the topographical analysis system. Cornea. 1992;11:28–35.

20. Koch DD, Foulks GN, Moran CT, Wakil JS. The corneal EyeSys system: accuracy analysis and reproducibility of first generation prototype. Refract Corneal Surg. 1989;5:424–9.
21. Legeais J-M, Ren Q, Simon G, Parel J-M. Computer-assisted corneal topography: accuracy and reproducibility of the topographic modeling system. Refract Corneal Surg. 1993;9: 347–57.
22. Young JA, Talamo JH, Siegel IM. Contour resolution of the EyeSys corneal analysis system. J Cataract Refract Surg. 1995;21:404–6.
23. Douthwaite WA. EyeSys corneal topography measurements applied to calibrated ellipsoidal surfaces. Br J Ophthalmol. 1995;79:797–801.
24. Potvin RJ, Fonn D, Sorbara L. Comparison of polycarbonate and steel test surfaces for videokeratography. J Refract Surg. 1995;11:89–91.
25. Belin MW, Ratliff CD. Evaluating data acquisition and smoothing functions of currently available videokeratoscopes. J Cataract Refract Surg. 1996;22:421–6.
26. Cohen KL, Tripoli NK. Evaluating videokeratoscopes [letter]. J Cataract Refract Surg. 1996;22:871.
27. Belin MW. Evaluating videokeratoscopes [reply]. J Cataract Refract Surg. 1996;22:871–2.
28. *Greivenkamp JE, Mellinger MD, Snyder RW, Schwiegerling JT, Lowman AE, Miller JM. Comparison of three videokeratoscopes in measurement of toric test surfaces. J Refract Surg. 1996;12:229–39.
29. *Zadnik K, Friedman NE, Mutti DO. Repeatability of corneal topography: the "corneal field". J Refract Surg. 1995;11:119–25.
30. Martin R. Cornea and anterior eye assessment with placido-disc keratoscopy, slit scanning evaluation topography and scheimpflug imaging tomography. Indian J Ophthalmol. 2018;66(3):360–6.
31. Wang J, Rice DA, Klyce SD. Analysis of the effects of astigmatism and misalignment on corneal surface reconstruction from photokeratoscopic data. Refract Corneal Surg. 1991;7: 129–40.
32. Hubbe RE, Foulks GN. The effect of poor fixation on computer-assisted topographic corneal analysis. Ophthalmology. 1994;101:1745–8.
33. Gao Y, Roberts C. Application of image processing in topographical measurements of the corneal curvature. Proc SPIE. 1994;2132:424–31.
34. Klyce SD. Computer-assisted corneal topography: high resolution graphic presentation and analysis of keratoscopy. Invest Ophthalmol Vis Sci. 1984;25:1426–35.
35. Edmund C, Sjontoft E. The central-peripheral radius of the normal corneal curvature: a photokeratoscopic study. Acta Ophthalmol. 1985;63:670–7.
36. Maguire LJ, Singer DE, Klyce SD. Graphic presentation of computer analysed keratoscope photographs. Arch Ophthalmol. 1987;105:223–30.
37. Wang J, Rice DA. Klyce SD. A new reconstruction algorithm for improvement of corneal topographical analysis. Refract Corneal Surg. 1989;5:379–87.
38. Tripoli NK, Cohen KL, Holmgren DE, Coggins JM. Assessment of radial aspheres by the arc-step algorithm as implemented by the Keratron keratoscope. Am J Ophthalmol. 1995;120:658–64.
39. *Tripoli NK, Cohen KL, Obla P, Coggins JM, Holmgren DE. Height measurement of astigmatic test surfaces by a keratoscope that uses plane geometry surface reconstruction. Am J Ophthalmol. 1996;121:668–76.
40. *Roberts C. Characterisation of the inherent error in a spherically-biased corneal topography system in mapping a radially aspheric surface. J Refract Corneal Surg. 1994;10:103–11.
41. Arffa RC, Klyce SD, Busin M. Keratometry in epikeratophakia. J Refract Surg. 1989;2:61–4.
42. Stultiens BAT, Jongsma FHM. Frequency modulation as an alternative for local phase in 3D corneal topography. Proc Ophthal Tech. 1994;2126:174–84.
43. Mandell RB. Corneal power correction factor for photorefractive keratectomy. J Cataract Refract Surg. 1994;10:125–8.
44. Wegener A, Laser-Junga H. Photography of the anterior eye segment according to Scheimpflug's principle: options and limitations – a review. Clin Exp Ophthalmol. 2009;37(1):144–54.
45. Oliveira CM, Ribeiro C, Franco S. Corneal imaging with slit-scanning and Scheimpflug imaging techniques. Clin Exp Optom. 2011;94(1):33–42.

第 3 章

基于投影的系统

视频角膜镜是现在临床上常见的角膜地形图应用系统(第 2 章)。这些设备易于操作并可提供有用的角膜信息。但因为它们依赖于从角膜表面反射的图像,因此有许多局限性。随着利用投影原理的角膜地形图系统的发展,这些问题正在得到解决。同时,现在一些主要用于环境研究的基于投影的设备是未来技术发展的先驱,这一领域也值得进一步研究。

投影原理

在基于投影原理的系统中,泪膜表面形成图像的方式与幻灯片投射到屏幕上的方式是相似的(图 3.1)。

投影技术最初用于确定工业机械部件的大小、机器人的深度感知,以及整形和重建外科的身体部位的测量[1]。

这项技术在角膜上的应用因两个因素而变得复杂。首先,角膜通常是透明的,因此,可

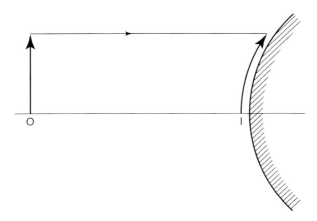

图 3.1　将图像投影到角膜表面。角膜地形图系统使用裂隙照相、立体摄影、激光干涉或 Moiré 干涉,将图像投影到角膜表面,就像幻灯片投影到屏幕上一样。有些技术需要将荧光素滴入泪膜中(O=物体,I=图像)。

以透光,导致低信号。其次,光线被泪膜表面反射,导致高噪声。为了使投影的图像可见,必须提高信噪比。

在早期的角膜地形图中,通过使用滑石粉将反射的泪液转化为不透明的表面来降低噪声。显然,临床上无法接受滑石粉的使用,所以人们把注意力转向了增强信号。在一些系统中,通过在泪膜中添加荧光素,实现图像显示的增强。然而,因为目前还不知道荧光素的加入是如何改变泪膜的正常厚度和分布的,因此这一设想应用于现实是不理想的。

基于投影的系统的优势

尽管与视频角膜镜地形系统相比,基于投影系统的地形系统一致性较差,即细节方面是有差异的,但它的设计原理还是广泛应用到众多系统当中(表 3.1)。

角膜高度的测量

与使用反射来测量表面坡度的系统不同,角膜高度的测量是基于一个参考平面来计算。因此,角膜地图上的轮廓是沿着等高的线,而不是等斜率的线。在获得关于角膜高度的信息之后,曲率半径或角膜屈光力的数据就可以直接计算(第 1 章)。

正常角膜的表面非常复杂,但是角膜高度的测量将绘制出它的真实形状和它的正常变化(第 6 章)。这也将有助于理解角膜地形图和视功能之间的关系。

因为佩戴时隐形眼镜的后表面必须覆盖不规则的角膜表面(第 7 章),所以了解角膜的真实形状对验配治疗性隐形眼镜很有帮助。此外,其在监测角膜疾病方面也可能有一定的作用,如角膜溃疡或角膜外伤的大小或深度(第 8 章至第 10 章)。

角膜高度的测量也可用于屈光手术术前检查,如准分子激光屈光性角膜切削术或 LASIK。这些手术的屈光结果在很大程度上取决于切除过程中切除的组织的精确深度,以及在伤口愈合期间新合成组织的数量(第 14 章)。

术后即刻测量的角膜高度提供了有关准分子激光束的空间均匀性和切削轮廓的信息[2,3]。从随后的地形图中减去术后即刻的地形图,可以量化愈合过程中每隔一段时间产生的新组织[4]。这些措施对于表征伤口愈合反应和客观比较不同切削剖面或术后药物治疗的效果是很重要的。

在一些患者中,可以利用这些信息使用准分子激光治疗不规则角膜散光。可以通过两

表 3.1　基于投影的系统与基于反射的系统(如视频角膜镜)相比的优缺点

优点	缺点
角膜高度测量	原型不太容易使用
测量不规则曲面	图像采集时间较长
测量非反射表面	图像分析时间较长
测量整个角膜面积	临床经验较少
高分辨率和高精度	没有标准化的输出格式
跨角膜的一致精确度	需要荧光素滴注辅助
球面偏差小	

种方式使用真实的角膜形状图。最常见的情况是,它直接耦合到一个小直径的"飞点"激光器,并在其中控制光束的位置。如今,高度信息不太常用于加工个性化的磨镶模型,其形状与角膜的形状互补。随着模型的消融,更多的角膜组织从高区移除。这将创建一个更接近球形或正常形状的曲面。从理论上讲,这项技术在偏心消融区和圆锥角膜等情况的再治疗中将特别有用。然而,如果要保持这些形状变化,这类病例需要伤口愈合过程的对称性,并且在决定继续治疗之前,需要考虑其他因素,如角膜厚度和异常愈合反应的风险。

不规则和非反射面

在角膜疾病中,基于投影的系统比视频角膜镜技术有更广泛的应用,因为其可以测量不规则或非反射的表面并提供关于角膜病理的真实形态、性质和进展的信息。

这些系统能够从非反射表面进行测量的一个重要好处是,可以在激光屈光手术后立即获得有关角膜表面的信息。这在任何消融剖面或术后伤口愈合的研究中都是必要的。

它还可以作为消融手术本身和其他外科手术过程中测量角膜表面的形状的潜在测量方法[3]。这将为某些患者的个性化治疗提供重要帮助。

全角膜覆盖

基于投影的系统能够对整个角膜进行测量,包括角膜中心和角膜缘。重建的准确性一直保持到外围,因此可以提供有关区域的详细信息。

角膜中心的地形图很重要,因为它在视觉上起着重要的作用。研究角膜周边的形状同样重要,以监测伤口结构(如在飞秒激光等新技术中)及周边角膜的病理,如倾向于优先发生在边缘区域的周边溃疡性角膜炎、角膜溶解和角膜局部沟。

高分辨率和高精度

使用基于投影的系统,可以获得比视频角膜镜更高的分辨率。对于一些设备,分辨率可达 $2 \sim 5 \mu m$ 的数量级。

从投影导出的数据重建角膜形状在整个角膜上具有一致的精度。由于分析不是针对视轴或角膜中心,因此其球面偏差小。因此,角膜对准对于捕获图像而言并不重要。

因为这些系统倾向于使用平行光,所以对焦也不那么重要。此外,曲面是从相对于其他点和数学参考平面的点位置重建的,而不是在空间中的绝对位置。因此,这些系统可能不太容易出现操作不规范而出现失误的问题。

基于投影的系统的缺点

泪液的影响

基于反射和投影的地形图系统都成像于空气–泪液界面,而不是角膜上皮的表面。随着地形图系统变得更加精确,有必要考虑泪液如何影响测量。

这两种类型的系统都依赖于"泪液是覆盖整个测量表面的厚度均匀的薄层"这一假设。早期研究估算泪膜厚度约为 $7 \mu m$[5],这对角膜曲率或屈光度的影响微乎其微,并且远低于目前可用的视频角膜镜的灵敏度,视频角膜镜在中央区域的灵敏度和精确度为 0.25D。

然而,最近的研究发现泪膜其实更厚,一些报道表明,其厚度为 40μm[6],并且均匀性是未知的。在这种情况下,随着测量精度的提升,泪膜可能会作为潜在因素影响地形图。现在一些系统的轴向分辨率至少为 5μm,并且可以重建下方的泪液透镜,因此可以达到一定精确度的测量。泪液的黏度可以通过在凹陷处更厚,在隆起上更薄,来整合角膜表面的微起伏。然而,没有太大的临床意义,因为空气–泪液界面是眼睛的主要屈光面。

一些设备需要在泪液中注入荧光素,以提高图像采集过程中的信噪比。这对角膜地形图的影响尚不清楚,但使用的数量少,影响不大。

缺乏标准化的展现形式

随着新的地形图系统和数据分析方法的发展,呈现地形图信息的方式越来越多[7](第 5 章)。每种展现形式可能都有其各自的优点,但是开发出一种可以适用于所有系统作为演示选项的标准格式将会获得可观的益处。在角膜地形图领域迅速扩张的今天,也许我们应该考虑这是否是最有用的形式。我们还应该考虑最终是否需要一种以上的标准化格式来显示现在可以获得的关于角膜地形图的丰富信息。考虑到在制订电生理学和视野测量标准时出现的问题,可能很快就需要一个国际公认的系统。

裂隙照相

当用窄光束观察裂隙灯上的角膜时,通过光束弧度,可以看到一个子午线上角膜前后表面的形状(图 3.2)。如果裂隙光束扫描角膜,校准后的摄像机可以从已知角度记录 40 张独立的图像。每个裂隙包含多达 240 个数据点,每个曲面上总共有 9000 多个数据点,每个数据点的分辨率为 2μm[9]。

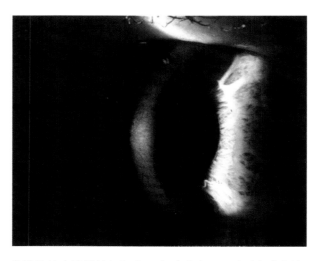

图 3.2   角膜裂隙。当一条裂隙的光线照射在角膜上时,光束中可以看到角膜的前后表面。当从已知角度观察时,可以确定该平面上这两个表面的形状,并计算角膜厚度。来自多个平行裂隙的信息可以被组合,以重建整个角膜。

重建算法可以生成整个前表面和后表面的地形图。此外，将这两张地形图相减可以得到角膜厚度的地形图。这在角膜疾病中特别有用，如圆锥角膜和周边角膜变形等，同时在进行切口屈光手术和准分子激光角膜原位磨镶术(LASIK)时，也尤其有用。

该技术的局限性包括单独成像 40 个裂隙所需的相对较长的时间(0.8 秒)，以及由此产生的由于眼睛运动而引入假影的可能性。许多研究表明，这种装置在定位角膜后表面时，可能不准确，因此倾向于低估屈光手术后的角膜厚度[10-18]。

在未来，如果能够提高图像的放大倍率和分辨率，该设备不仅有可能测量角膜总厚度，还有可能测量角膜上皮厚度。这对屈光手术的研究和临床上对屈光回退二次手术患者的评估都是有价值的。具有类似目的的一种技术是使用高频超声测量角膜和上皮厚度[19,20]。

光栅立体成像

在光栅立体成像(或光栅摄影测量学)中，网格被投影到泪膜表面，并从已知角度成像[21-25]。地形图高度图是根据网格图像中各成分在投影到角膜表面时相对于它们在平面上的已知位置的位移来计算的(图 3.3)。

此方法使用的数据点数量最初受网格交点数量的限制。然而，如果格栅线具有正弦波函数，并且测量每个像素的灰度值以检测光栅强度的局部变化，则可以获得更多数量的数据点[26,27]。

Moiré 干涉

当两组平行线在不同方向叠加时，就会出现 Moiré 干涉，例如，当两个网帘重叠时就会出现 Moiré 干涉[28,29]。当平行光栅(图 3.4a)倾斜着投影到角膜上时，角膜表面上的图像是一系列平行线，弯曲的方式与使用裂隙灯光束时看到的类似(图 3.4b)。从鼻侧和颞侧投射的

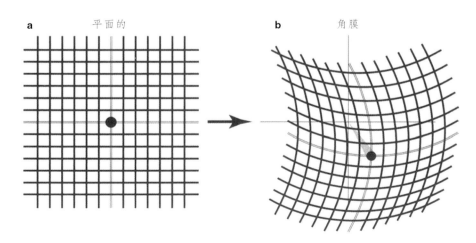

图 3.3　光栅成像。通过光栅成像(光栅摄影测量法)测量角膜高度的图示。从已知角度将网格投影到泪膜表面上。地形图的高度是根据网格图像中各成分在投影到角膜表面(b)时的位移，与它们在投影到平面(a)时的已知位置进行比较来计算的。

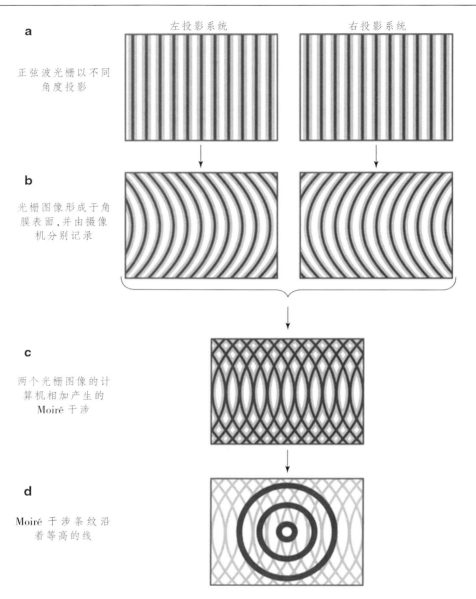

图 3.4   Moiré 干涉。Moiré 干涉条纹产生的示意图。两个平行的正弦波光栅(a)与视轴成相等和相反的角度投影。光线倾斜地接近角膜,因此在角膜表面形成的光栅图像的线条看起来是弯曲的(b)。两幅图像相加产生 Moiré 干涉(c),其中环形干涉条纹沿着表示相同高度的等高的线(d)。

光栅产生的图像呈相反方向弯曲。这两幅图像相加会产生 Moiré 干涉,在角膜表面产生可见的环形干涉条纹(图 3.4c 和图 3.5)。这些条纹沿着代表相同高度的等高的线(图 3.4d),无须借助数学假设或计算即可直接看到[30,31]。

Moiré 干涉条纹的宽度部分取决于光栅的空间频率。其方向取决于两个光栅图像的相对方向,因此也取决于其形成的表面形状。与光栅立体成像一样,如果光栅具有正弦波函数[26,27],则可以生成大量的数据点(如超过 200 000 个),并且在 z 轴上具有非常高的分辨率(<5μm)。

激光干涉测量法

　　激光干涉测量法记录了由两个相干波前在角膜表面发生干涉产生的干涉图案[31-35]。这两个波前可以由来自单独的照明激光器和参考激光器的光产生，或者来自照明激光器的光产生。它们还可以通过使用分束器引导通过两个不同的光学路径。另外，角膜高度可通过分析干涉图计算出来(图 3.6)。而生成的数据点的密度则取决于光的波长。

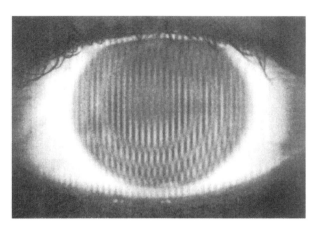

图 3.5　Moiré 干涉条纹。角膜表面的圆形 Moiré 干涉图样是由计算机将两幅正弦波光栅图像相加而形成的。条纹沿着等高的线移动，但是由于产生的环非常少，所以通过对两幅单独图像上的正弦波光栅的计算机分析来提供详细的形状信息。

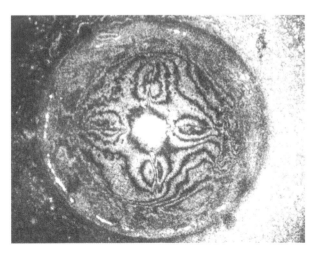

图 3.6　激光干涉测量法。具有 4 个深径向切口的角膜全息干涉图。(Courtesy of Dr Smolek，Louisiana State University，Lions Eye Centre. Adapted from Journal of Cataract and Refractive Surgery 1994；20：282)

参考文献

1. Warnicki JW, Rehkopf PG, Arrra RC, Stuart JC. Corneal topography using a projected grid. In: Schanzlin DJ, Robin JB, editors. Corneal topography. Measuring and modifying the cornea. New York: Springer; 1992. p. 25–32.

2. Liang F-Q, Geasey SD, del Cerro Maquavella JV. A new procedure for evaluating smoothness of corneal surface following 193nm excimer laser ablation. Refract Corneal Surg. 1992;8:459–65.

3. Ediger MN, Pettit GH, Weiblinger RP. Noninvasive monitoring of excimer laser ablation by time-resolved reflectometry. Refract Corneal Surg. 1993;9:268–75.

4. Corbett MC, Verma S, Prydal JI, Pande M, Oliver KM, Patel S, Marshall J. The contribution of the corneal epithelium to the refractive changes occurring after excimer laser photorefractive keratectomy. Invest Ophthalmol Vis Sci. 1995;36:S2.

5. Mishima S. Some physiological aspects of the precorneal tearfilm. Arch Ophthalmol. 1965;73:233.

6. Prydal JI, Campbell FW. Study of precorneal tear film thickness and structure by interferometry and confocal microscopy. Invest Ophthalmol Vis Sci. 1992;33:1996–2005.

7. Naufal SC, Hess JS, Friedlander MH, Granet NS. Rasterstereography-based classification of normal corneas. J Cataract Refract Surg. 1997;23:222–30.

8. Wilson SE, Klyce SD, Husseini ZM. Standardized color-coded maps for corneal topography. Ophthalmology. 1993;100:1723–7.

9. *Auffarth GU, Tetz MR, Biazid Y, Völcker HE. Measuring anterior chamber depth with the Orbscan topography system. J Cataract Refract Surg. 1997;23(9):1351–5.

10. Cairns G, Ormonde SE, Gray T, et al. Assessing the accuracy of the Orbscan II post LASIK: apparent keratectasia is paradoxically associated with anterior chamber depth reduction in successful procedures. Clin Exp Ophthalmol. 2005;33:147–52.

11. Cairns G, McGhee CN. Orbscan computerised topography: attributes, applications and limitations. J Cataract Refract Surg. 2005;31:205–20.

12. Hashemi H, Mehravaran S. Corneal changes after laser refractive surgery for myopia: comparison of Orbscan II and Pentacam findings. J Cataract Refract Surg. 2007;33:841–7.

13. Prisant O, Calderon N, Chastang P, et al. Reliability of pachymetric measurements using Orbscan after excimer refractive surgery. Ophthalmology. 2003;110:511–5.

14. Kamiya K, Oshika T, Amano S, et al. Influence of excimer laser PRK on the posterior corneal surface. J Cataract Refract Surg. 2000;26:867–71.

15. Naroo SA, Charman WN. Changes in posterior corneal curvature after PRK. J Cataract Refract Surg. 2000;26:872–8.

16. Seitz B, Torres F, Langenbucher A, et al. Posterior corneal curvature changes after myopic LASIK. Ophthalmology. 2001;108:666–72.

17. Wang Z, Chen J, Yang B. Posterior corneal surface topography changes after LASIK are related to residual corneal bed thickness. Ophthalmology. 1999;106:406–9.

18. Baek T, Lee K, Kagaya F, et al. Factors affecting the forward shift of posterior corneal surface after LASIK. Ophthalmology. 2001;108:317–20.

19. Reinstein DZ, Silverman RH, Coleman J. High-frequency ultrasound measurement of the thickness of the corneal epithelium. Refract Corneal Surg. 1993;9:385–7.

20. Reinstein DZ, Archer TJ, Gobbe M, Silverman RH, Coleman DJ. Epithelial thickness in the normal cornea: three-dimensional display with Artemis very high-frequency digital ultrasound. J Refract Surg. 2008;24(6):571–81.

21. Warnicki JW, Rehkopf PG, Curtin DY, Burns SA, Arffa RC, Stuart JC. Corneal topography using computer analyzed rasterstereographic images. Appl Opt. 1988;27:1135–40.

22. *Arffa RC, Warnicki JW, Rehkopf PG. Corneal topography using rastereography. Refract Corneal Surg. 1989;5:414–7.

23. *Belin MW, Litoff FK, Strods SJ, Winn SS, Smith RS. The PAR technology corneal topography system. Refract Corneal Surg. 1992;8:88–96.

24. Belin MW. Intraoperative raster photogrammetry – the PAR Corneal Topography System. J Cataract Refract Surg. 1993;19(Suppl):188–92.

25. Belin MW, Zloty P. Accuracy of the PAR corneal topography system with spatial misalignment. CLAO J. 1993;19:64–8.

26. Stultiens BAT, Jongsma FHM. Frequency modulation as an alternative for local phase in 3D corneal topography. Proc Ophthal Tech. 1994;2126:174–84.

27. Takeda M, Ina H, Kobayashi S. Fourier-transform method of fringe-pattern analysis for computer-based topography and interferometry. J Opt Soc Am. 1982;72:156–60.

28. Corbett MC, O'Brart DPS, Stultiens BAT, Jongsma FHM, Marshall J. Corneal topography using a new moiré image-based system. Eur J Implant Ref Surg. 1995;7:353–70.

29. *Jongsma FHM, Laan FC, Stultiens BATh. A moiré based corneal topographer suitable for discrete Fourier analysis. Proc Ophthal Tech. 1994;2126:185–92.

30. Kawara T. Corneal topography using moire contour fringes. Appl Opt. 1979;18:3675–8.

31. Varner JR. Holographic and moiré surface contouring. In: Erf R, editor. Holographic non-destructive testing. New York: Academic Press; 1974. p. 105–47.

32. Skolnick AA. New holographic process provides noninvasive, 3-D anatomic views. JAMA. 1994;271:5–8.

33. *Smolek MK. Holographic interferometry of intact and radially incised human eye-bank corneas. J Cataract Refract Surg. 1994;20:277–86.

34. Baker PC. Holographic contour analysis of the cornea. In: Masters BR, editor. Non-invasive diagnostic techniques in ophthalmology. New York: Springer-Verlag; 1990. p. 82–97.

35. Kasprzak H, Kowalik W, Jaronski J. Inferometric measurements of fine corneal curvature. SPIE. 1994;2329:32–9.

第 4 章

基于 Scheimpflug 成像系统

引言

近年来,角膜和眼前节的成像技术有了很大的进步,使得人们能够更好地了解眼球前部的结构和屈光功能。这一类重要的设备是基于 Scheimpflug 成像系统,它可以对角膜前后表面进行详细测绘,测量角膜厚度和许多其他前房参数。应用包括眼前节病理诊断和疾病进展的监控,以及屈光手术前后的评估和研究。

Scheimpflug 原理

Scheimpflug 原理是一种几何学定律,借助它摄影师能够捕获到与相机和镜头不平行的物体的清晰聚焦图像。它可以在无图像变形的前提下增加焦深,常用于摄影。这一原理最初于 1901 年由 Jules Carpentier 提出, 并以奥地利陆军上尉 Theodor Scheimpflug 的名字命名,他利用这一原理设计了一种系统化的方法和设备,用于矫正航空照片中的透视失真[1]。然而,直到 20 世纪 70 年代,由 Otto Hockwin 教授领导的一组研究人员才开发出了一种用于眼科的 Scheimpflug 裂隙成像设备。

当空间中的物平面、透镜平面和像平面不平行但相交于同一点时,该原理是指出了光学系统中焦平面的方向。理想情况下,透镜和像平面是平行的:线性物体将形成一个平行于透镜平面的聚焦平面,因此可以完全聚焦在像平面上(图 4.1a)。当物体不平行于像平面时,透镜无法将完整的图像聚焦在与像平面平行的平面上(图 4.1b),这可能导致图像模糊和失真。使用 Scheimpflug 原理,可以从图像、物体和透镜平面上画出斜切线,它们汇聚的点称 Scheimpflug 交点(图 4.1c)。细微地移动图像和透镜平面的位置可以在整个非平行物体上产生聚焦和清晰的物像。这一原理具有明显的优势,并且有利于对角膜这样的弯曲物体成像。

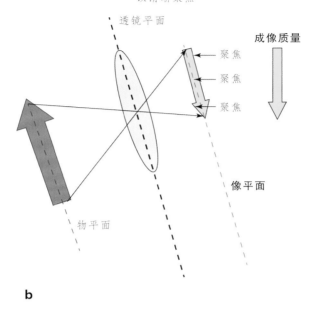

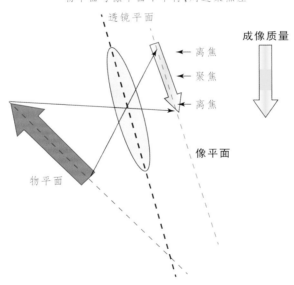

图 4.1　Scheimpflug 原理示意图：(a)平行的物平面、透镜平面和像平面；(b)物平面、透镜平面和图像平面不平行。(待续)

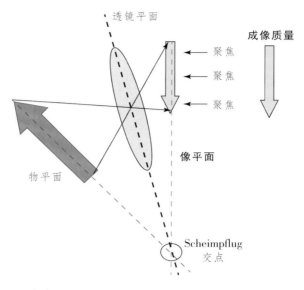

图 4.1(续)　(c)Scheimpflug 交点。(Scheimpflug T. 1904; Adapted from EyeWiki.aao.org; Zeimer website: http://www. ziemergroup.com/products/galilei/product-profile/theory/scheimpflug.html))

基于 Scheimpflug 原理的系统

单 Scheimpflug 成像

Pentacam™(Oculus 股份有限公司)是最早使用单 Scheimpflug 成像这项技术的。它使用旋转的 Scheimpflug 数字化 CCD 相机和波长为 475nm 的无紫外线蓝光 LED 光源获得眼前节的图像。它围绕一个中心轴进行旋转,并捕获 50 张子午线方向的照片,其中的每一张照片都是经过角膜中心的一个公共点。Pentacam 软件从每张图像中提取 500 个高度数据点,从每个角膜表面获取 25 000 个真实高度数据点。测量所需时间不到 2 秒,并且在重建角膜图像之前,该系统能够重新对齐每个部分的中心最薄的点,从而最大限度地减少了任何与运动相关的人为因素干扰。此外,还可以检查每个单独子午线方向的图像,以查找出可能降低图像质量的眨眼或眼球固视不良。

Scheimpflug 摄影提供的眼前节图像,可以将由于摄像机光学元件、角膜和透镜造成的图像失真降到最小。图像失真的校正在评估角膜生物测量、屈光手术、前房生物测量,以及控制人工晶状体位置稳定性方面是非常重要的。但它对测量角膜和晶状体的散射轮廓和像差的意义不大。

大多数生物测量值(角膜曲率、晶状体曲率随调节的变化、前房深度、前房角)的获得都必须通过使用算法进行优化[2,3]。Pentacam 是一台断层扫描仪,它的软件结合了光线追踪算法来构建和计算整个眼前节的数学三维图像。它还可以获取角膜前后表面信息,从而为整个角膜创建准确的角膜厚度图。

　　该仪器的图像分析是结合角膜和晶状体的某一确定层的密度,通过线性的光密度测定来实现的。这可以通过对密度的量化分析来区分角膜和晶状体的不同结构层次,进而分析各种因素(如瞳孔大小和光线强度)的影响程度。由于这些参数的变化将影响数据的准确性,因此需要对其进行一定程度的标准化。这为在角膜和屈光手术中建立有用的地形图参数标准的数据库提供了基础[4]。

双 Scheimpflug 成像

　　基于双 Scheimpflug 成像系统是利用两个彼此成 90° 方向的 Scheimpflug 相机,这两个相机围绕着包含裂隙光源的共同中心轴进行旋转(图 4.2)。这种设计的主要优点是能够对每个通道测量的相应角膜数据进行对比和平均化,这样可以补偿由于非刻意的未对准和眼球运动产生的误差。它不受有角度的表面的影响,因此即使是角膜的周边位置也能准确地计算出角膜厚度。这使得它能够准确地测量角膜某位置的高度数据及角膜各个位置的平均厚度和后表面高度值。而单 Scheimpflug 成像系统在计算正确的厚度或后表面高度之前,必须对角膜变化的表面倾斜度进行评估。一项研究阐明了这一点,该研究表明,单一成像设备在测量曲率、散光和角膜波前像差时更精确,而双成像设备在测量角膜厚度时更精确[5]。

　　两个 Scheimpflug 成像通道处于彼此相对的位置,并且与包含裂隙光源的旋转轴对称对齐。当该仪器以角膜的顶点为中心时,两个相机的测量视图显示的角膜厚度是相同的。如果裂隙光束的位置偏离中心,则两个相机将向角膜表面倾斜,从而产生两个明显的裂隙图像,这两个裂隙图像之间是相互偏离的,这种相互作用的双成像视图可以对测量得到的数值进行平均化,以校正由于未对准而造成的任何误差。考虑到人眼的正常运动,该系统更有助于准确地绘制角膜和眼前节的地形图。

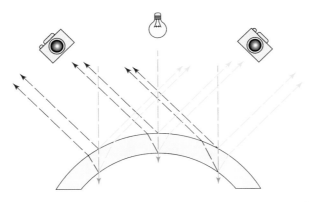

图 4.2　双 Scheimpflug 成像原理的示意图。通过两个相对应的 Scheimpflug 视图(绿线和蓝线)对角膜厚度测量进行平均化处理,可以将偏心误差降低 10 倍,并且不需要校正由于不对齐造成的误差。该误差的范围从 1mm 距离处的 30μm 的偏心量到 0.3mm 距离处的 10μm 偏心量,这完全在被测目标固定期间的正常眼球运动范围内。(Adapted from Galilei Dual Scheimpflug Analyzer. Zeimer Ophthalmology 2008)

结合 Placido 地形图

两条相差 0.25D 的角膜曲线在中心位置具有相同的高度值,但会随着位置移向角膜周边区而分开。在中心直径为 1mm 的区域内,高度值的精确度可达到 $0.1\mu m$,但在直径为 3mm 的区域,精确度已下降到 $0.9\mu m$。为了使用裂隙光束区分这两条曲线,仪器的像素分辨率必须非常高[6,7]。由于角膜曲率只占眼前节图像的一小部分,因此对于高像素要求这一问题便被放大了。将红外 Placido 地形图与双 Scheimpflug 成像相结合能够克服这个问题。一些设备将这两种技术结合在一起,目的就是为了提高中央前部角膜曲率测量的准确性。

基于 Scheimpflug 系统的优势

基于 Scheimpflug 系统的地形图显著改善了眼科成像,使临床医生能够获得从角膜前表面到晶状体后表面的整个眼前节的光学切片。使用宽焦深,可以评估角膜和晶状体前后部地形图以及前房深度。

与使用平行图像扫描的裂隙系统相比,这种围绕角膜中心旋转成像的方式有几个优势。这些优势包括:

(a)精确测量中央角膜。

(b)具有校正轻微眼球运动的能力。

(c)患者容易固视。

(d)检查时间短。

该系统测量耗时约 2 秒,同时捕获并校正轻微的眼球运动。使用 3D 图像技术拼接,从而可以精确和重复地测量 25 000 个真实高程点。利用计算机算法和数学模型,它可以计算以下数据:

(a)角膜前后表面高度图。

(b)角膜曲率(K)数值。

(c)角膜缘至角膜缘的角膜厚度。

(d)3D 前房分析(前房深度图、前房角、前房容积)。

(e)晶状体密度(定量晶状体和人工晶状体的透光率)。

(f)断层扫描。

(g)改进的 LASIK、准分子激光角膜切开术和放射状角膜切开术术后患者的 IOL 计算。

对于屈光后的测量,旋转 Scheimpflug 成像设备并没有受到与扫描裂隙设备相同的限制[8-14]。

基于 Scheimpflug 的系统的缺点

根据角膜高度数据来计算角膜屈光度有一些局限性。高度数据表示相对参考表面的角膜高度,从而得到的被测点高于或低于参考平面。较高的点在彩色编码的地形图上显示为红色,而在参考面以下的点则显示为蓝色。这可能会与基于 Placido 的角膜屈光力地形图混涉,因为在后者中曲率较陡或屈光度较高的区域显示为红色,而曲率较平坦和屈光度较小的区域显示为蓝色。

由于没有统一的金标准,因此无法比较不同 Scheimpflug 设备的精确度。此外,每台设备都是使用不同的算法和系统来推断和计算数据。Galilei 将定义角膜屈光的光学参考面改为角膜的前表面,与以前版本相比,它的价值减少了大约 3%。Pentacam 计算的是与角膜后表面相关的总角膜屈光力。因此,即使软件的名称和定义是相似的,但它们计算所使用的参数不同,使用时必须要仔细。

此外,Scheimpflug 成像可能会受到角膜透明度不佳和角膜上皮不规则的影响,从而造成评价角膜后表面和角膜厚度的结果出现假阳性改变。

因此,最终的解决方案可能是使用基于 Placido 的图像分析来满足角膜屈光力的要求,并根据来自 Pentacam 这样的设备得到的角膜高度以上的数据来解释这些要求,包括角膜前后表面。

其他设备

Corvis® ST

Corvis® ST(Oculus)使用每秒能够捕获超过 4300 张图像的高速 Scheimpflug 相机记录角膜在特定空气脉冲下的变形。因此,可以根据 Scheimpflug 拍摄的图像精确测量眼压和角膜厚度[15]。在角膜被空气脉冲作用后的 31 毫秒内能够拍摄 140 幅图像,并将其转换成视频。记录的角膜变形允许对其生物力学特性进行更详细的研究,并对角膜疾病的治疗和激光屈光手术具有重要意义[16]。

虽然测量结果具有高度的可重复性,但一些研究表明,与其他类型的设备相比,其测量参数存在显著差异[17],然而 Scheimpflug 设备(Pentacam)、扫频 OCT 生物测量仪(IOL Master 700)和标准光学生物测量仪(IOL Master 500)之间的比较生物测量参数没有统计学上的显著差异[18]。

参考文献

1. Scheimpflug T. Improved method and apparatus for the systematic alteration or distortion of plane pictures and images by means of lenses and mirrors for photography and for other purposes. GB Patent No. 1196. Filed 16 January 1904, and issued 12 May 1904.
2. Dubbellman M, Van Der Heijde RGL. The shape of the aging human lens: curvature, equivalent refractive index and the lens paradoxon. Vis Res. 2001;41:1867–88.
3. Dubbellman M, Weeber HA, Van Der Heijde RGL, Volker-Dieben HJ. Radius and asphericity of the posterior corneal surface determined by corrected Scheimpflug photography. Acta Ophthalmol Scand. 2002;80:379–83.
4. Gilani F, Cortese M, Ambrósio RR Jr, et al. Comprehensive anterior segment normal values generated by rotating Scheimpflug tomography. J Cataract Refract Surg. 2013;39(11):1707–12.
5. Aramberri J, Araiz L, Garcia A, et al. Dual versus single Scheimpflug camera for anterior segment analysis: precision and agreement. J Cataract Refract Surg 2012;38(11):1934–1949.
6. Mandell RB, St. Helen R. Stability of the corneal contour. Am J Optom. 1968;45(12):797–806.
7. Roberts C. . The resolution necessary for surface height measurements of the cornea. Optical Society of America Annual Meeting, October 2–7 1994.

8. Ciolino JB, Belin MW. Changes in the posterior cornea after LASIK and PRK. J Caract Refract Surg. 2006;32:1426–31.

9. Buehl W, Sojanac D, Sacu S, et al. Comparison of three methods of measuring corneal thickness and anterior chamber depth. Am J Ophthalmol. 2006;141:7–12.

10. Lackner B, Schmidinger C, Pieh S, et al. Repeatability and reproducibility of central corneal thickness measurement with Pentacam, Orbscan and ultrasound. Optom Vis Sci. 2005;82:892–9.

11. Lackner B, Schmidinger C, Skorpic C. Validity and repeatability of anterior chamber depth measurements with Pentacam and Orbscan. Optom Vis Sci. 2005;82:858–61.

12. O'Donnell C, Maldonado-Codina C. Agreement and repeatability of central thickness measurement in normal corneas using ultrasound pachymetry and the Oculus Pentacam. Cornea. 2005;24:920–4.

13. Ucakhan OO, Ozkan M, Kanpolat A. Corneal thickness measurements in normal and keratoconic eyes: Pentacam comprehensive eye scanner versus non-contact specular microscopy and ultrasound pachymetry. J Cataract Refract Surg. 2006;32:970–7.

14. Ciolino JB, Khachikian SS, Cortese MJ, Belin MW. Long-term stability of the posterior cornea after LASIK. J Cataract Refract Surg. 2007;33:1366–70.

15. Salvetat ML, Zeppieri M, Tosoni C, et al. Corneal deformation parameters provided by the Corvis-ST Pachy-tonometer in healthy subjects and glaucoma patients. J Glaucoma. 2015;24(8):568–74.

16. Roberts CJ. Importance of accurately assessing biomechanics of the cornea. Curr Opin Ophthalmol. 2016;27(4):285–91.

17. Sel S, Stange J, Kaiser D, et al. Repeatability and agreement of Scheimpflug-based and swept-source optical biometry measurements. Cont Lens Anterior Eye. 2017;40(5):318–22.

18. Shajari M, Cremonese C, Petermann K, et al. Comparison of axial length, corneal curvature, and anterior chamber depth measurements of 2 recently introduced devices to a known biometer. Am J Ophthalmol. 2017;178:58–64.

第 5 章

角膜地形图信息解读

角膜地形图的目的是获取可应用于临床的关于角膜等高线的详细、准确的数据[1,2]。地形图系统采集的原始图像通常只能相对粗略地展现出异常角膜结构。例如,只有当散光量>3.00D 时,视频角膜镜投射的环的形状和空间分布才有明显改变。由于计算机可以更细致地分析角膜前表面的微小改变量,因此计算机分析量化了原始图像的角膜形态,并以数据形式显示[3,4]。

所有角膜地形图系统的数据都可由多种形式显示。因此,选择最合适的显示形式是使地形图能最大化地获取、表达信息的关键。每种格式都有一定的优点、局限性和应用范围,这些将在下文进行介绍。

在对地形图解读时,为了最大限度地获得信息并避免错误(表 5.1),我们应以结构化的方式研究地形图。同一系统可应用于任何设备产生的任何形式的地形图显示。当研究患者的角膜地形图时,我们应首先确认在"患者"和"检查信息"部分的姓名、日期、眼别和其他详细信息(图 5.1)。然后合理选择标尺以确定测量类型和阶梯间隔。只有这样,才能研究地形图本身。

解读角膜地形图主要基于一些基本原理和模式识别的应用。统计学数据也可用于辅助其解读。同一只眼不同期的地形图检查也可以进行比较。因为正常人的双眼角膜通常是彼此为镜像图像,因此有时比较双眼的地形图也很有用。然而,在这两种情况下,应该注意用相同的标尺表示所有的数据集,这样就可以将相似的地形图进行比较。

测量

地形图系统可以进行的测量类型已在第 2 章中有所描述[1]。

原始图像

对地形图设备中的相机捕获到的原始图像的研究可以提供额外的临床信息,这些信息可用于地形图的解读(图 5.2)。例如,图中所示的病灶不规则性,是与眼表病理或泪膜异常相对应的。

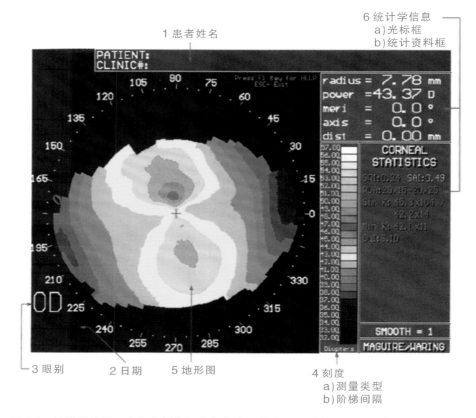

图 5.1　地形图显示。由几个部分组成的典型地形图显示,应按显示的顺序进行系统研究。

表 5.1　了解地形图数据显示的系统。当测量一幅地形图时,必须对数据显示
　　　　系统进行分析,以最大限度地获得信息并避免解读错误

分析地形图显示的系统
检查姓名、日期、眼别
标尺
　测量类型(如高度、曲率、屈光力)
　阶梯间隔
地形图
统计学信息(如光标框、指数)
同一只眼睛的地形图前后对比(检查标尺是否一致)
与对侧眼睛的地形图对比(检查标尺是否一致)

高度

利用投影原理,可以实时从系统中获得高度数据。因为它可以精确地量化突出的角膜薄翳的高度或准分子激光消融或溃疡的深度[5],所以它在数值或横截面格式(图 5.3a)中是非常有用的。三维高度图可以很好地给出了角膜的整体形态,但是更细微的细节却并不明显[6](图 5.3c)。

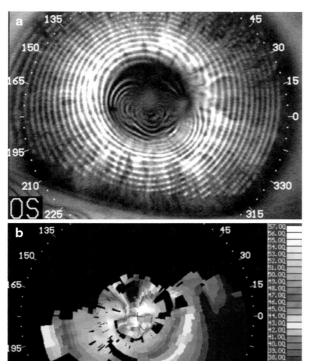

图 5.2　视频角膜地形图。严重的圆锥角膜中，在圆锥的顶端有两个突出的角膜薄翳。原始图像（a）显示了其不规则性，这妨碍了在彩色地图（b）上可靠地重建地形（图 5.3 和图 5.5 显示了使用不同技术测量的同一只眼睛的地形图）。

　　显示高度数据的一种更敏锐的方法是通过已知大小的球面[1,2,7]或理想角膜形态来绘制高度差。这相当于使用球面或曲面参考面，而不是平面参考面。在所得到的地形图上，角膜高度的局部变化占总体高度比例变大，因此更加明显（图 5.3d 和图 5.4c）。类似的技术也可以应用于曲率图和屈光力图[8-10]。

　　使用裂隙照相或 Scheimpflug 原理的系统能够测量角膜后表面和虹膜晶状体隔膜的形状，从而计算出角膜厚度和前房深度（图 5.4）。

斜率和曲率

　　斜率和曲率是相似的，都来自高度的一阶微分。它们表示"高度变化率"，因此是更精细的测量角膜表面等高线变化的方法（图 5.5a）。通过使用缩放功能，可以获得地形图的更多详尽细节（图 5.5b）。由于整体（轴向/矢状）曲率半径具有球面偏差，因此，在测量角膜周边和不规则表面时，准确度较低（图 5.6a），这一点在很多案例中均有体现。因此，最好使用局部（瞬时/切向）曲率半径（图 5.6b），因为其中每个点的曲率都是根据其相邻点计算的（第 1 章）。

屈光度

　　由于在测量角膜时有推导、近似和假设的过程（第 1 章），因此对于角膜地形图的屈光力的测量不如曲率的测量精准，尤其是在异常角膜情况下更为明显。然而，以屈光力方式显示的信息却更易与患者的屈光状态产生关联性，因此，在临床实践中，其会被经常使用（图 5.6）。

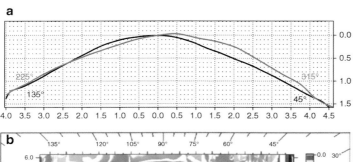

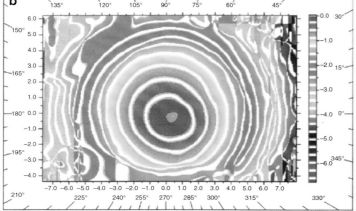

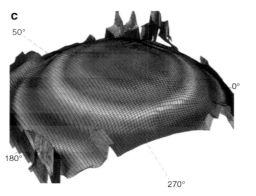

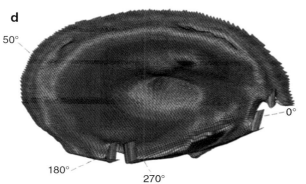

图 5.3　角膜高度。同一只左眼患有圆锥角膜和颞下圆锥。采用 Moiré 干涉和傅立叶分析的投影系统测量角膜高度。(a)横截面是角膜高度的一维表示。45°子午线(黑色)具有相对正常、对称的形状。135°子午线(红色)在鼻上象限扁平，在下颞象限比正常角膜更为突出。圆锥的顶点在距角膜中心 (视轴)0.45mm 的子午线上。(b)角膜高度的二维图仅能相对粗略地显示其异常形态。这些等高线在角膜最陡的颞下象限最接近。当减去一个球面后，相同的信息将产生更可视化的效果。(d 部分和图 5.4a)。(c)三维线网虽然可以显示角膜的整体形状，但却无法显示细节。然而，在获得信息后，可以从球面(d 部分)中减去它，或转换成斜率、曲率或屈光力。(d)如果使用球面参考面，所显示的角膜高度的局部变化占总体高度的比例变大，因此更为明显。参考球面的曲率半径为 7mm。基准面上的点为绿色；其上面的点为红色，其下面的点为蓝色(见图 5.4)。

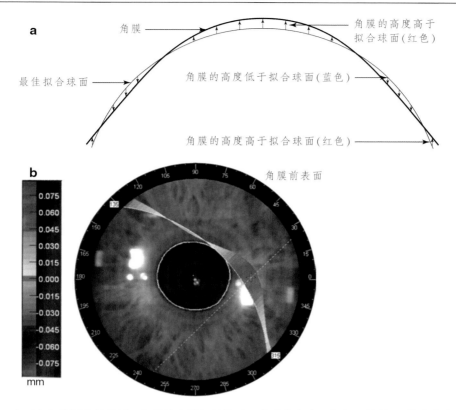

图 5.4　球面和角膜厚度的差异。角膜等高线如果从球面中减去高度,则可以更详细地描述高度信息。这种中度圆锥角膜的地形图取自裂隙图像。(a)基准面为球形。当角膜高于该球面(如正常扁长角膜的中心)时,差异为正,地图上的颜色为暖色。当角膜低于该球面(如正常角膜的周边)时,差异为负,颜色为冷色。在远周边处,颜色又变成暖色。(b)在角膜前表面高度图中,绿色带是角膜的一部分,与曲率半径为 7.99mm(42.3D)的球面高度相同。在 135°子午线位置的横截面显示角膜中央高于球面,而在中周部低于球面。(c)整个角膜前表面高度图的绘制原理与 b 部分中的横截面相同。绿色带是角膜的一部分,与参考球面的高度相同(曲率半径为 7.99mm,42.3D)。圆锥角膜比正常角膜更扁长,所以中心隆起更明显。(d)裂隙可使角膜后表面成像并重建其地形。与 C 部分类似,结果显示与球面存在高度差(曲率半径为 6.59mm,51.2D)。角膜后表面中央高于球面周边低于球面。(e)裂隙的宽度给出了角膜厚度信息。正常角膜的中央比周边薄,圆锥角膜更为明显。在最薄处,以十字标记,角膜厚度为 403μm。(f)裂隙光束还可使虹膜晶状体隔膜成像并重建其前表面。这张地形图显示前房深度,即角膜后表面和虹膜晶状体隔膜之间的高度差。前房周边最浅,瞳孔缘最深的。(g)矢状图给出了角膜、前房和虹膜晶状体隔膜前表面的横截面图。(待续)

显示

　　角膜表面首次以计算机方式显示是通过三维线网的形式展现的,它只能相对粗略地体现角膜变形[3.6]。通过呈现角膜形状与球形[7.8]或理想角膜形状[2.10]的偏离程度,可提高该技术的精准性。

　　随着二维色彩编码地形等高图的发展,地形图的临床应用大大增加。至今,活跃在临床中的角膜地形图系统数据显示仍多采用这种方式。随着计算机软件的发展,更加精细的地形图数据可以被利用,信息通过统计分析得以最大限度地使用。

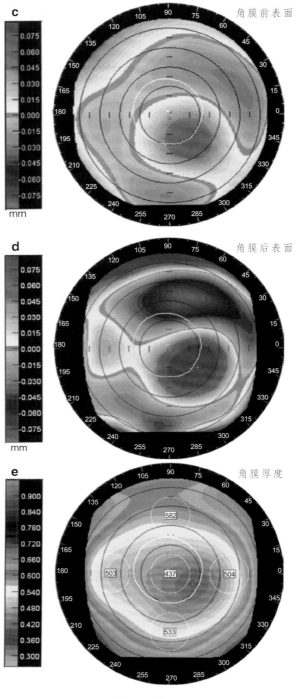

图 5.4(续)

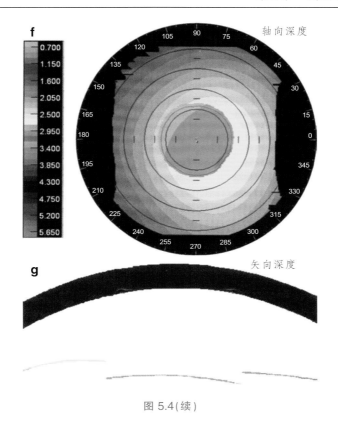

图 5.4(续)

二维地形图

在色彩编码的等高线图中,角膜表面以二维(x 和 y)表示,而三维(角膜的高度、曲率和屈光力)则用配色方案编码[2,4,11-14]。相同高度、曲率和屈光力的区域具有相同的角膜等高线,因此用同种颜色描绘(图 5.3 至图 5.6)。这些地形图通常用于显示地形信息。

色彩

色彩编码角膜等高线地形图最初是为视频角膜镜检查而开发的。在这些地形图上,暖色(红色、橙色、黄色)表示较陡的区域,而冷色(绿色和蓝色)表示较平坦的区域(表 5.2)。

随着基于投影、裂隙照相和基于 Scheimpflug 相机的地形图系统的引入,类似的色彩编码系统也应用于高度图。在高度图中,暖色描绘地形高的区域,而冷色描绘地形低的区域。

因此,在解读地形图时,对于标尺类型的选择非常重要。例如,对于圆锥角膜,高度图上的红色区域表示最高点,即锥顶;而曲率图或屈光力图上的红色区域则为最陡区域,通常位于圆锥的下侧。这可以类比为"上山"的过程,上山时坡度明显;一旦到达山顶,尽管它是最高的部分,山就平坦起来,这时行走变得更加容易。

标尺

标尺上的标签给出显示的测量类型:高度以 mm 或 μm 为单位,斜率没有单位(或 mm/μm),

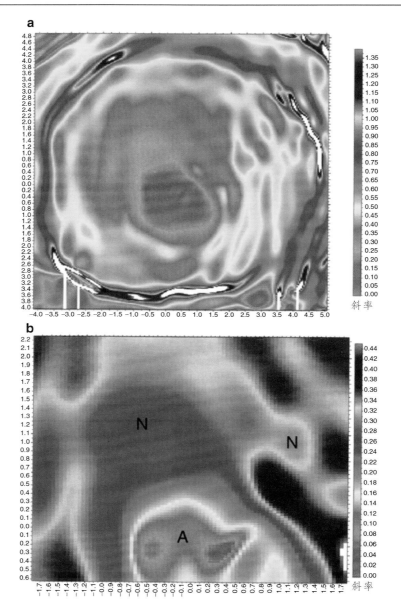

图 5.5　斜率。同一左眼，圆锥角膜，如图 5.2 和图 5.3 所示。用 Moiré 干涉法测量了真实的地形高度，并由此计算斜率。斜率是高度的变化率，因此相对于本身的斜度来说，斜率是一个更精确的方式描述角膜地形图。(a)低屈光力视图显示圆锥角膜的锥顶斜率为零(水平，红色)，然后向角膜周边变陡(黄色、绿色)。斜率在圆锥角膜的锥底部最陡(蓝色)。正是在这个垂直区域和周边更加水平的区域之间的过渡，发生铁沉积，产生了 Fleischer 环。(b)中央角膜的高屈光力视图以斜率表示角膜不规则更加明显。在圆锥顶点(A)正上方的两个突出的角膜薄翳(N)极大地扭曲了视频角膜镜下的一系列环(图 5.2a)，但已通过基于投射的系统进行重建。

曲率以 mm 为单位，或者以屈光度为单位。

　　标尺和地形图的外观取决于阶梯数量、阶梯间距和覆盖范围。前两个变量决定了范围的大小。因此，在研究地形图之前，必须检查标尺上的阶梯间距(图 5.7)。

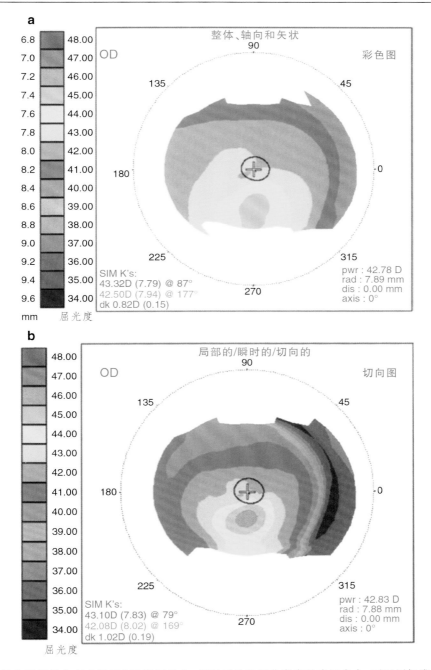

图 5.6　整体和局部的曲率半径(ROC)及屈光力。标尺可以选择曲率半径或屈光力。可运用标准角膜曲率计指数转换数据。(a)参照视轴进行整体/轴向/矢状测量,因而有球形偏差。(b)对于同一幅图用局部、瞬时和切向测量来表示角膜不规则性和角膜周边更精确。在圆锥角膜的病例中,圆锥的陡峭部分更容易定位。

　　大多数系统允许操作员在标准、绝对标尺(即所有受试者都相同)和许多可变标尺(即针对特定情况个体化定制)之间进行选择。给定病例的最佳标尺选择取决于检查指征和待确定的特殊指征(表 5.3)。

表 5.2　视频角膜镜绝对标尺地图的色彩编码

总体	斜率	曲率(mm)	屈光力(D)	颜色
+3 SD	陡峭	7.0	48.0	红色
+1 SD		7.5	45.0	橙色、黄色
均值	平均	7.8	43.5	黄色、绿色
−1 SD		8.0	42.0	绿色、浅蓝色
−3 SD	平坦	8.7	39.0	蓝色

角膜曲率在人群中的分布。平均角膜曲率为黄色或绿色(取决于商用设备)。较陡区域用暖色表示,较平坦区域用冷色表示。

SD 为标准差。

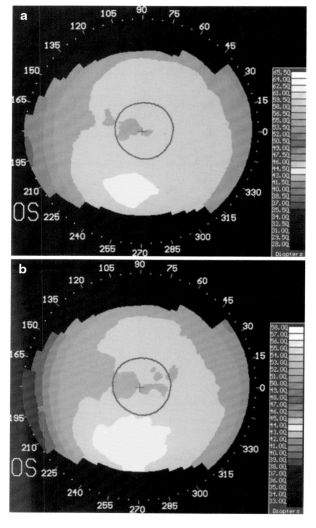

图 5.7　标尺阶梯间距。用不同标尺阶梯绘制亚临床圆锥角膜的病例。(a)阶梯间距为 1.5D 的绝对标尺。若没有检查标尺,这个角膜可视为正常角膜。(b)阶梯间距为 1D 的可调整比例的地形图。下方陡峭区域变得明显。(c)阶梯间距为 0.5D。(d)阶梯间距为 0.2D。如果不参考标尺而研究此地形图,可能会导致误诊为严重的圆锥角膜。(待续)

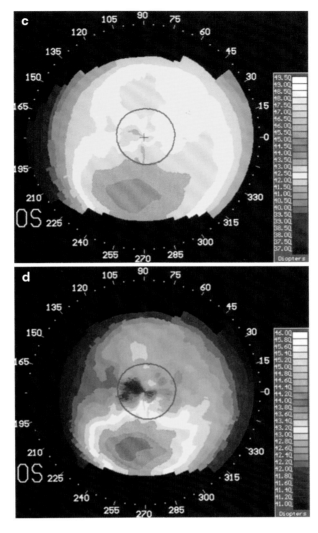

图 5.7（续）

表 5.3　不同类型标尺的比较

标准、绝对标尺	正常化的、相对和定制标尺
标准	非标准
有利于地形图之间的比较	地形图之间难以比较
大阶梯	相对的小阶梯
低分辨率	高分辨率
大范围角膜屈光力	小范围角膜屈光力
利于筛查	细微特征明显
整体分析有利	细节分析有利

绝对、标准标尺

绝对标尺地形图是一种有固定颜色编码系统的地形图：相同的颜色总是代表相同的曲率或屈光力。这有助于将不同场合下的同一只眼睛的结果，以及同一个患者或不同患者的两只眼睛的结果进行比较。

然而，到目前为止，商业公司之间还没有制订标准标尺。这使得比较不同系统的检查更加困难。鉴于在电生理和视野检查中制订标准过程中出现的问题[15]，长期以来人们一直在讨论建立国际共识性标准的格式[11-14]。

各商业系统的地形图差异是巨大的。例如，1 个系统使用间隔为 0.5D 的 34 个阶梯，覆盖 35~52D 的范围。另一个系统使用间隔为 1.5D 的 26 个阶梯，范围为 35.5~50.5D，以及高于和低于 5D 的阶梯用于覆盖 9.0~100D[11]。

绝对标尺上的颜色分配与正常人群中角膜屈光力的分布有关（表 5.2）。角膜中央的屈光力呈近似高斯分布（由钟形曲线表示）。角膜中央的平均屈光力为 43.50D，由色阶标尺中间波段的颜色表示。约 66% 的人的角膜中央屈光力在均值在 42~45D（标准差在 1D 之内），可由标尺上相邻的颜色表示。不到 3% 的人的角膜中央屈光力标准差超过 3D，由红色和深蓝色表示。如果这些颜色出现在绝对标尺图上，角膜可能不太正常。

正常化的、相对标尺

正常化标尺使用一组能在单个地形图中自动调整填充屈光度范围的颜色。角膜的平均屈光力值位于标尺的中心。

与绝对标尺相比，相对标尺更具有优势，它能够提供更窄的色阶，从而获得更细节的信息。为了生成的数据信息与临床相结合，一些系统会限制阶梯缩小的程度（见下面的"可调标尺"内容）。

然而，由于几乎每次检查的标尺都可能不同，因此在研究地形图之前应仔细检查标尺。例如，对于一只晚期圆锥角膜眼（使用大阶梯间距）和另一只亚临床圆锥角膜眼（使用小阶梯间距），使用标准标尺可以生成一对外观相似的地形图。

可调标尺

可调标尺地形图使操作员可以选择等高线的阶梯间距和屈光度范围，以便将地形信息以最佳效果呈现。若想将成对的地形图进行比较，则需选择相同的标尺。

图 5.7 展示了改变阶梯间距对地形图外观的影响。如果使用较大的阶梯间距，覆盖的范围会更大，但可能会遗漏细微的细节。这是最合适对大体角膜病理的筛查或制图的方法。相反，如果使用非常窄的阶梯间距，则可能会突出与临床无关的微小不规则。临床实践中最实用的阶梯间隔是 1.0D 和 1.5D，有时为 0.5D。

附加层

地形图中可添加各种附加信息层，以提供更多信息并帮助解读（表 5.4）。其中许多都是标准化的，有些系统现在允许手动添加符号和文本。

表 5.4　附加层可添加到地形图中以提供更多信息

附加层	形状	应用
瞳孔缘	圆形	视觉重要区域
		瞳孔大小
		屈光手术中心
方形网格	1mm×1mm 方形	异常的大小、面积、位置
极坐标网格	轴间距 15°	异常的轴位
光学区	3,5,7mm 环	屈光手术

半透明地形图

　　将半透明地形图叠加在图片角膜镜图像上，显示反射环和重建图像之间的空间关系（图 5.8）。由于角膜病理或泪膜紊乱引起的局部不规则可与半透明地形图匹配。圆锥相对角膜的排列位置也可以确定。对位不良可导致散光、圆锥角膜或屈光手术偏心的误诊。

瞳孔

　　图形标记可以覆盖在地形图上，以提供更详细的信息。

　　瞳孔缘勾勒出最重要的角膜光学区（图 5.9）。以虹膜为界，瞳孔缘以内的角膜不规则对视力的影响比瞳孔缘以外的更大。

　　此外，Stiles–Crawford 效应的作用是最大限度地减少光线穿过周边膜引起的像差对视觉的影响。和斜向穿过周边角膜的光线相比，视锥细胞对旁轴入眼光线更敏感。附加层叠加在地形图上可显示角膜不同部位在视网膜上的成像差异。周边角膜呈色较暗，中央角膜的颜色明亮，这一特点在光学上更重要（图 5.9）。

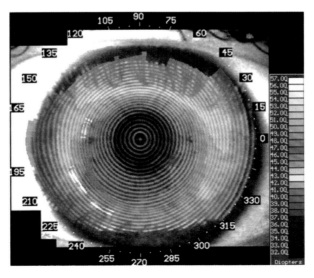

图 5.8　半透明地形图。将彩色地形图叠加在视频角膜图上，可以显示地形图与整个角膜或局部不规则的关系，并可检查对位是否准确。在图 5.10、图 5.15 和图 5.16 中以不同的格式显示 PRK 术后眼的同一地形图。

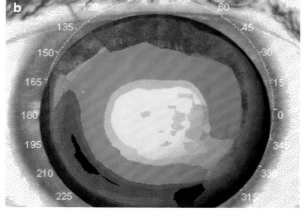

图 5.9 瞳孔和 Stiles-Crawford 效应。角膜不同部位对其光学影响的重要性可通过两种方式确定。(a)瞳孔区对成像的影响最大。(b)Stiles-Crawford 使得角膜周边区阴影更暗,对成像影响最小。

瞳孔的大小和中心随着背景光照度变化。然而,如果在检查时瞳孔是标准化的,识别异常大的瞳孔可能有助于设计屈光手术中光学区的直径。瞳孔中心和治疗区中心的相对位置可以粗略地判断屈光手术是否可能偏心。

网格

方形网格由相距 1mm 的水平和垂直线组成(图 5.10)。其对于评估特征的大小、面积或位置尤为实用,如角膜瘢痕。极坐标网格显示异常轴位,如不规则散光或放射角膜切开术瘢痕。

光学区

光学区是直径为 3mm、5mm 和 7mm 的环。其在屈光手术中对手术规划或结果评估很有价值。当瞳孔大小不同时,其也显示瞳孔前方的角膜区域。

轴

轴是最大或最小斜率的子午线。其可以通过角膜整体(正交轴)、几个单独区域(带状

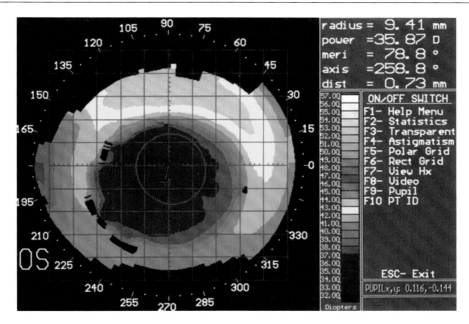

图 5.10　方形网格和光标。覆盖在方形网格上显示 PRK 处理区的直径为 6mm。瞳孔中心的坐标在右下角给出。光标放置于治疗区的中心，该点的参数在右上角的光标框中给出。这表明治疗区在距离视轴 0.73mm，沿轴 259° 的位置处。右侧框列出一些其他显示选项。

轴）或每条直径（视频角膜镜下的每个环）计算得出（表 5.5）。这些值的推导将在视频角膜镜检查中描述，尽管该方法也可应用于通过其他技术获得的数据。

正交轴

正交轴表示主子午线和次子午线（图 5.11a）。它们是通过中心 3mm 区域环内的每条子午线的平均屈光力来确定的。主轴是平均屈光力较大的子午线。次子午线与主子午线成直角，但不一定是平均屈光力最小的子午线。

这些轴是模拟角膜曲率计测量的轴。因此，它们提供的信息量有限。

带状轴

带状轴线是 3mm、5mm 和 7mm 区域内最陡、最平坦的子午线（图 5.11b）。统计指数框显

表 5.5　可添加到角膜地形图中以提供附加信息的散光轴

轴位	定义	应用
正交	在中央 3mm 区域和与其成 90° 的轴上具有最大平均屈光力的子午线	相当于角膜曲率计 仅用于常规散光
带状	在最陡和最平坦的轴 3mm、5mm 和 7mm 区域中	统计指数框中提供的数据
瞬时	每个环上连接最大或最小屈光力点的连续线	"真轴" 适用于不规则散光

尽管相似的技术也可应用到其他的角膜地形图上，但此描述只适用于描述视频角膜镜。

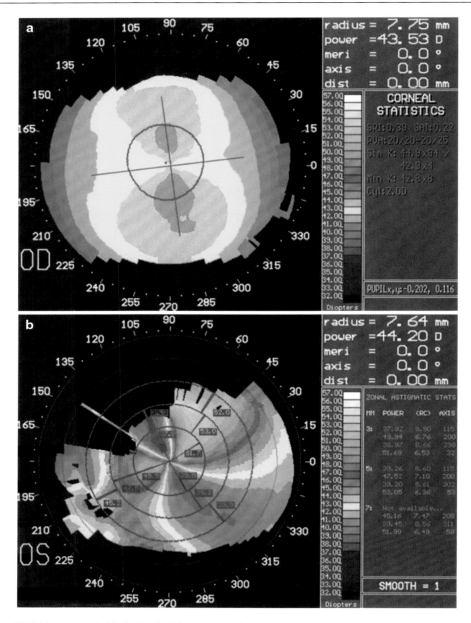

图 5.11 散光轴。(a)正交轴适用于在主轴(最陡)和与之成 90°的中心 3mm 处的规则散光,以及次轴的角膜曲率测量。(b)带状轴表现的是在 3mm,5mm,7mm 区域内最陡和最平坦的子午线,其数值显示在右边的统计框中。移植术后散光的不规则性是由同区域最陡和最平坦子午线上的点的差异性所表现的。(c)瞬时轴连接了每个环上最大或最小屈光力的连接线。对于这个中央沟的病例,轴既不是辐射状的,也不是相互垂直的。球柱镜的框架眼镜矫正不能获得好的视力。同一个患者的左眼见图 9.5 所示。(待续)

示了这 3 个区域内每个区域中的四个轴位的屈光力(D)、曲率半径(mm)和轴位(度)。

瞬时轴

瞬时轴是真正的最陡轴和最平坦轴(图 5.11c)。其是连接每个环上最大或最小屈光力

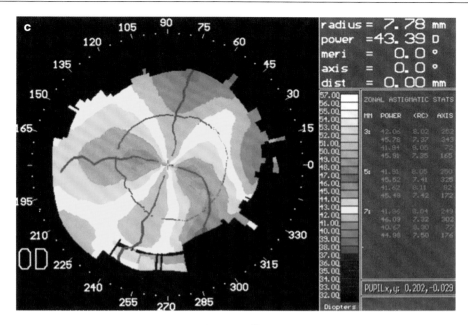

图 5.11（续）

点的连续线。它们提供的信息比正交轴或带状轴给出的信息更详细，并指出轴不一定是水平或垂直的。

三维表现形式

三维线网

三维线网是最早的表现角膜地形图的方法之一。目前的计算机软件能够用相对简单的表现形式来提供可视化效果，但其也有缺点，就是只能显示角膜表面相对明显的不规则性（图 5.3c）。使用三维线网的一种敏感度更高的方法是标绘出与已知尺寸的球面[7,8]或理想角膜形状[10]。然而，大多数系统仍依靠二维地形图和横截面来提供临床相关信息。

横截面

高度横截面

横截面只包含来自一个轴的数据，但其是显示局部不规则性的非常敏感的方式。同时描绘两个横截面能增强这一点：一个来自相对正常角膜的轴，一个来自患眼角膜的轴（图 5.3a 和图 5.12）。

屈光剖面图

屈光剖面图是角膜在主轴和次轴上的直径区域和角膜屈光力的关系图（图 5.13）。两个轴之间的差值是散光。

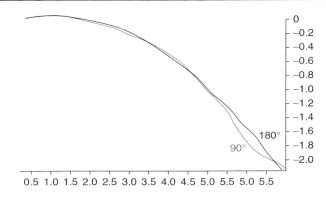

图 5.12 高度横截面。对于患有周边角膜沟的患者(见图 8.4),通过绘制了一个受累轴(90°,红)和一个未受累轴(180°,黑),可以看出此沟为 1.25mm 宽,0.17mm 深。

等距图

在等距图上,环被拉直成 0°~360°的直线(图 5.14)。环上每个点的屈光力是相对于它所在的轴绘制的。当线展开时,等距图显示为三维。线越直,角膜越圆。这对在需要明确散光是否规则并量化其变化过程时,是非常有用的[16]。

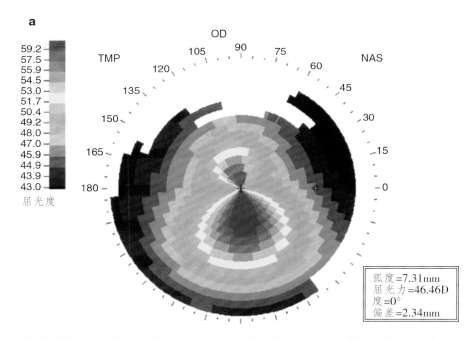

图 5.13 屈光剖面图。(a)彩色地形图显示的是中度的圆锥角膜。(b)屈光剖面图描绘了各个方向角膜直径的屈光力中最陡(红)和最平坦(蓝)的两条子午线。角膜的颞侧和鼻侧(蓝线)是相对对称的,并且通常来说,其屈光力是中间到四周逐渐平坦。角膜下方比上方更陡(红线),这是圆锥角膜的典型特点。散光(绿线)是最陡和最平缓两条子午线在距离角膜中心一定距离内的屈光力之差(注意轴是相反的:散光度数越大就相应越低)。(待续)

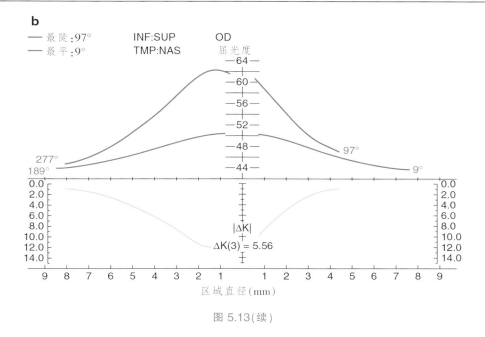

图 5.13(续)

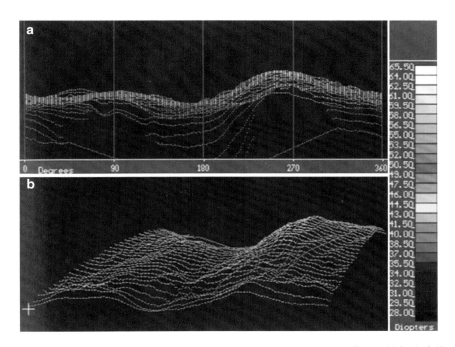

图 5.14　等距图。每个环上的点的屈光力的方向是依据所在的轴描绘的, 就好像是环被拉成直线。这个轻度圆锥角膜案例的彩色图见图 5.7 所示。(a)二维的视角表现出角膜最陡的子午线在 270°。(b)三维视角显示, 角膜最陡峭的地方比起周边(图表的后部)更接近角膜中心(图表的前部)。

多重显示

系列地形图

许多设备可以同时显示 2~6 个地形图的选项。然而，每个地形图通常都会比单个显示器中的要小，这会导致丢失很多细节。因此，在进行对比时，保证图的标尺相同是很重要的。

差异地形图

差异地形图表现的是角膜等高线从一个时间点到另一个时间点的变化。它是通过从第二张图减去第一张图来计算的[17]（图 5.15）。这对揭示在手术过程或随后的恢复阶段发生的变化是很有用的。需要注意的是，检查设备需要精准矫正，这样获得的两次检查结果的对比可靠性才好[18]。

对差异地形图进行傅立叶分析能分离出四个不同部分的变化：球镜屈光度、不对称性、规则散光度和残余散光度[19]。这可以在引起变化的不同情况下分别分析。一些系统包含了可以描绘实测图和理想角膜之间差别的软件[9]。每个理想的角膜，是使用该个体的测量的中心角膜屈光力和−0.26 的非球面指数计算出来的。所生成的差异地形图显示了所测的角膜轮廓与正常角膜的区别，特别适用于诊断角膜疾病，如整体形状发生改变的圆锥角膜。

定制展示

为了促进角膜地形图在临床实践中的应用，部分系统提供了复合式显示器的选择，其中包含了与特定临床项目相关的检查[20]。举例来说，角膜病理学诊断的定制展示包含一个标准化图、一个归一化图、剖面差异图、畸变图，以及与散光相关指数、瞳孔和预测视功能[9]。对

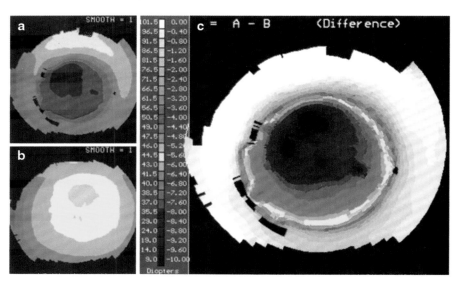

图 5.15　差异图 PRK 术后，将术后第 1 周采集的地图（a）减去术前地图（b），所得到的角膜地形上的变化（c）就是手术的治疗效果。治疗区外无明显变化，治疗区中心变化最大。

于有切口的屈光手术来说,定制展示包含角膜各部位前后表面隆起的高度图、轴向屈光力和厚度测量及不同区域散光相关的指数。一些软件还包含列线图,其可以计算所需的切口位置和深度。在第 7 章中,介绍了角膜接触镜的配适中专用的多图展示。

数字和统计的显示

数字可以通过两种方式来为地形图提供信息。首先,少数的检查点可以列举实测数据(如在光标框或以数字显示的地形图);其次,统计分析可以用数字总结角膜整体的特点。

数字的优点是其在进一步的统计学分析中是经得起检验的。这一点对于研究患者群体或者做客观对比时至关重要。然而,数字的缺点是其忽略了很多可用的数据,因此,这会丢失地形图某些细节的信息。

光标框

光标是一个可移动的点标记。它初始或默认的位置是在角膜反射中心(角膜顶点)。然后,用鼠标或者箭头键可以将其移动到地图上的任何位置(图 5.1 和图 5.10)。

光标框提供了光标所在点的角膜的信息(表 5.6)。这包括曲率半径、屈光力,以及光标与角膜反射中心或者入瞳中心的距离及轴向(第 6 章)。

通过这种方式,光标可以提供一个评定区域的信息,如圆锥的最陡峭的部分。它还能用来测量距离,如屈光治疗区域的偏心。

数字化地形图

数字化地形图提供了沿 8~16 条子午线上的大约 10 个参数(屈光度或曲率)(图 5.16)。当确定某一点的轮廓或比较两张地形图时,这就取代了参考标尺[21]。在处理角膜组的样本时,各个离散区域的地形图能够以数字表示,使其适用于统计学方法[22-24]。

统计学指数

统计学指数(参数、定量的描述)(表 5.7)是详细概括角膜特点的数据[25-27](图 5.1、图 5.10 和图 5.16)。然后,可以将这些数据与正常范围进行比较,又或在临床试验中对数据进行分组以总结若干患者地形图的不同。值得一提的是,不同的设备系统各个指数的名字可能不同,但都是用同一方法计算并发挥相同的功能。

表 5.6　光标框内显示的信息

光标框
光标所在点的角膜信息
　曲率半径(mm)
　屈光力(D)
光标相对于角膜反射中心和(或)瞳孔中心的位置
　轴(°)
　距离(mm)

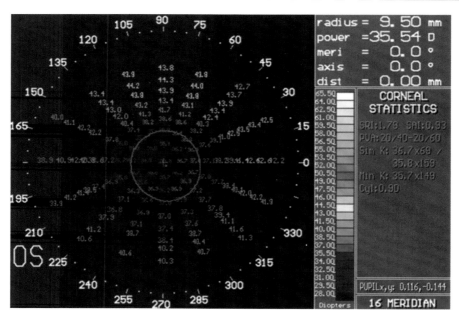

图 5.16 数字地形图和统计学指数。PRK 病例的彩色图见 5.10。数字图可以提供大约 100 个角膜点的实测值,这些在分析群体患者的数据的时候是非常有用的。当屈光力在邻近的点出现突然的明显变化时,表面规则性指数(SRI)会增高,尤其是在治疗区的周边。当治疗有稍许偏心时,表面非对称性指数(SAI)会增高,导致对应点的屈光力不同。这样的不规则性,会导致潜视力(PVA)降低。模拟角膜曲率读数(SimK)表示的是最陡轴以及与其垂直轴上旁中心的屈光力,最小角膜曲率读数是来自最平坦读数。这些值也显示为红色,因为由于手术治疗,它们异常平坦。散光(柱镜)是 SimK 值之间的差值。

表 5.7 地形图提供的统计学指数

统计学指数、参数	定义	应用范围
模拟角膜曲率读数(SimK)	中心角膜最大屈光力的轴和与其垂直的轴	有限地与角膜曲率计读数做对比
等效球屈光力(SEP)	3mm 范围内的有效屈光力	计算不规则散光的人工晶状体屈光度
非球面性(Q)	周边区变平或变陡	屈光手术后的光学像差
表面非对称性指数(SAI)	对位的半子午线之差	角膜疾病的进展
I–S 值(I–SV)	上方和下方角膜的屈光力的差别	辨别圆锥角膜与正常角膜
圆锥角膜预测指数(KPI)	来源于 8 个其他的指数	辨别圆锥角膜与其他角膜疾病的测定
表面规则性指数(SRI) 角膜一致性指数(CUI) 均方根(RMS)	角膜等高线图中局部的变化	不规则散光的测定
潜视力(PVA) 预测角膜视力(PCA)	可以期待的视力提高范围,只以地形图为依据;与 SRI 有相关性	不规则散光对于视功能的影响

模拟角膜曲率读数

模拟角膜曲率读数(SimK)与角膜曲率计的结果具有相同的临床意义,因此主要用作既往史参考。它是通过测定中心(3mm 范围内)或旁中心(7°~9°)区域内每条子午线上的平均屈光力计算出来的。主轴是屈光力最大的轴,次轴垂直于它。除此以外,最小角膜曲率读数(MinK)可以通过计算所得,即最小屈光力那条子午线的读数。散光则是主次轴屈光力之差。这些读数与角膜曲率计有相同的局限性[28]。

等效球屈光力

等效球屈光力(SEP)是在考虑到 Stiles-Crawford 效应后,中心 3mm 瞳孔区的角膜有效屈光力。它是用所有子午线的数据计算出来的。对于不规则散光的角膜来说,在计算人工晶状体的屈光度时,它比角膜曲率计更可靠。

非球面性

在描述正常角膜形状的圆锥曲线方程中,非球面指数(Q)的值为-0.26。如果角膜在中周部比正常角膜更平坦,Q 值会更负。如果在中周部比正常角膜更陡,如放射状角膜切开术后,Q 负值会减小甚至变正[9.29-32]。

表面非对称性指数

表面非对称性指数(SAI)是衡量角膜上某点与其呈 180° 对应点之间屈光力的差值。该指标是从整个角膜表面计算出来的,尽管中心点被赋予了更多的权重。正常角膜表面屈光力的分布是相对对称的(SAI<0.5)。因此,在研究一些角膜疾病的进展上,SAI 是一个相当有用的可量化的指标,如圆锥角膜或周边角膜沟[26.33]。

I-S 值

I-S 值是利用类似于 SAI 的方法来区别圆锥角膜和正常角膜[34]。它的方法是从距中心 3mm 处每间隔 30° 计算 5 个最低屈光力点与 5 个最高屈光力点之间的差。

圆锥角膜预测指数

圆锥角膜预测指数(KPI)是一个更具体但更为复杂的指数,它是从 Simk、SAI 以及其他 5 个指数中得到的[35.36](表 10.2)。

表面规则性指数

表面规则性指数(SRI)是用来衡量中心 4.5mm 直径范围内的角膜表面局部的规则性。在这个范围内,每个点的屈光力都与其临近的点进行对比。这个指数与视功能有很好的关联性。正常角膜 SRI 值都较低(SRI<1.0),然而那些由于不规则散光导致较低潜视力的人,这个值则偏高。有一个指数与它比较接近,叫作角膜一致性指数(CUI),其范围从 0%(完全不规则)到 100%(完全一致)。在测量角膜高度的系统中,表面平滑度可以用最佳拟合表面均方根(RMS)计算[37]。

潜视力

潜视力(PVA)或者预测角膜视力(PCA)是在限定影响视力的因素仅为角膜的情况下，用来预测可能达到的视力的参数。不规则散光的角膜一般潜视力较低。

光学相差

人眼存在显著的光学相差[38-40]，这可通过角膜屈光手术改变[41]。

光线追踪技术和角膜调制传递函数可以被应用在角膜地形图中，来估计各种不同的像差，包括球差、色差、彗差[42,43]。波前像差使我们对这些光学缺陷有了更深入的了解，并改善了激光屈光手术的术后效果。

说明

基本原理的应用

任何地形图，只要应用其基本原理并系统地加以探讨，就可以对其进行解释。

模式识别

根据实践经验，模式识别有助于地形图的解释，从而使地形图的辨别速度更快。然而，在学习病理性角膜地形图或者手术后角膜地形图之前，最重要的是熟悉正常角膜的外观（第 6 章）。当然，还需要区分地形图上那些由于假象引起的异常和角膜本身引起的异常。

为了帮助描述和比较地形图，几位学者针对正常角膜和一些病理性或术后角膜，设计了一个分类模式。这些在相关章节中将有详细的描述。尽管这些地形图的分类有很高的一致性，但通过计算机将地形图分配到适当的类别会更客观。

神经网络系统

在其他领域，如糖尿病视网膜病变的眼底照片分析中，人工智能(AI)有了重大的进步，即智能辨别疾病模式。在 Gulshan 等的近期研究中，调查者评估了来自 4997 个患者的 9963 张地形图，来训练计算机辨别糖尿病视网膜病变的能力。计算机达到了 97.5% 的敏感性和 93.4% 的特异性[44]。相似的程序也正在青光眼的筛选中开发。对比眼底照相，角膜地形图更为简单明了，因此在这一领域相似的迅速发展是可以预料的[45]。

人工神经网络系统是由很多相似的组件完成的，类似于神经元通过电子或光学元件进行多重连接，对应于带有突触的轴突和树突[46]。当信息通过这一网络，它改变了半导体元件的电子或光学的性能，从而改变了接下来的信息通过相同通路的难易程度。这一过程被称为"深入学习"。许多学习的算法是需要一段相当长的学习周期，在这段时间中，地形图的数据被输入到计算机中，并开始学习分类。一个近期的研究表明，一段深入学习后的 AI 算法，在诊断皮肤癌方面，与职业的皮肤科医生具有相同的准确度[47]。

这一技术进一步的发展将需要掌握更多关于复杂网络系统运算的知识。这些来自对神经系统的观察和对其工作原理的研究，也来自理论模型的建立。

参考文献

1. Cairns G, McGhee CN. Orbscan computerized topography: attributes, applications, and limitations. J Cataract Refract Surg. 2005;31(1):205–20.
2. Belin MW, Khachikian SS. An introduction to understanding elevation-based topography: how elevation data are displayed – a review. Clin Exp Ophthalmol. 2009;37(1):14–29.
3. Klyce SD. Computer-assisted corneal topography: high resolution graphic presentation and analysis of keratoscopy. Invest Ophthalmol Vis Sci. 1984;25:1426–35.
4. Maguire LJ, Singer DE, Klyce SD. Graphic presentation of computer analysed keratoscope photographs. Arch Ophthalmol. 1987;105:223–30.
5. *Corbett MC, O'Brart DPS, Stultiens BATh, Jongsma FHM, Marshall J. Corneal topography using a new moiré image-based system. Eur J Implant Refract Surg. 1995;7:353–70.
6. Young JA, Siegel IM. Isomorphic corneal topography: a clinical approach to 3-D representation of the corneal surface. Refract Corneal Surg. 1993;9:74–8.
7. Warnicki JW, Rehkopf PG, Curtin DY, Burns SA, Arffa RC, Stuart JC. Corneal topography using computer analyzed rasterstereographic images. Appl Opt. 1988;27:1135–40.
8. Young JA, Siegel IM. Three-dimensional digital subtraction modeling of corneal topography. J Refract Surg. 1995;11:188–93.
9. *Holladay JT. Corneal topography using the Holladay diagnostic summary. J Cataract Refract Surg. 1997;23:209–21.
10. Huber C, Huber A, Gruber H. Three-dimensional representations of corneal deformations from keratotopographic data. J Cataract Refract Surg. 1997;23:202–8.
11. *Wilson SE, Klyce SD, Husseini ZM. Standardized color-coded maps for corneal topography. Ophthalmology. 1993;100:1723–7.
12. Siegel IM. Standardized color-coded corneal maps [letter]. Ophthalmology. 1994;101:795.
13. Gailitis RP, Lipsitt KL. Standardized color-coded corneal maps [letter]. Ophthalmology. 1994;101:795–6.
14. Wilson SE, Klyce SD. Standardized color-coded corneal maps [reply]. Ophthalmology. 1994;101:796–7.
15. Suzuki Y, Araie M, Ohashi Y. Sectorization of the central 30° visual field in glaucoma. Ophthalmology. 1993;100:69–75.
16. Friedman NE, Zadnik K, Mutti DO, Fusaro RE. Quantifying corneal toricity from videokeratography with Fourier analysis. J Refract Surg. 1996;12:108–13.
17. Holladay JT, Cravy TV, Koch DD. Calculation of surgically induced refractive change following ocular surgery. J Cataract Refract Surg. 1992;18:429–43.
18. Johnson DA, Haight DH, Kelly SE, Muller J, Swinger CA, Tostanoski J, Odrich MG. Reproducibility of videokeratographic digital subtraction maps after excimer laser photorefractive keratectomy. Ophthalmology. 1996;103:1392–8.
19. Olsen T, Dam-Johansen M, Beke T, Hjortdal JO. Evaluating surgically induced astigmatism by Fourier analysis of corneal topography data. J Cataract Refract Surg. 1996;22:318–23.
20. Grimm BB. Communicating with keratography. J Refract Surg. 1996;12:156–9.
21. Rowsey JJ, Reynolds AE, Brown DR. Corneal topography. Corneascope. Arch Ophthalmol. 1981;99:1093–100.
22. *Vass C, Menapace R. Computerised statistical analysis of corneal topography for the evaluation of changes in corneal shape after surgery. Am J Ophthalmol. 1994;118:177–84.
23. Vass C, Menapace R, Rainer G, Schulz H. Improved algorithm for statistical batch-by-batch analysis of corneal topographic data. J Cataract Refract Surg. 1997;23:903–12.
24. Vass C, Menapace R, Amon M, Hirsch U, Yousef A. Batch-by-batch analysis of topographic changes induced by sutured and sutureless clear corneal incisions. J Cataract Refract Surg. 1996;22:324–30.
25. Dingeldein SA, Klyce SD, Wilson SE. Quantitative descriptors of corneal shape derived from the computer-assisted analysis of photokeratographs. Refract Corneal Surg. 1989;5:372–8.
26. *Wilson SE, Klyce SD. Quantitative descriptors of corneal topography. A clinical study. Arch Ophthalmol. 1991;109:349–53.
27. Rabinowitz YS. Videokeratographic indices to aid in screening for keratoconus. J Refract Surg. 1995;11:371–9.
28. Sanders RD, Gills JP, Martin RG. When keratometric measurements do not accurately reflect corneal topography. J Cataract Refract Surg. 1993;19(Suppl):131–5.
29. Fleming JF. Should refractive surgeons worry about corneal asphericity? Refract Corneal Surg. 1990;6:455–7.

30. Eghbali F, Yeung KK, Maloney RK. Topographic determination of corneal asphericity and its lack of effect on the outcome of radial keratotomy. Am J Ophthalmol. 1995;119:275–80.
31. Calossi A. Corneal asphericity and spherical aberration. J Refract Surg. 2007;23(5):505–14.
32. Bottos KM, Leite MT, Aventura-Isidro M, et al. Corneal asphericity and spherical aberration after refractive surgery. J Cataract Refract Surg. 2011;37(6):1109–15.
33. Borderie VM, Laroche L. Measurement of irregular astigmatism using semimeridian data from videokeratographs. J Refract Surg. 1996;12:595–600.
34. Rabinowitz YS, McDonnell PJ. Computer-assisted corneal topography in keratoconus. Refract Corneal Surg. 1989;5:400–8.
35. Madea N, Klyce SD, Smolek MK, Thompson HW. Automated keratoconus screening with corneal topography analysis. Invest Ophthalmol Vis Sci. 1994;35:2749–57.
36. Burns DM, Johnston FM, Frazer DG, et al. Keratoconus: an analysis of corneal asymmetry. Br J Ophthalmol. 2004;88:1252–5.
37. Liang F-Q, Geasey SD, del Cerro M, Aquavella JV. A new procedure for evaluating smoothness of corneal surface following 193nm excimer laser ablation. Refract Corneal Surg. 1992;8:459–65.
38. Howland HC, Howland B. A subjective method for the measurement of monochromatic aberrations of the eye. J Opt Soc Am. 1977;67:1508–18.
39. Walsh G, Charman WN, Howland HC. Objective technique for the determination of monochromatic aberrations of the human eye. J Opt Soc Am A. 1984;1:987–92.
40. Liang J, Williams DR. Aberrations and retinal image quality of the normal human eye. J Opt Soc Am A. 1997;14:2873–83.
41. Oshika T, Klyce SD, Applegate RA. Comparison of corneal wavefront aberrations after photorefractive keratectomy and laser in situ keratomileusis. Am J Ophthalmol. 1999;127:1–7.
42. Seiler T, Reckmann W, Maloney RK. Effective spherical aberration of the cornea as a quantitative descriptor in corneal topography. J Cataract Refract Surg. 1993;19(Suppl):155–65.
43. Oliver KM, Hemenger RP, Corbett MC, O'Brart DPS, Verma S, Marshall J, Tomlinson A. Corneal optical aberrations induced by photorefractive keratectomy. J Refract Surg. 1997;13:246–54.
44. Gulshan V, Peng L, Coram M, et al. Development and validation of a deep learning algorithm for detection of diabetic retinopathy in retinal fundus photographs. JAMA. 2016;316(22):2402–10.
45. *Maeda M, Klyce SD, Smolek MK. Neural network classification of corneal topography. Invest Ophthalmol Vis Sci. 1995;36:1327–35.
46. Psaltis D, Brady D, Gu X-G, Lin S. Holography in artificial neural networks. Nature. 1990;343:325–30.
47. Esteva A, Kuprel B, Novoa RA, et al. Dermatologist-level classification of skin cancer with deep neural networks. Nature. 2017;542(7639):115–8.

第 **2** 部分

正常角膜

第 6 章

正常角膜地形图

角膜地形图的测量有助于对一些角膜相关疾病的诊断和治疗。然而,在使用这项技术诊断角膜形态异常之前,了解正常的角膜形态是至关重要的。当检测到异常的角膜形态时,确定这些异常是来源于角膜本身还是图像采集或分析时出现的错误也是至关重要的。

正常角膜形态

角膜解剖学与角膜光学

角膜具有一种异于身体其他组织的独特结构。由于角膜的位置位于眼球的最前极,因此必须具备严格的物理光学特性,从而执行多种生理功能。角膜与巩膜一起作为眼表外侧壁的一部分,对于维持正常眼压、维持眼内结构稳定和抵抗创伤及感染方面发挥重要的作用。

然而,除了生理功能之外,角膜在视觉上还发挥两个关键作用。首先,它的前表面是眼球屈光间质的主要组成部分,负责将图像聚焦。其次,它是透明的,可以使光线顺利通过其到达视网膜。

角膜前表面

角膜约占眼球总屈光力的 2/3。剩余 1/3 主要由晶状体提供(表 6.1)。最大的折射力是在空气和泪膜介质之间的界面上实现的,因为这代表了折射指数的最大变化。此界面产生的屈光力取决于角膜形态,即角膜前表面形态。对于正常角膜前表面,平均中心曲率半径约为 7.8mm,约产生 49.50D 屈光力。

角膜后表面

由于角膜周边比中央厚,角膜后表面的曲率半径(6.7mm)较前表面略陡。由于光线从较高折射率介质到较低折射率介质时发散,因此角膜后表面具有 -6.00D 的屈光力。由于角膜的折射率与房水的折射率相差较小,因此角膜后表面屈光力对眼球屈光度影响较小。前、后

表 6.1　正常眼前节的解剖学和光学

眼前节结构	平均值	范围
折射指数		
空气	1.0	
角膜	1.376	
标准角膜屈光指数(SKI)	1.337	
角膜上皮	1.401	
角膜前基质	1.380	
角膜后基质	1.373	
房水	1.336	
晶状体	1.38~1.42	
中心曲率半径		
角膜前表面	7.8mm	7.0~8.6mm
角膜后表面	6.7mm	
屈光力		
角膜前表面	49.50D	
角膜后表面	−6.00D	
净角膜屈光力	43.50D	39~48D
净晶状体屈光力	20.00D	
眼的总屈光力	63.50D	
厚度		
中央角膜	0.56mm	
周边角膜	1.20mm	
角膜上皮	0.06mm	50~60μm

在第 1 章中描述了曲率半径与屈光力的换算方法。标准角膜屈光指数(SKI)是用于计算角膜前表面净屈光力的指标。

角膜表面屈光力相抵消,则平均中央角膜净屈光力为 43.50D。

角膜净屈光力

透镜系统的净屈光力是其各组成部分屈光力的总和。对于角膜的屈光力(P_C,以屈光度为单位),可以近似为其前(P_A)和后(P_P)表面的屈光力之和。如第 1 章所述,对于曲率半径为 r(以 m 为单位)的表面,由折射率为 n_1 和 n_2 的介质界定:

$$P = \frac{n_2 - n_1}{r}$$

假如:$P_C = P_A + P_P$

那么 $P_C = \dfrac{n_2 - n_1}{r_A} + \dfrac{n_3 - n_2}{r_B}$

在任何情况下,空气的折射率(n_1)都为 1。角膜前表面曲率半径(r_A)由角膜地形图测得。然而,角膜后表面曲率半径(r_B)、角膜(n_2)或房水(n_3)的折射率则无法测量。在临床实践中,这 3 个变量由标准角膜屈光指数(SKI)所替代：

$$P_{\mathrm{C}} = \frac{\mathrm{SKI}-1}{r_{\mathrm{A}}}$$

因此,SKI 是角膜后表面曲率以及角膜和房水的折射率的综合估计值。在正常眼睛中,它的值为 1.3375。因此:

$$P_{\mathrm{C}} = 0.3375/r_{\mathrm{A}}$$

或者,如果曲率半径以毫米(mm)而不是米(m)表示时:

$$P_{\mathrm{C}} = 337.5/R_{\mathrm{A}}(单位:mm)$$

角膜非球面性

角膜的中央 4mm 近似为球形。除此之外,周边角膜是非球面和径向不对称的:曲率半径从中心到角膜缘沿不同子午线以不同速率变化[1-3]。角膜沿任何子午线的轮廓都可以被认为是椭圆的一部分[4]。正常的角膜是呈长椭圆形的(Prolate Shape),出现在椭圆的窄端,这意味着角膜从中心到周边逐渐变平(图 6.1)。相反的形态是扁椭圆形的(Oblate Shape),出现在椭圆的长边。这种形态仅见于异常角膜,如放射状角膜切开术后[5]。

许多研究者试图用数学或图形来描述正常角膜复杂的非球面不对称形态[6,7]。然而,没有一种描述是完全准确的。在二次曲线方程中,Q 值表示角膜的非球面指数[8](表 6.2)。对于球体,Q=0。对于长椭圆(外围较平),Q<0,对于扁椭圆,Q>0。

任何表示角膜表面形态的方法的复杂程度取决于其潜在的应用价值。幸运的是,在临

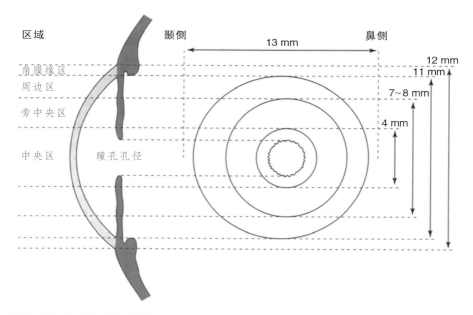

图 6.1　角膜区域。右眼角膜的垂直切面(左)和前表面(右)的示意图。角膜水平面呈椭圆形,中央比外围更陡。其前表面可分为中央区、旁中央区、周边区和边缘区。

表 6.2　角膜非球面性

非球面指数(Q)	形状	描述	示例
>0	扁椭圆	中央到周边逐渐陡峭	放射状角膜切开术
0	球体	中央到周边曲率均匀	校准钢球
<0	扁椭圆	中央到周边逐渐平坦	
−0.26	扁长	中央到周边逐渐平坦,变化速率平缓	正常角膜
<−0.26	扁长	中央到周边逐渐平坦,变化速率急剧	圆锥角膜

Q 值描述角膜曲率从中央到周边变陡峭或平坦的程度。

床中,将角膜比作一个球柱通常就足够了,这一点已被简单的镜片所能证明的光学缺陷的数量所证实。

散光

散光是指由于光线在不同的子午线上的不规则折射而导致没有焦点的屈光不正[9]。它可能源于眼球光学表面的不对称或偏心,或不规则的折射率(表 6.3)。

散光最早是由英国科学家 Thomas Young 在 1801 年提出的, 他以自己的眼睛为例描述了这种缺陷[10]。随后 Donders[11]阐明了这种现象的光学原理。他定义了规则散光和不规则散光。规则散光是指屈光力从一个子午线到下一个子午线以均匀的增量逐渐变化。不规则散光是指子午线曲率变化不符合任何几何形态。

散光最常见的原因是角膜前表面不同子午线具有不同的曲率半径。这可能发生在生理上和病理上。角膜最大和最小的子午线的平均屈光度差通常为 0.50~1.00D,约 90% 的角膜最大屈光力子午线位于 90°±30°[1],称为顺规散光。这种角膜在垂直方向弯曲变陡的生理倾向还未得到充分的解释[12]。它通常由角膜后表面或晶状体的逆规散光来中和。

表 6.3　散光的定义、病因和类型

散光	
定义	屈光不正
	无法形成焦点
	不同子午线方向的折射率不等
病因	眼球光学表面曲率的不规则性
	眼球光学表面的偏心
	眼球光学介质折射率的不规则性
规则散光	屈光力在不同子午线之间的变化均匀
	最大和最小的屈光力子午线相互垂直
不规则散光	曲率变化不符合任何几何形态
顺规散光	垂直方向曲率更陡
	在轴 180° 处由负柱镜校正
逆规散光	水平方向曲率更陡峭,在轴 90° 处由负柱镜校正

角膜表面的分区

通常,角膜表面可被划分为 4 个区域[4](图 6.1)。由于角膜表面光滑,不同区域之间无明显分界,因此区域划分在某种程度上并非是一成不变的;这个概念在描述正常角膜形态及接触镜验配等实际应用中是非常有用的。

中央区

中央区(也称为顶区、角膜帽、光学区或中心球区)是指中央直径约 4mm 近似球形的光学区域:其曲率变化不超过 0.05mm(0.25D)[13-15]。角膜周边分为 3 个区域:旁中央区、周边区和角膜缘区。

旁中央区

旁中央区是直径为在 4mm 至 7~8mm 的环状区域,通常比中央区的曲率半径平坦。放射状角膜切开术后,旁中央区是围绕平坦的中央角膜区曲率变陡的位置。它与中央区一起形成顶区用于接触镜验配。

周边区

周边区域是角膜最平坦及放射状不对称的区域。接触镜的周边曲率应与这个区域的角膜形态相适应,以获得最大的支撑。

角膜缘区

角膜缘区是与巩膜相邻的 0.5~1mm 宽的边缘区域。它通常被结膜血管弓覆盖,其确切范围取决于巩膜覆盖量。在这里,局部变陡形成巩膜沟。它是外科手术切口和周边角膜溶解等情况的常见部位。

基于反射原理的地形图系统,如视频角膜镜,很难对这一区域成像;即使可以获得图像,分析算法在外围也不太准确。相比之下,使用投影技术可以获得良好的图像,并且重建的精度在整个区域内也是一致的。

角膜中心

角膜中心有多种定义方式。首先这归因于角膜本身的复杂形态,其次是由于角膜是多组分光学系统的一部分。这里有 4 个常用的角膜中心的定义(表 6.4),其相对位置因个体而异[9](图 6.2)。

角膜几何中心

角膜几何中心(GCC),或角膜解剖中心是最长的水平和垂直弧线相交的点,换句话说,即距角膜缘各部位等距离的点。由于眼球各屈光部分是不同轴的,它对于屈光系统没有特殊意义,但它常用于接触镜的验配。

表 6.4　角膜中心的定义和应用

角膜中心	前点	角膜点	后点	应用
几何角膜中心(GCC)		与对侧角膜缘等距		接触镜配适
角膜反射中心(CRC)	固定点	角膜顶点		地形图
				角膜映光法(斜视)
入瞳中心(视线)(EPC)	固定点	角膜节点	入瞳中心	屈光手术
视轴中心(VAC)	固定点	角膜节点	中心凹	视功能
				遮盖试验(斜视)

眼睛的轴是由位于其上的前点和后点来定义的。

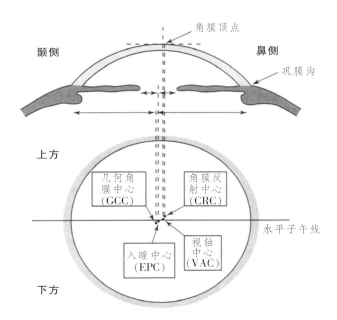

图 6.2　角膜中心。右眼角膜水平切面(上面)和前表面(下面)的图示,显示了不同角膜中心的位置和它们的定义。从颞下到鼻上依次为:角膜几何中心(GCC)、入瞳中心(EPC)、视轴中心(VAC)和角膜反射中心(CRC)。

角膜反射中心

　　同轴角膜反射中心(CRC),就是当角膜与光源同轴观察时,角膜映光的位置。依据定义,这是角膜顶点,因为当眼球注视光源时,角膜表面将只垂直于最大矢状面高度点的接近光线[16]。角膜映光反射通常用于基于中央凹反射的地形系统,如视频角膜镜。在发生圆锥角膜或屈光手术后,角膜反射中心可能会出现明显偏离其他角膜中心。

入瞳中心

　　同轴入瞳中心(EPC)指注视点与瞳孔中心的直线在角膜的交叉处。入瞳中心被一些学者称为"视线",因为瞳孔孔径决定了到达视网膜的成像光线[17]。然而,通过瞳孔中心的光线没有特殊的光学意义。

入瞳中心通常用于屈光手术过程中的中心定位。这是因为瞳孔中心很容易定位,而且临床效果良好。然而,该点作为角膜中心标记的准确性因其位置的可变性而降低。随着瞳孔大小的变化,瞳孔中心位置的变化最多可达 0.7mm,而且移动的方向是多变的[18]。

视轴中心

视轴中心(VAC)位于视轴与角膜交界处,连接视轴注视点和中心凹。它被认为是角膜光学区的中心。如果是这样的话,也许屈光手术应该选择视轴中心,但这一中心点在临床上很难进行定位。视轴中心与角膜反射中心最为接近,因此一些学者认为,这更适用于屈光手术的中心定位[19-25]。

通常,各角膜中心从颞下到鼻上的相对位置依次是:几何中心、入瞳中心、视轴中心和角膜反射中心[19](图 6.2)。视轴中心和角膜反射中心在 21%[26]~28%[19]的患者中是重合的。这些指标显著影响了激光角膜屈光手术的操作和结果,包括光学和神经视觉质量[27,28]。

角膜位置的识别

当描述角膜形态时,精确的定位角膜位置是十分重要的[4]。

子午线

子午线是横跨角膜表面,连接对侧角膜缘两点的连线。每一条子午线都是根据其与水平线的夹角命名的,从 3 点钟的 0°开始,一直到 180°,右眼和左眼都是逆时针方向。

半子午线即从角膜中心到角膜缘,从 3 点钟的 0°开始,标记为 0°~360°。颜色编码的等高线图通常会在地形图的外围标记这些位置(图 6.3)。

轴

轴是指柱面透镜没有屈光力的方向。当应用于角膜时,它描述了晶状体的轴将沿着子午线放置的方向。例如,如果角膜在垂直子午线方向上曲率陡峭,则应用轴为 180°的负柱镜校正。

极坐标用于描述各个点的轴线位置,以及它们距角膜中心的距离(以 mm 为单位)。由直径为 3、5 和 7mm 的轴和同心环组成的网格线叠加在地形图上。单个点的极坐标可以通过用光标标记该点并从光标框中读取信息来获得。

角膜形态的正常变化

在正常人群中,多种不同的角膜形态均可拥有良好的视力。实际上,每个人的角膜形态都是独一无二的[1]。在诊断角膜形态异常之前,有必要明确正常角膜形态的界限。它还可以帮助我们了解角膜地形图、屈光不正和视觉功能之间的关系,并确定哪些地形图形态特征在光学上或视觉上是重要的。

Knoll[29]是第一个提出角膜形态分类的人。依据角膜地形图,他根据患者中央角膜的不

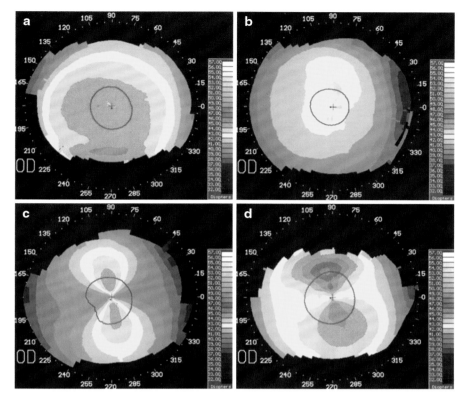

图 6.3　正常角膜地形图。正常角膜可分为 5 种类型：(a)球形。下方局部变陡是由于泪液所致。(b)椭球形。(c)对称领结形。(d)不对称领结形。领结形与散光较高相关。第 5 种类型是不规则形，可以有多种不同形态。要注意的是，每个地形图周边都标有以度数为单位的半子午线。

对称性及沿水平子午线方向角膜周边曲率平坦的程度，将患者分为四组。随着视频角膜镜及最近基于 Scheimpflug 技术的设备的出现，现在可以使用来自整个角膜表面的数据进行分类。

正常角膜的分类

　　Bogan 和 Waring 等[30]已经描述了基于正常角膜形态的 5 种角膜地形图形态：球形、椭球形、对称领结形、不对称领结形和不规则形（表 6.5，图 6.3）。他们对 216 名正常人进行了单眼角膜形态的检测。使用归一化标尺显示地形图，其中标尺被自动调整以填充单个角膜上存在的曲率变化范围。他们根据刻度中心对应的形态对角膜进行分类。此后，他们的分类方法已被其他学者延用[31,32]，类似的方法已被应用于使用基于投影技术获得的地形图的分类中[33]。

球形

　　在 Bogan 等的研究中发现，最常见的地形图形态是球形（图 6.3a），约占 22.6%，其次是椭球形（图 6.3b），约占 20.8%。令人惊讶的是，这两组患者在散光方面并未表现出明显的差异，这可能是由于屈光度和角膜曲率计的测量范围仅是角膜中央小范围区域。

表 6.5   基于视频角膜镜检查和投影技术测量而发现的角膜地形图的分类及发生率

视频角膜镜检查				投影技术测量	
Bogan 等[30]		Rabinowitz 等[31]		Naufal等[33]	
球面的					
球形	23%	圆形	21%	岛状	29%
椭球形	21%	椭圆形	25%		
		上部变陡	4%		
		下部变陡	12%		
散光的					
对称领结	18%	对称领结	20%	规则脊	17%
		斜轴对称领结	2%	不完全脊	23%
不对称领结	32%	不对称领结,下部变陡	7%	不规则脊	28%
		不对称领结,上部变陡	3%		
		斜轴不对称领结	1%		
不规则的					
不规则	7%	不规则	6%	未分类	3%

散光

视频角膜镜所示的散光呈现领结形外观(图 6.3c,d),领结的蝴蝶结沿着更陡峭的子午线方向排列(第 1 章)。出现这种形态特征的原因是,视频角膜镜使用反射图像来测量角膜表面的斜率,并将结果表示为曲率半径。相比之下,基于投影技术的地形图系统通过测量角膜高度,并将环形表面表示成一系列同心椭圆,而其长轴则位于较平的子午线上,类似于地理测量图中的等高线。如果把角膜高度数据减去最合适的球体,散光看起来就像一个脊状[33]。

在 Bogan 的研究中[30],49.6%的患者角膜呈现领结形(对称领结形约占 17.5%,不对称领结形约占 32.1%)。散光在这类群体中更为常见,尤其是对称领结(图 6.3c)。若角膜形态成领结形但并无散光的患者,其可能原因是其角膜中央部分接近球形,或其角膜的环曲面形态与眼球其他屈光介质相中和(角膜散光的发生率高于验光散光)。

在正常眼睛中,不对称领结(图 6.3d)表示曲率半径从中心到外围的变化率的径向不对称。在接触镜引起的角膜翘曲或早期圆锥角膜的情况下,或者由于被测者的偏心注视或检查者测量时的偏心等,也可出现相似的形态。这表明正常和疾病之间的界限并不总是容易界定的,诊断不应该仅仅依靠地形图,而应该结合临床病史和检查。

约 7.1%的患者角膜形态,与上述几种形态不匹配。表面不规则形态也可由偏心注视、对焦不准或泪膜异常等引起。

双眼对称性

Bogan 发现同一个人的两只眼睛有惊人的相似度(图 6.4)。在 60%的受试者中,两只眼睛被分配到同一组,在 79%的受试者中,两只眼睛要么是球形、椭球形,要么是领结形或是不规则形。一个人双眼的角膜形态经常是对称的;一只眼的角膜形态是另一只眼睛的镜

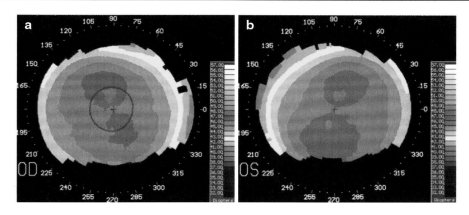

图 6.4　镜像性。同一患者的右眼(a)和左眼(b)地形图通常呈现镜像形态。这位患者的眼镜处方为-2.00D散光,其轴位分别为右眼 20°、左眼 160°。在出现角膜疾病或手术的情况下,将被检眼的地形图与对侧眼进行比较是有用的。这可以给医生提供一些信息,即被检眼在发生疾病前或术前的角膜形态和对侧眼接近。

像[1]。当我们参考人体其他解剖结构,如双耳或双手指纹,也呈现镜像性时,这并不奇怪。当通过比较角膜的地形图形态和对侧眼地形图来判断角膜是否正常时,利用这一特征可能是有帮助的。

个体角膜形状的差异

角膜形态随年龄的变化

角膜散光随着年龄的增长发生着细微的变化。在婴儿期,角膜接近于球形。在儿童期和青春期,角膜呈现规则散光:在大约 90% 的个体中,角膜在垂直子午线方向最陡峭,这可能是由于眼睑压力造成的,可由轴在 180°的负柱镜矫正。到中年,角膜向球形形态恢复,到晚年可能发展为逆规散光[34,35]。

角膜形态的短期波动

正常个体角膜形态的短期波动通常不易被察觉, 但在大疱性角膜病变、Fuch 内皮营养不良或接触镜不耐受等情况下可能会变化明显。

角膜形态每日的波动

角膜曲率和厚度的日变化被认为是由睡眠期间的眼睑闭合引起的。在夜间,泪液蒸发减少,泪液张力可能发生变化,导致中央周边角膜增厚为 3%~8%。这种变化通常在眼睑张开后约 2 小时内恢复正常,然后在一天的其余时间内保持相当稳定。眼睑压力可能会在睡眠期间引起中央角膜变平,然后在一天中缓慢恢复,但角膜非球面性并未监测到变化[36,37]。有人认为,将眼睑抬离可能会导致角膜变陡[38],但眼睑张力和角膜环曲度之间没有发现相关性[12]。

角膜形态随月经周期变化

在月经周期中出现的角膜形态变化具有个体差异[39-42]。有些患者的血清雌激素水平与角膜变平和增厚具有相关性。这可以通过雌激素增加角膜水合作用来解释,就像其也会在其他组织中发挥作用一样。这些因素引起的角膜形态变化可能十分微小,以至于几乎超出了地形图的检测水平,在正常眼睛中不具有临床意义。

接触镜引起的角膜翘曲

由于 PMMA 和水凝胶接触镜佩戴而引起的角膜形态变化比角膜形状的自然变化更明显(第 7 章)[43]。角膜翘曲可能是隐形眼镜机械压力的直接结果,但也不排除代谢因素,如低氧分压。这类患者通常没有任何症状[44],但部分患者出现最佳矫正视力下降或接触镜不耐受症状[45]。

角膜地形图的伪影

前文描述了正常角膜的地形图范围。然而,这个范围之外的地形图,并不一定意味着角膜是不正常的。重要的是,能够识别异常的角膜形态是由于外部影响,而不是角膜本身。

校准和聚焦

精确地形图的获取依赖于操作者的细心和患者的配合。在视频角膜镜和基于 Scheimpflug 的系统中,角膜必须相对于仪器正确定位以满足重建算法(第 2 章和第 4 章)。患者必须保持对注视点的固视,而且设备必须正确对准中心并聚焦。对焦过程中的微小误差可能导致不规则或不对称的地形重建[46–49](图 6.5)。此外,眨眼或眼球移动可能会导致数据缺失或扫描质量变差。

泪膜的不规则性

地形图的伪影出现的另一个原因是泪膜的不规则性,这是因为视频角膜镜成像的是空气–泪液界面,而不是角膜上皮[50-52]。下睑泪水聚集会引起局部曲率变陡(图 6.3a),通过干燥使泪膜变薄,则表现为曲率局部偏平(图 6.6)。泪液质量差可能以多种形式影响测量的准确性(图 6.7a,b)。这些伪影可以通过要求患者在图像捕获前眨眼来消除(图 6.7c)。

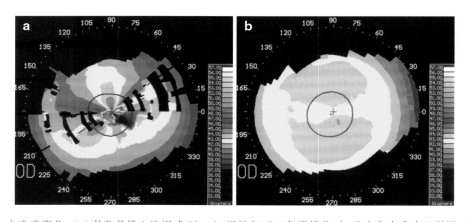

图 6.5　未准确聚焦。(a)当患者偏心注视或 Placido 视锥相对于角膜错位时,无法准确重建地形图。(b)当这些错误被纠正后,患者的角膜呈现正常的规则形态。

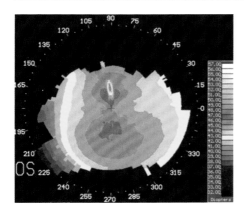

图 6.6　泪膜干燥。泪膜的局部干燥会导致局部区域曲率变平。这种情况通常发生在角膜最陡峭或最前突的部位。如果出现大范围不规则干燥，该区域则无法重建或重建不准确。

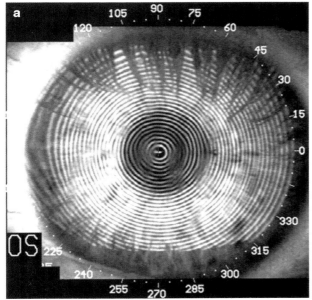

图 6.7　泪膜不规则性。在准分子激光角膜切削术后的检查中，第一张彩色图(b)显示了明显的角膜不规则性，各项统计指标也支持这一点。视频角膜镜(a)显示泪膜中有黑色的油性漩涡。要求患者眨眼几次后，复查的角膜地形图(c)显示角膜形态是正常的。(待续)

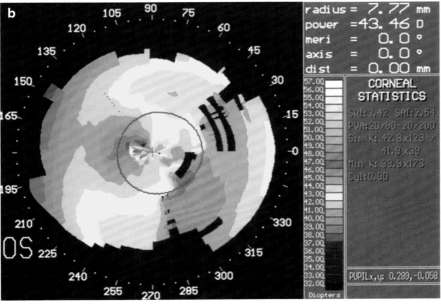

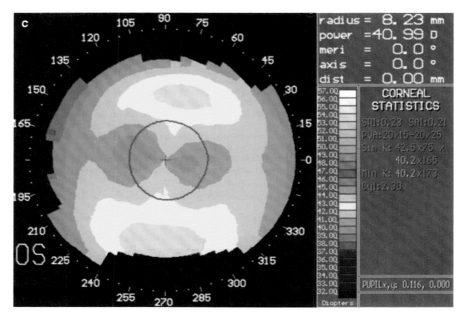

图 6.7(续)

参考文献

1. *Dingeldein SA, Klyce SD. The topography of normal corneas. Arch Ophthalmol 1989; 107: 512–518.
2. Fleming JF. Should refractive surgeons worry about corneal asphericity? Refract Corneal Surg. 1990;6:455–7.
3. Carney LG, Mainstone JC, Henderson BA. Corneal topography and myopia: a cross-sectional study. Invest Ophthalmol Vis Sci. 1997;38:311–20.
4. *Waring GO. Making sense of keratospeak II: proposed conventional terminology for corneal topography. Refract Corneal Surg 1989; 5: 362–367.
5. Eghbali F, Yeung KK, Maloney RK. Topographic determination of corneal asphericity and its lack of effect on the outcome of radial keratotomy. Am J Ophthalmol. 1995;119:275–80.
6. Edmund C, Sjontoft E. The central-peripheral radius of the normal corneal curvature: a photo-keratoscopic study. Acta Ophthalmol. 1985;63:670–7.
7. Wang J, Rice DA, Klyce SD. A new reconstruction algorithm for improvement of corneal topographical analysis. Refract Corneal Surg. 1989;5:379–87.
8. Holladay JT. Corneal topography using the Holladay diagnostic summary. J Cat Refract Surg. 1997;23:209–21.
9. Duke-Elder S. System of ophthalmology. Vol V: ophthalmic optics and refraction. St Louis: CV Mosby; 1970. p. 274–95.
10. Young T. The mechanisms of the eye. Philos Trans. 1801;91:23.
11. Donders F. On the anomalies of refraction and accommodation of the eye. London: The New Sydenham Society; 1864.
12. Fredrick S, Wilson G. The relation between eyelid tension, corneal toricity, and age. Invest Ophthalmol Vis Sci. 1983;24:1367–73.
13. Mandell RB, St Helen R. Stability of the corneal contour. Am J Optom. 1968;45:797–806.
14. Clark BA. Mean topography of normal corneas. Aust J Optom. 1974;57:107–14.
15. Clark BA. Topography of some individual corneas. Aust J Optom. 1974;57:65–9.
16. Mandell RB, St Helen R. Position and curvature of the corneal apex. Am J Optom. 1969;46:25–7.
17. *Uozato H, Guyton DL. Centring corneal surgical procedures. Am J Ophthalmol 1987; 103: 264–275.
18. Fay AM, Trokel SL, Myers JA. Pupil diameter and the principal ray. J Cat Refract Surg. 1992;18:348–51.
19. *Pande M, Hillman JS. Optical zone centration in keratorefractive surgery. Ophthalmology 1993; 100: 1230–1237.

20. Doane JF, Cavanaugh TB. Optical zone centration for keratorefractive surgery [letter]. Ophthalmology. 1994;101:215–6.
21. Pande M. Optical zone centration for keratorefractive surgery [reply]. Ophthalmology. 1994;101:216.
22. Mandell RB. Optical zone centration for keratorefractive surgery [letter]. Ophthalmology. 1994;101:216–7.
23. Pande M. Optical zone centration for keratorefractive surgery [reply]. Ophthalmology. 1994;101:217–9.
24. Guyton DL. More on optical zone centration [letter]. Ophthalmology. 1994;101:793.
25. Pande M, Hillman JS. More on optical zone centration [reply]. Ophthalmology. 1994;101:793–4.
26. Tomlinson A, Schwartz C. The position of the corneal apex in the normal eye. Am J Optom Phys Optics. 1979;56:236–40.
27. McAlinden C. Corneal refractive surgery: past to present. Clin Exp Optom. 2012;95(4):386–98.
28. Mosquera SA, Verma S, McAlinden C. Centration axis in refractive surgery. Eye Vis (Lond). 2015;2:4.
29. Knoll HA. Corneal contours in the general population as revealed by the photokeratoscope. Am J Optom. 1961;38:389–97.
30. *Bogan SJ, Waring GO, Ibrahim O, Drews C, Curtis L. Classification of normal corneal topography based on computer-assisted videokeratography. Arch Ophthalmol 1990; 108: 945–949.
31. Rabinowitz YS, Yang H, Brickman Y, Akkina J, Riley C, Rotter JI, Elashoff J. Videokeratography database of normal human corneas. Br J Ophthalmol. 1996;80:610–6.
32. Alvi NP, McMahon TT, Devulappally J, Chen TC, Vianna MAG. Characteristics of normal corneal topography using the EyeSys corneal analysis system. J Cataract Refract Surg. 1997;23:849–55.
33. *Naufal SC, Hess JS, Friedlander MH, Granet NS. Rasterstereography-based classification of normal corneas. J Cataract Refract Surg 1997; 23: 222–230.
34. Marin-Amat M. The physiological variations of the corneal curvature during life, their significance in ocular refraction. Bull Soc Belg Ophthalmol. 1957;136:263.
35. Sawada A. Refractive errors in an elderly Japanese population: the Tajimi study. Ophthalmology. 2008;115(2):363–70.
36. Kiely PM, Carney LG, Smith G. Diurnal variations of corneal topography and thickness. Am J Optom Physiol Optic. 1982;59:976–82.
37. Read SA, Collins MJ, Carney LG. The diurnal variation of corneal topography and aberrations. Cornea. 2005;24(6):678–87.
38. Clark BAJ. Variations in corneal topography. Aust J Optom. 1973;56:399–413.
39. El Hage SD, Beaulne C. Changes in central and peripheral corneal thickness with menstrual cycle. Am J Optom Physiol Optic. 1973;50:863–71.
40. Kiely PM, Carney LG, Smith G. Menstrual cycle variations of corneal topography and thickness. Am J Optom Physiol Optic. 1983;60:822–9.
41. Giuffrè G, Di Rosa L, Fiorino F, Bubella DM, Lodato G. Variations in central corneal thickness during the menstrual cycle in women. Cornea. 2007;26(2):144–6.
42. Ghahfarokhi NA, Vaseghi A, Ghoreishi M, et al. Evaluation of corneal thickness alterations during menstrual cycle in productive age women. Indian J Ophthalmol. 2015;63(1):30–2.
43. Schornack M. Hydrogel contact lens-induced corneal warpage. Cont Lens Anterior Eye. 2003;26(3):153–9.
44. Ruiz-Montenegro J, Mafra CH, Wilson SE, Jumper JM, Klyce SD, Mendelson EN. Corneal topographic alterations in normal contact lens wearers. Ophthalmology. 1993;100:128–34.
45. Wilson SE, Lin DTC, Klyce SD, Reidy JJ, Insler MS. Topographic changes in contact lens-induced warpage. Ophthalmology. 1990;97:734–44.
46. Wang J, Rice DA, Klyce SD. Analysis of the effects of astigmatism and misalignment on corneal surface reconstruction from photokeratoscopic data. Refract Corneal Surg. 1991;7:129–40.
47. *Hubbe RE, Foulks GN. The effect of poor fixation on computer-assisted topographic corneal analysis. Ophthalmology 1994; 101: 1745–1748.
48. Singh D. Effect of cataract on corneal topography results. J Cataract Refract Surg. 1996;22:1506–8.
49. Karabatsas CH, Hoh HB. Is it cataract or misalignment that affects corneal topography measurements? [letter]. J Cataract Refract Surg. 1997;23:694–5.
50. Mishima S. Some physiological aspects of the precorneal tearfilm. Arch Ophthalmol. 1965;73:233.
51. *Pavlopoulos GP, Horn J, Feldman ST. The effect of artificial tears on computer-assisted corneal topography in normal eyes and after penetrating keratoplasty. Am J Ophthalmol 1995; 119: 712–722.
52. Novak KD, Kohnen T, Chang-Godinich A, Soper BA, Kennedy P, Wang Q, Padrick T, Koch DD. Changes in computerised videokeratography induced by artificial tears. J Cat Refract Surg. 1997;23:1023–8.

第 7 章

接触镜的应用

角膜地形图能够在接触镜的配适和检查角膜形态两方面发挥作用。许多地形图的软件都包含接触镜配适程序,使得操作更加便利。

当角膜接触镜在 20 世纪 60 年代刚刚为人所知时,便用曲率半径来表示角膜前表面和接触镜后表面的测量值。虽然现在出现了更新的角膜地形图系统,可利用高度图来描述真实的角膜形状,但是曲率半径至今仍被广泛使用,因为这对于疾病或手术导致复杂角膜形态的诊断是非常有用的(第 5 章)。

接触镜的类型

PMMA 是最早运用于制造角膜接触镜的材料,但由于其容易导致角膜缺氧(表 7.1),现在已经几乎不再使用了。高透氧硬性材料的发展使得硬性透气角膜接触镜(RGP)逐渐走入

表 7.1 不同类型的接触镜的比较

接触镜类型	优点	缺点
硬镜(PMMA)	光学特性良好	透氧性低
		配适选择有限
		接触镜引起角膜翘曲
硬性透气性角膜接触镜(RGP)	光学特性良好	较高的个性化配适需求
	较硬镜更高的透氧性	接触镜引起角膜翘曲
	可个性化定制	
	镜片可以修改、润色	
	多种镜片护理方式	
软镜	透氧性高	更多眼部传染病的发生
	兼容性好	
	容易佩戴	
	适于运动时使用	

大家的视野,也使得医生配镜时有了更大的选择范围。在矫正规则散光和不规则散光时,以及在需要巩膜镜的复杂病例中应用。

自 20 世纪 70 年代初期软镜迅速发展,接触镜的使用有了巨大的变化。尽管 RGP 镜片在欧洲广泛使用,但在一些国家,软镜的市场占有率依旧超过 80%[1]。人们对软镜的高度接受主要有两个原因:佩戴方便和舒适度高。尽管软镜只适合用于常规角膜,日抛镜片的诞生及多功能护理液的发展促进了软镜的进一步普及。抛弃式软镜是典型的只有很少的几种规格供选择的"万能镜片"。因此,配镜时,不需要地形图测量。

除此之外,我们还需考虑更严重的感染风险,包括与软镜佩戴有一定相关性的细菌性角膜炎[2-7]。从一些比较有影响力的临床研究、实验中可以证明,RGP 镜片与眼部感染的相关性较低,因此 RGP 镜片成了一个更加安全的选择。由于 RGP 镜片比软镜有着更为明显的临床优势,进一步简化 RGP 镜片的验配流程是很重要的,这样才更容易被初级从业者所认可和使用。

接触镜的设计

通常验配 RGP 镜片时,镜片后表面(镜片基弧)的形状应当匹配角膜形态,后顶点屈光力(BVP)则由镜片的前表面曲率决定(图 7.1)。对于正常角膜可以用角膜曲率计测量角膜曲率,对于不规则角膜,角膜地形图则是更好的选择。

近年来,两方面技术的革新为 RGP 镜片的验配起到助益的作用。首先,角膜地形图的发展提供了角膜前表面结构非常详细的数据。其次,RGP 镜片已经有了一系列标准的后表面设计,这些设计是为了适合大多数的正常角膜,或是一些特殊的异常角膜,如圆锥角膜、角膜移植术后的不规则散光角膜。此外,它也适用于非常平坦的角膜,包括屈光术后的逆几何角膜。角膜曲率计可应用于规则角膜,但对于不规则角膜,地形图则是更好的选择。

镜片前表面

接触镜前弧是双凸透镜形的,并控制其后顶点屈光力(BVP)。对于正镜片来说,前表面比后表面更陡峭,因此镜片中心较周边厚(图 7.1)。负镜片则正好相反。前表面光学区之外是没有光学作用的部分,仅用来支撑透镜。

镜片后表面

接触镜的基弧决定其后表面的形状, 基弧一般是由两个或多个不同半径的弧组成的,以便保证与角膜的良好配适,保持一定的镜片边缘间隙。镜片的中心区对于光学成像较为重要,其曲率半径由后光学表面半径决定。镜片周边区的曲率从中央区开始变化,逐渐变平,以适应正常角膜生理性扁长形状。镜片边翘角度是用来衡量镜片后表面边缘与角膜的偏离程度。这些可以在不改变后光学半径的前提下进行修改。

当镜片需要特殊设计时,镜片的基弧与角膜的关系需要慎重考量,如环曲面或双焦点镜片。不过,随着新的镜片加工技术可以达到非常精确的生产,使得镜片后表面准确与非球面的角膜表面贴合,或者将球面的光学区与非球面的周边区连接在一起。

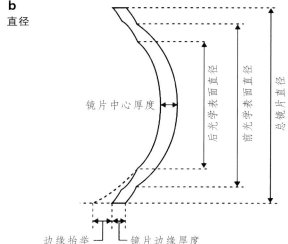

a

后表面曲率
（镜片基弧）

前表面曲率

前光学表面曲率
（决定后顶屈光
力 BVP）

后光学表面曲率
（与角膜前表面
配适）

第一周边弧

第二周边弧

镜半径

b

直径

镜片中心厚度

后光学表面直径

前光学表面直径

总镜片直径

边缘抬举

镜片边缘厚度

图 7.1 接触镜的结构。如图是正透镜的 RGP 镜片的横截面。(a)后表面由 3 个弧组成,周边的 2 个弧更加平坦，是为了留出一部分边缘翘起的余地。前表面有 2 个不同曲率的区域。(b)在配镜时,多种直径也需要确定。

在 20 世纪六七十年代,早期的镜片多采用 PMMA 材料加工制造[8]。镜片边缘翘起这一概念一直得以延续并发展,且大部分保留在了当前的 RGP 镜片的设计中。只有两个明显的变化:①是边缘翘起的程度减少以提高佩戴舒适度;②是材料的透氧性更高使得后光学表面直径得以增大,这使得瞳孔区覆盖度更好;或者增加了全直径,对于不规则角膜,提高了 RGP 镜片配戴的稳定性。同时出现了拥有 RGP 硬镜的中心区和软镜的周边区的混合镜片,旨在提高佩戴性和舒适度的同时,保留好的成像。然而,即使是"更新"后的版本,并发症发生率依然相对较高,常见的有因缺氧导致的角膜新生血管化。

泪膜厚度

接触镜只有后表面的很少一部分与角膜接触,其余部分中的镜片和角膜之间充满了泪液(图 7.2)。RGP 接触镜可以矫正散光,是因为镜片前表面是球面的,镜片后面和角膜前表面之间的泪液可以弥补不规则散光。空气和接触镜前表面之间屈光指数改变最大,也就是屈光力最大的交界面,是球面的。而镜片、泪膜和角膜具有相似的屈光指数,可以作为单一

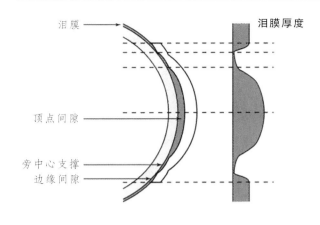

图 7.2　泪膜厚度。以最小顶点间隙、中心周边区支撑和一定程度的边缘间隙配适的硬镜的横截面(左)。泪液填满了接触镜和角膜之间的空间,这层膜的厚度(右)决定了荧光素的图像:泪膜厚的区域显示绿色,而支撑的区域表现为黑色。

的屈光介质,其前表面是球形。

定制设计镜片

如果镜片后表面必须要使用环曲面以更好地与患者散光角膜(>3D)相配适,那么泪膜前表面将会变成一个环曲面并产生诱发性散光。这可以由镜片前部的柱镜来矫正[9]。

随着角膜地形图系统的逐渐完善,地形图辅助的验配软件使得 RGP 个性化定制成为可能,并且可以控制精密的加工设备来生产定制的镜片。视频角膜镜以 placido 盘技术为基础,对于非球面角膜的周边部角膜形态测量可能不够精确。然而,伴随着 Scheimpflug 和基于投影技术系统的发展,使用高度测量真实角膜形状,可能在该领域展现出更多的希望。

接触镜的配适

对于接触镜验配的相关从业者来说,角膜地形图广泛运用于临床和 RGP 镜片的验配与随访流程中。即便如此,在接触镜验配流程中,角膜曲率计仍然是评估角膜曲率最常用的方法。

配适评估

接触镜的验配包括一系列步骤,每一步都需要戴镜评估(图 7.3)。角膜地形图通过更详细的测量数据结合电脑的荧光配适图像模拟,减少试戴次数,提高验配效率。这让医生有了更多的时间来处理需要特别关注的复杂案例。虽然角膜地形图是临床一个重要的辅助工具,但在验配时,仍不能替代实际试戴镜片。

角膜曲率

角膜曲率计普遍适用于作为硬镜角膜接触镜验配的第一步,测量中心角膜曲率。然而,角膜曲率计得到的曲率仅仅是用角膜旁中心 3mm 处的 4 个点来假定 1 个面是球面或是环曲面来测量出的(第 2 章)。如果所有的角膜表面都是正球面或者环曲面,那么得到的信息是足够的。但是角膜是非球面的且径向不对称,更像一个偏平的椭圆(第 6 章)。关于周边角膜,地形图则能显示出更多的信息。这对不规则角膜来说非常有用,如圆锥角膜,其中角膜的最陡部分的曲率就可以识别出来。

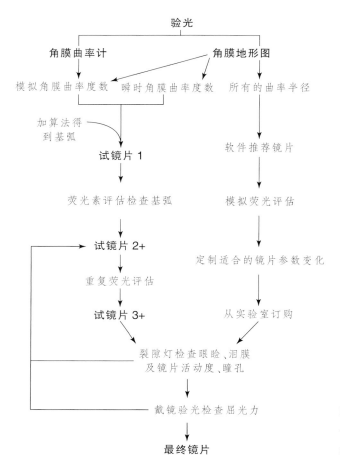

图 7.3　接触镜验配流程。角膜地形图相对于曲率计能够提供更多的细节，通过较少的试戴获得良好的配适。

配适列线图

　　将角膜曲率计得到的曲率或地形图得到的模拟角膜曲率读数输入到一个算法中，可以得到最适合角膜的基弧。不过如果用的是角膜地形图，那么软件会自动显示最适合的镜片。在输入其他变量，如屈光和瞳孔直径后，可以进一步完善。一些程序会基于定制镜片设计来推荐其他选择，如最佳中心配适的镜片。

模拟荧光素图案

　　应用于泪膜的荧光素染剂能够表现泪膜的厚度，也就是镜片后表面和角膜前表面之间的距离（图 7.2）。泪膜越厚，荧光素染色则表现为更亮的绿。泪膜越薄，或是角膜与透镜接触的地方，就表现得更暗。模拟荧光素图案表现出来的图像，使得不需要试戴镜片就可以获得这些信息（图 7.4 至图 7.6），这可以减少试戴镜片的使用并得到最佳静态配适，特别是对于一些角膜地形不常规的复杂案例，如圆锥角膜和移植术后的角膜形态。模拟荧光素图案还与验配者选择的适配状态有关，如是用定位适配法还是顶点间隙配适。

　　输入不同的后表面曲率，可以显示不同镜片的模拟荧光素图案，这些可以与地形图测量数据配合使用，结合荧光素图案来明确最后所需的后表面曲率。在一些系统中，可以选

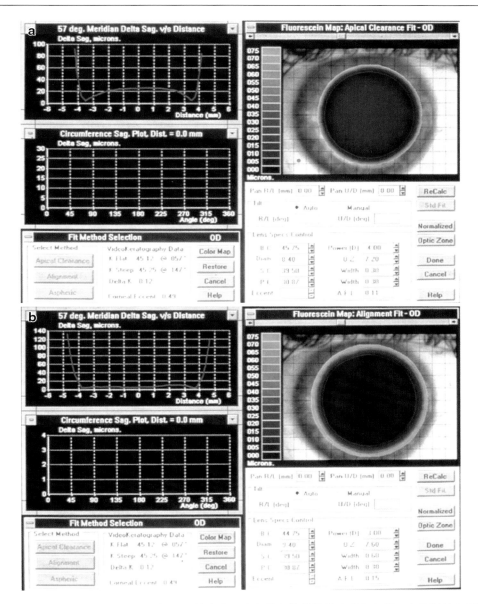

图 7.4　模拟荧光素图案。图示是一片 RGP 镜片在正常角膜上的模拟荧光素染色量。左下图是地形图模拟的角膜曲率数据，并且镜片的参数是可以修改的（如右下图）。右侧图是与之相关的荧光素图，以及穿过晶状体中心的泪膜厚度图[接触镜中心部位（左上）或周边给定区域（左中）]。(a)在顶点间隙配适中，泪液集聚在镜片中心位置之下，显示为绿色。边缘支撑处的周边区显示为更暗的颜色。(b)在顶点支撑（校准）配适中，接触镜中心与角膜顶点非常接近，由于泪膜层很薄，显示为暗色。

择后表面是球面和非球面。

镜片动态配适

　　一些软件近来尝试着加入一些云拟合功能，目的在于模拟出镜片在角膜上的真实位置，这使得镜片的动态配适更加直观[10]。

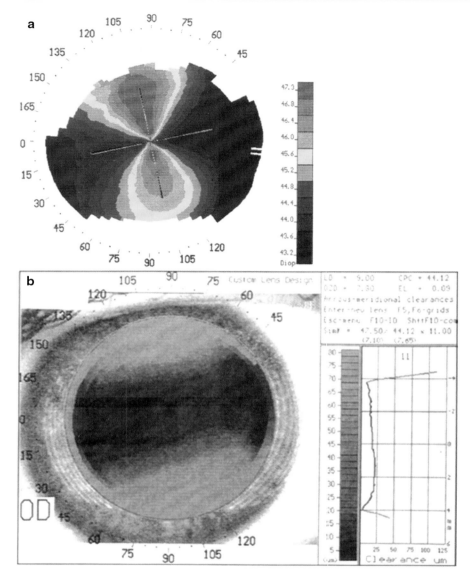

图 7.5　散光案例的荧光素染色。图示散光为 3.5DC 的顺规散光。(a)有正交轴的色彩编码屈光力图显示了主轴和次轴（角膜形态学参数：SRI=0.56，SAI=0.21，PVA=20/20~20/25，SimK=47.2×11°，MinK=43.8×4°）。(b)球形 RGP 镜片以角膜平坦子午线为准与其配适的模拟荧光素图像。泪膜在一条水平带上达到最薄，陡峭方向的子午线上的边缘则间隙过大。(c)用透镜模拟荧光素图案来拟合平均值。这表现了支撑区的不规则及边缘间隙的变化。(待续)

裂隙灯检查

一般来说，需要用裂隙灯仔细观察镜片配适的其他变量，如镜片移动度、泪液动力学和眼睑的结构（位置和张力）[1]。然而，随着更多的信息可以由这些辅助验配软件系统提供，进一步完善的软件可能实现上述内容。

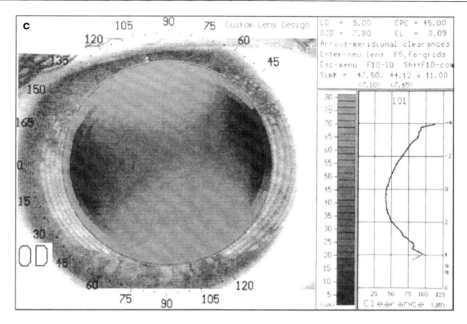

图 7.5(续)

戴镜验光

接触镜的后表面与角膜相配适之后,确认镜片的屈光力是否合适是非常重要的。接触镜的屈光效果是由镜片自身的屈光力和其下方的泪液膜的屈光力共同构成的:

校正屈光不正=接触镜屈光力+泪液膜屈光力

虽然已将患者镜片的修正结果输入到软件中,但是屈光不正的修正量可以通过在佩戴接触镜的条件下进行验光来确认。

临床效率

对于接触镜配适的临床效率可以用以下几个方式进行评估,最常用首次配适患者的比例来衡量。其他方式包括配适成功需要改变镜片参数的次数或需要花费的时间。

使用角膜曲率计和列线图,第一次配适的成功率为 25%~60%[12-14],而完成配适程序的剩余步骤之后,成功率可以达到 90%~95%。视频角膜镜对于正常角膜的患者,初次配置成功率可达到 77%[13,15],与传统方式相比,减少了 50%的"座椅时间"。使用地形图来验配,最主要的优势是患者能够"试用"比起常规试戴镜片更加贴合的"镜片",这使得我们可以得到最接近的配适"镜片"和后顶点屈光力。理想的是同样的尝试可以用在不规则角膜,如角膜疾病或手术后的角膜。

只用地形图来验配,比起完整的临床配适流程成功率更低,这是因为软件中缺少关于镜片动力学或受眼睑结构影响的参数。通过观察试戴镜片在眼中的活动状态及结合戴镜验光的情况,也可以较快地得到最终配适良好的镜片参数。

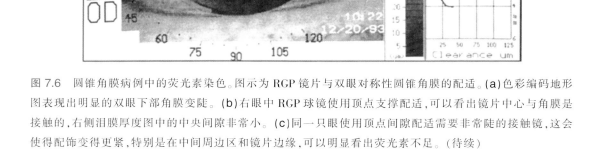

图 7.6   圆锥角膜病例中的荧光素染色。图示为 RGP 镜片与双眼对称性圆锥角膜的配适。(a)色彩编码地形图表现出明显的双眼下部角膜变陡。(b)右眼中 RGP 球镜使用顶点支撑配适,可以看出镜片中心与角膜是接触的,右侧泪膜厚度图中的中央间隙非常小。(c)同一只眼使用顶点间隙配适需要非常陡的接触镜,这会使得配饰变得更紧,特别是在中间周边区和镜片边缘,可以明显看出荧光素不足。(待续)

配适法则

接触镜的后表面并不与角膜前表面完全贴合,因此镜片某些位置比其他部位更加贴近角膜。两者最贴近的镜片支撑区,随着其相对曲率的变化而变化。接触镜的后表面曲率应当根据实际情况来选择。

顶点间隙配适法

镜片比角膜顶点更陡,就会导致出现顶点间隙(也就是泪液积聚而导致在顶点处出现

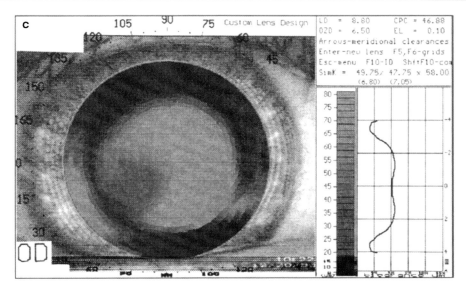

图 7.6(续)

最大的荧光素染色)和周边支撑(即荧光模拟中的周边暗区)(图 7.4a)。这种镜片尽管中心定位较好,但是泪液交换也会受限[16]。

顶点支撑配适法

顶点支撑配适法则需要更加平坦的镜片,镜片的中心与角膜对齐,泪液层在顶点支撑区(模拟荧光图案的中心暗区)是最薄的(7.4b)。这种验配方法可获得更好的泪液交换,而不足之处在于镜片移动度更大,镜片周边泪液层(周边荧光)也更厚。

散光角膜的验配

角膜地形图可见检测角膜来源的散光,即屈光检查全眼散光的一部分,从业人员可以根据角膜形状选择合适的接触镜类型(硬镜或软镜,球镜或环曲面镜片),以矫正角膜散光。

最常见的散光类型是顺规散光(垂直子午线最陡),这种散光绝大部分影响因素是角膜(第 6 章)。与此相反,逆规散光(垂直子午线方向最平坦)则更多的是由部分角膜因素和部分晶状体因素所导致的。对于这种类型的病例,如果仅由接触镜矫正了角膜散光,那么剩余的散光仍会存在。

如果选择了球镜,则基弧应当配适于平坦子午线角膜曲率或平均角膜曲率读数。配适平坦子午线曲率时,陡峭子午线方向镜片与角膜之间会有间隙(图 7.5b)。然而,配适平均角膜曲率读数时,平坦子午线方向镜片支撑力会增强(图 7.5c)。显而易见,对于中等量的角膜散光病例,球镜设计的接触镜只能采取一个折中方案,即选择平均角膜曲率读数。想要后表面达到均衡的支撑力,也就是更好的物理性配适,更好的方法就是运用环曲面镜片。视频角膜镜的荧光模拟软件中,使用环曲面镜片这一选项的加入,进一步促进了环曲面镜片的推广。

圆锥角膜的验配

圆锥角膜中间到周边的曲率比正常值更陡,并伴随逐渐发展的不规则散光(第 10 章)。接触镜在配适时,通常使用轻微顶点支撑法。在这种情况下,模拟荧光素图案表现为轻微的中心接触和周边的荧光素着色(图 7.6b)。使用更陡的镜片,目的是获得合适顶点间隙和更好的中心定位,然而这会造成镜片与角膜周边位置更大面积的接触(图 7.6c),镜片活动度下降、泪液交换减少和视力下降。

为了解决类似这样的复杂角膜的配适,一些视频角膜镜的软件增加了镜片后表面弧的数量以供选择。对于圆锥角膜来说,尝试小范围的后表面光学区,选择合适的镜片移动度对成功验配十分有用。有可能的话,可以尝试个性化定制镜片来验配圆锥角膜。

不规则角膜的验配

一些具有平移和倾斜功能控制特点的新型软件,可以用来评估镜片的动态配适,并演示荧光素图案如何伴随着镜片位置的变化而变化的(图 7.7)。

接触镜前表面地形图

接触镜前表面的形状可以通过地形图检查来评估,检查的平面是镜片表面的空气–泪膜交界面,而不是角膜表面。这对于评估镜片弯曲度或者研究镜片前表面散光对于戴镜验光中发现的未被矫正的眼部散光的影响是非常有帮助的。

环曲面镜片的前表面可以直接在佩戴时被检测,来评估散光是否被特定设计的镜片矫正[17]。相对于临床验配医生,这个功能可能对于镜片设计者和制造商更为有用。

监控角膜地形图

虽然角膜地形图系统中的专业接触镜软件主要针对的是 RGP 镜片的配适,但是标准的色彩编码地形图在所有类型镜片配戴后的随访和护理过程中是非常有价值的。监控接触镜配戴者的角膜地形图有助于对患者屈光治疗的管理。

接触镜引起的角膜翘曲

接触镜佩戴后,可以通过一个被称为"翘曲"的过程改变角膜的形状[18]。最初认为这个过程是镜片机械压力的直接结果,但是代谢因素,如低氧,并没有被排除。尽管大部分的患者是无症状的[19],但部分患者会有最佳框架眼镜矫正视力下降或接触镜不耐受现象[20]。当患者抱怨框架矫正视力下降而接触镜矫正视力正常时,则需要考虑角膜翘曲。

角膜地形图异常在佩戴硬性角膜接触镜中是非常普遍的,且通常较为严重和反复发作。它可能出现很多不同的地形图案,但大部分支撑区会变得平坦,同时伴随可能会有的临近区域变陡(表 7.2,图 7.8)。例如,在上方骑跨的接触镜可能造成下方变陡,看起来很像圆锥角膜,这些变化更容易在差异图中表现出来。差异图可从戴镜后的地形图中减去戴镜前的地形图而得到(第 5 章)。

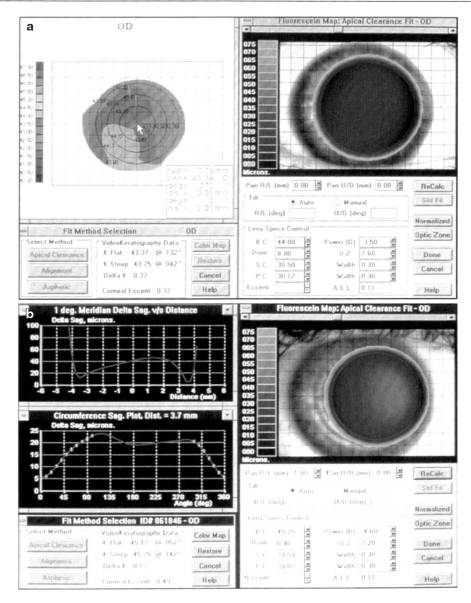

图 7.7　不规则角膜的荧光素染色图。图示为 RGP 镜片与轻微不规则散光案例的配适。(a)拟合图可以结合荧光素染色辅助验配。(b)实时的平移函数结合荧光素拟合图可及时的显示镜片向鼻侧移动 1mm 后的泪液变化情况,由图可知镜片颞侧比鼻侧承受更大的支撑力。

表 7.2　接触镜佩戴引起角膜翘曲相关的地形图

接触镜佩戴导致的角膜翘曲
中心不规则散光
散光轴向的改变
径向上不对称
由中央到周边逐渐变平坦的正常形态的反转
接触镜最常静止位置下方的角膜相对平坦,尤其是如果发生了镜片偏心
接触镜静止位置外周相对变陡

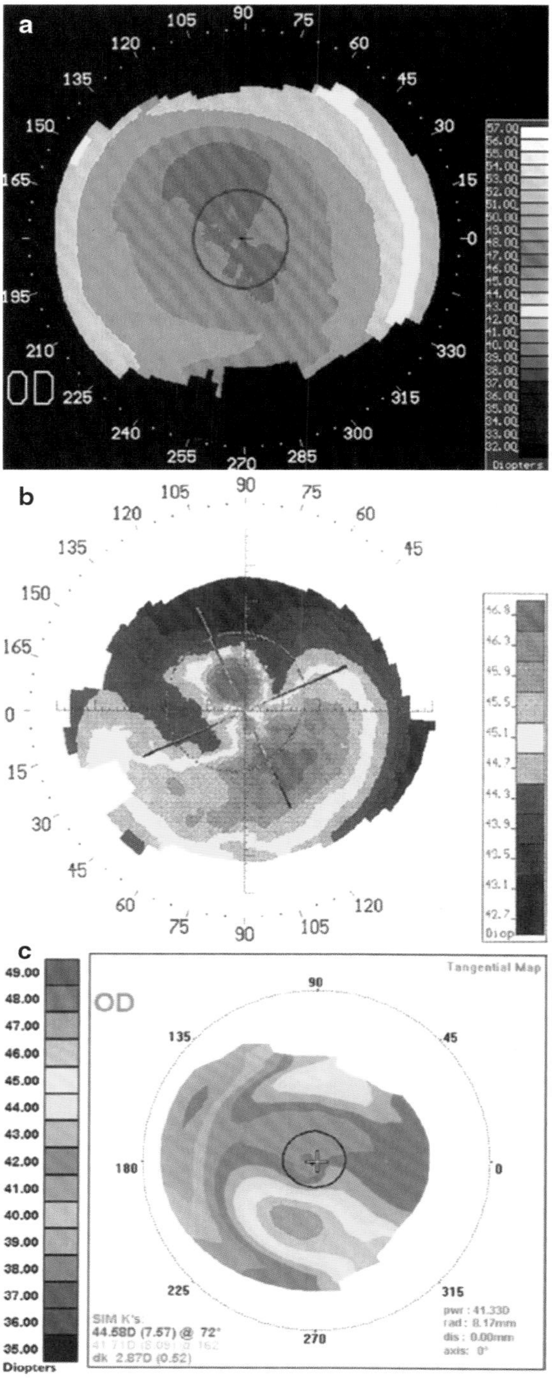

图 7.8　接触镜引起的角膜翘曲。PMMA 或 RGP 镜片配戴者可以随着配适情况和镜片位置不同而呈现多种样式的角膜地形图。(a)图示为 1 名患者从地形图检查(图 6.4)开始佩戴 RGP 镜片 1 小时后,出现下方角膜变平坦。(b)上方平坦下方陡峭造成的径向上的不对称,导致接触镜上方骑跨,这个形态很容易错认成圆锥角膜。患者已经佩戴接触镜 21 年了,并且另一只眼有与之相似的情况发生。角膜表面规则性和不对称性指数升高,并且预测视力仅为 20/30~20/40。(c)中心角膜变平坦,形似坏掉的领结,更加剧了不规则散光发生。此时,角膜呈碗状(中心比周边更平坦),而不是像正常角膜一样的长椭圆形。

　　停止接触镜的佩戴后,角膜又恢复到佩戴接触镜前形态的趋势。地形图最大的变化发生在最开始的 1~2 个月,但可能需要 5 个月或更多的时间来恢复原状。部分患者可能会维持异常的形态,表明接触镜对地形图的影响可能是不可逆的。软镜导致的地形变化可能在 2~5 周恢复正常,而 RGP 镜片导致的角膜形态变化可能需要 8 周以上[18,20]。

　　一些角膜翘曲的患者会出现不规则的角膜曲率或曲率计读数的变化,但是对于大多数人来说,计算机辅助的视频角膜镜是唯一能够辨别出地形变化的工具[21]。这强调了在接触镜佩戴者进行屈光手术时,先进行地形图检查的重要性(第 13 章)。在进行术前评估时,要提前摘下接触镜一段时间,对于软镜佩戴者最少要 2 周,而 RGP 佩戴者则最少需要 4 周[22]。如果停止佩戴镜片后异常仍然存在,则需定时进行地形图检查,直到角膜形态恢复正常并且稳定。

角膜塑形镜

角膜塑形镜是一种逆几何设计的硬镜, 通过过夜佩戴能逐渐降低中央角膜的曲率,以达到暂时矫正近视度数,提高白天裸眼视力的目的,长时间的佩戴能延缓近视的进展[23]。一般来说,镜片需要整晚佩戴,第二天患者即可不必戴镜并获得较好的裸眼视力。虽然一些眼视光从业者推荐这种方式,但它对于屈光的改变一般是低度数的、不稳定的和暂时的,因此临床价值也有限。这种方式出现接触镜相关的并发症发生率相对较高,其中一部分并发症是由闭眼佩戴整夜而引发的[24-26]。角膜地形图对评估角膜塑形镜在控制近视过程中的安全性和效果是很重要的,并且还需要更多相关的研究。

屈光手术的术前评估

屈光手术的禁忌证包括屈光的不稳定和潜在的角膜病(第 13 章)。这些情况更可能发生在戴接触镜的人群中,因为他们可能有接触镜引起的角膜翘曲,或发生在散光未充分矫正的人群中[21,27]。以往的研究表明,角膜曲率计或角膜地形图在屈光手术术前评估中至关重要,特别是 50%~90% 的近视屈光手术患者都曾有角膜接触镜(试)佩戴史[22,28]。

患者/镜片数据库

地形图系统可以用来储存和检索患者数据和镜片信息。尽管最早的设计本意并非用来替代患者传统的记录卡片,但如今一些软件用此功能以支持医政管理。

一个完整的接触镜生产数据库是需要持续维护和定时升级的,便于验配者不必翻阅使用指南便可以找到所有镜片的相关信息。然而,为某个国家或地区设计的信息系统不一定适用于其他地区。

通讯软件支持地形图信息在互联网覆盖下以邮件的形式交流传递。因此,验配者和生产者之间可以保持紧密联系。这使未来按照真实的角膜地形图设计并制造个性化定制的 RGP 镜片成为可能。

地形图系统软件收集的信息可以给制造商和从业者提供客观的意见回馈,促进镜片配适算法改进和临床实用性的提升。

有了地形图系统辅助验配 RGP,考虑到舒适性和便捷性,部分佩戴者会选择 RGP 来获得更好的镜片舒适度和视觉质量。如果地形图系统的成本能下降,RGP 使用度可能会更加广泛,镜片的配适标准和镜片整体的使用度也会提高。地形图的制造商正通过减少数据点,以及将 Placido 环和屏幕合二为一来精简设备的方式来生产更小、更便携的系统,努力实现降低成本的目的。

参考文献

1. ACLM Industry Statistics – contact lens market. Today; March 28th 1994; 23.
2. Dart JKG. Predisposing factors in microbial keratitis: the significance of contact lens wear. Br J Ophthalmol. 1988;72:926–30.
3. Dart JKG, Stapleton F, Minassian D. Contact lenses and other risk factors in microbial keratitis. Lancet. 1991;338:650–3.
4. Schein OD, Glynn RJ, Poggio EC, Seddon JM, Kenyon KR. The relative risk of ulcerative keratitis among users of daily-wear and extended-wear soft contact lenses: a case-control study. Microbial Keratitis Study Group. N Engl J Med. 1989;321(12):773–8.
5. Poggio EC, Glynn RJ, Schein OD, Seddon JM, Shannon MJ, Scardino VA, Kenyon KR. The incidence of ulcerative keratitis among users of daily-wear and extended-wear soft contact lenses. N Engl J Med. 1989;321:779–83.
6. Stern GA. Contact lens associated bacterial keratitis: past, present, and future. CLAO J. 1998;24(1):52–6.
7. Keay L, Stapleton F, Schein O. Epidemiology of contact lens-related inflammation and microbial keratitis: a 20-year perspective. Eye Contact Lens. 2007;33:346–53.
8. Stone J, Phillips AJ. Contact lenses. London: Butterworths; 1989.
9. Douthwaite WA. Contact lens optics. London: Butterworths; 1987.
10. *Stevenson RWW, Corbett MC, O'Brart DPS, Rosen ES. Corneal topography in contact lens fitting. Eur J Implant Ref Surg. 1995;7(5):305–317.
11. Fredrick S, Wilson G. The relation between eyelid tension, corneal toricity, and age. Invest Ophthalmol Vis Sci. 1983;24:1367–73.
12. Schnider CM, Kennedy L, Mintle L, Carr C, Hnatko T. Comparison of computerised corneal topography device nomogram and topographical fits to trial lens fitting. Invest Ophthalmol Vis Sci. 1995;36(Suppl):1458.
13. Szcotka LB, Capretta DM, Lass JH. Effect of computerised titration on videokeratoscope contact lens fitting. Invest Ophthalmol Vis Sci. 1995;36(Suppl):1458.
14. *Szczota LB, Capretta DM, Lass JH. Clinical evaluation of a computerised topography software method for fitting rigid gas permeable contact lenses. CLAO J. 1995;20:231–235.
15. Szczotka LB. Evaluation of a topographically based contact lens fitting software. Optom Vis Sci. 1997;74:14–9.
16. *Astin CLK, Gartry DS, Steele ADMcG. Contact lens fitting after photorefractive keratectomy. Br J Ophthalmol. 1996;80:597–603.
17. McCarey B, Zurawski C, O'Shea D. Practical aspects of a corneal topography system. CLAO J. 1992;18:248–54.
18. Wang X, McCulley JP, Bowman RW, et al. Time to resolution of contact lens-induced corneal warpage prior to refractive surgery. CLAO J. 2002;28(4):169–71.
19. Ruiz-Montenegro J, Mafra CH, Wilson SE, Jumper JM, Klyce SD, Mendelson EN. Corneal topographic alterations in normal contact lens wearers. Ophthalmology. 1993;100:128–34.
20. *Wilson SE, Lin DTC, Klyce SD, Reidy JJ, Insler MS. Topographic changes in contact lens-induced warpage. Ophthalmology. 1990;97:734–744.
21. *Wilson SE, Klyce SD. Screening for corneal topographic abnormalities before refractive surgery. Ophthalmology. 1994;101:147–152.
22. Corbett MC, O'Brart DPS, Marshall J. Biological and environmental risk factors for regression after photorefractive keratectomy. Ophthalmology. 1996;103:1381–91.
23. Phillips AJ. Orthokeratology – an alternative to excimer laser. J BCLA. 1995;18:65–71.
24. Hsiao CH, Lin HC, Chen YF, Ma DHK, Yeh LK, Tan HY, Huang SCM, Lin KK. Infectious keratitis related to overnight orthokeratology. Cornea. 2005;24:783–8.
25. Tseng CH, Fong CF, Chen WL, Hou YC, Wang IJ, Hu FR. Overnight orthokeratology-associated microbial keratitis. Cornea. 2005;24(7):778–82.
26. Yepes N, Lee SB, Hill V, Ashenhurst M, Saunders PP, Slomovic AR. Infectious keratitis after overnight orthokeratology in Canada. Cornea. 2005;24(7):857–60.
27. Nesburn AB, Bahri S, Salz J, Rabinowitz YS, Maguen E, Hofbauer J, Belin M, Macy JI. Keratoconus detected by videokeratography in candidates for photorefractive keratectomy. J Refract Surg. 1995;11:194–201.
28. Stevenson RWW. Analysis of post-PRK topography maps. Invest Ophthalmol Vis Sci. 1995;36(Suppl):1792.

第 **3** 部分

角膜疾病

第 **8** 章

角膜表面疾病

良好的视力依赖于角膜的透明性和表面的光滑性及规则性。通常情况下,由于角膜病会扰乱正常角膜的解剖和生理结构,从而严重干扰眼睛的视觉功能。角膜表面的不规则性可由外部肿块的压迫、上皮的异常和基质内的改变引起(表 8.1)。随着角膜地形图的出现,我们现在可以检测和量化这些变化。这些技术有助于我们对病理导致角膜地形图改变的机制的理解,也为改善角膜疾病的治疗提供了希望。

外源性压迫

眼球周围或眼睑内出现的肿块会对角膜表面造成压力,并使它的地形图图像扭曲。这类病变将导致受压区域正下方的眼球变平,及其相邻部位的曲率变陡(图 8.1)。

角膜中央或旁中央压迫可能是由眼睑病变引起的,如血管瘤和大的睑板腺囊肿[1,2]。在这些情况下,角膜周边部会变陡。周边角膜变得更平是由角膜边缘或边缘后面的肿块引起的,如皮样囊肿视网膜手术填充术(图 8.2)。

这些病变引起的散光改变在儿童中具有特别重要的临床意义。这种单侧散光变化可能会导致弱视。

泪膜干扰

角膜地形图设备,无论是利用反射还是投影,都能对空气-泪液界面成像。因此,角膜地形图受到泪液数量或质量或其在角膜表面的分布异常的影响[3-6]。

泪膜的原发性异常可能是多种全身性和局部性疾病的结果。干燥性角结膜炎等情况下的泪液缺乏会导致局部干燥斑块,出现局部扁平区(图 6.5)。改变的泪液成分也会干扰对捕获图像的分析。例如,泪液中过量的油脂可能会在相机上显示为黑色的漩涡,从而妨碍到对一系列环的检测(图 6.6)。在这两种情况下,都应该要求患者在捕获图像之前立即眨眼。泪膜异常还可以通过引起上皮细胞的降解和死亡来加剧表面的不规则性[7]。

表 8.1　角膜病的地形图变化分类

位置	举例	直接影响	间接影响
外部压力			
中央/旁中央	睑板腺囊肿 眼睑血管瘤	中央变平	周边变陡
外围的	充盈状的 皮样的	周边变平	中央变陡
泪膜			
缺损	干燥性角结膜炎	局部变平 广泛的不规则现象	—
质量差	睑炎	伪影	—
上皮细胞			
一般不规则性	角膜水肿 带状角膜病	不规则 伪影	
局部凹陷	溃疡 陷凹	局部变平 不规则	—
局部升高	翼状胬肉 Salzmann 结节 角膜薄翳 Thygeson 角膜炎	局部变陡 不规则	
基质			
局部水肿	疱疹性角膜炎	局部变陡	—
中心/旁中心变薄	深部角膜溃疡	局部变平	相邻陡化
周边变薄	Terrien 变性 Mooren 溃疡 全身性疾病中的外周沟槽 透明变性	轻度/中度 受影响部位子午线变平 严重的 扩张和变陡	垂直变陡 复杂的
扩张变形	圆锥角膜 球形角膜 透明变性	中央变陡	—

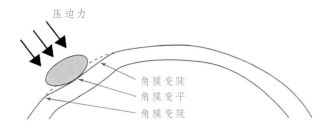

压迫力

角膜变陡
角膜变平
角膜变陡

图 8.1　外部压迫。眼部周围的肿块直接在受压区域下方变平,而邻近区域则变陡。

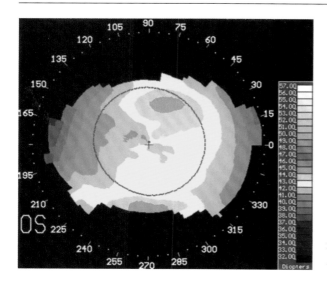

图 8.2   放射状填充物视网膜脱离手术后,75°经线上角膜缘后 4mm 处的放射状填充物的缝合导致巩膜扁平,相邻角膜变陡。

上皮性疾病

一个完整、健康的角膜上皮表面,有一个正常、光滑的泪膜,这对于眼睛正常折射光线和形成清晰的视网膜图像是必不可少的。角膜上皮表面的任何干扰都会导致角膜地形图的质量下降,并严重损害视觉功能[8,9]。这种异常可能是局部性的,也可能是弥漫性的累及整个角膜表面。其对视力的影响主要取决于本身的位置,而不是受累的总面积。视轴上的表面不规则性,无论多么微小,都会严重干扰视觉功能。相反,外围较大的异常将产生较小的影响。

通过量化角膜表面的不规则性(第 5 章),地形图可以帮助确定由不规则散光引起的视力损失的比例。如果视力障碍主要是由于表面形状的改变引起,那么硬性接触镜可以将视力提高到可以接受的水平。如果角膜透明度的下降是视力丧失的主要原因,那么通常选择角膜移植来改善视力。

角膜地形图有时可以检测出生物显微镜裂隙灯检查并不一定能发现的细微的上皮异常。有轻微中央上皮不规则的患者的视觉障碍,通常是由于表面地形图的变化引起的。例如,复发性上皮糜烂综合征的患者可能会抱怨有明显的视觉症状,尽管裂隙灯检查的外观完全正常。然而,视频角膜镜可以检测到地形图表面中的细微异常,这揭示了潜在的上皮异常(图 8.3)。

在泪膜较差或角膜表面明显不规则的患者中,使用投影法而不是反射法的设备测量地形图是最准确的(第 3 章)。在这些情况下,像角膜曲率计和视频角膜镜这样的技术有 3 个主要的局限性[10,11]。首先,它们需要一个完整的泪膜来提供一个反射表面,在这个表面上产生一系列环的图像。其次,如果不规则具有较小的周期性,则无法识别一系列环的各个环。再有,如果不规则的周期性稍大,则可以识别环,但算法不足以准确地重建曲面的细节。在后一种情况下,局部曲率半径比全部曲率半径更精确(第 1 章)。

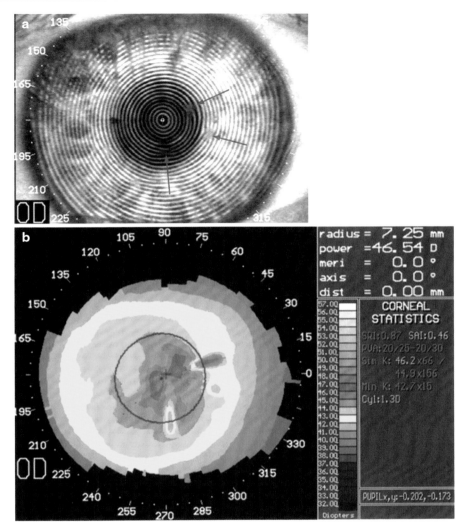

图 8.3 复发性角膜糜烂。在这例复发性角膜糜烂综合征患者中，在两次发作之间的生物显微镜检查中没有发现上皮异常。(a)地形图显示，在 10°、270° 和 350° 经线中，距离角膜中心 1~2mm 处有的不规则的同心环。(b)这些与地形图上的局部扁平区相对应。

病因学

有许多影响角膜上皮的疾病可导致地形图不规则。这些可能是由多种炎症或非炎症过程引起的，这可能是局部眼部疾病和更广泛的全身性疾病共同作用的结果。这些过程可能局限于上皮本身，也可能涉及泪液、角膜基质[12]或邻近的眼部结构。

机制

无论角膜疾病的病因是什么，上皮的反应都是有限的：丢失、变薄、增生、化生、水肿、基底膜改变和过量或异常物质的堆积。这些过程可以是泛化的，也可以是局部化的。

上皮异常不仅直接影响角膜表面的形状，还会影响泪液的分布。局部干燥可能发生在上皮细胞病变或受损的区域,导致表面地形图更大的破坏[13](图8.4)。相反,泪液有时可以帮助使上皮不规则的地形变得平滑。它倾向于在凹陷处聚集,在突起处稀薄。这就解释了为什么一些角膜表面不规则的患者报告说,当角膜被泪液重新覆盖时,眨眼后视力会改善。同样,硬性接触镜的应用可以通过提供平滑的前屈光表面来提高视力。

角膜上皮细胞也受角膜浅层基质的影响[12]。就像泪膜一样,它往往在局部凹陷更厚,在突起处更薄。

因此,以同样的方式,上皮可以使局部基质不规则的表面变得平滑。相反,也有一些情况是上皮因间质缺损而不健康,如神经营养性溃疡。在这种情况下,上皮导致了地形图的不规则性。

由此可见,角膜表面的形状是由泪液、上皮和浅基质之间复杂的相互作用决定的。由此产生的地形图模式可能是极其不规则的、非特定的和难以评估的。

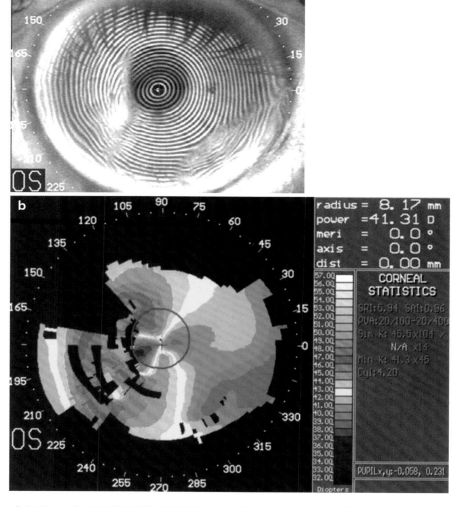

图8.4　上皮变形。上皮不规则和伴随的泪膜紊乱在鼻部最为明显。在该区域中,视频角膜镜环(a)彼此合并。它们不能很好地区分,不能准确地重建地形图(b),并且许多数据点丢失(黑色区域)。

广泛不规则性

上皮广泛不规则性,无论是由于水肿、化生、沉积或其他病理原因,通常都会引起表面形态的非特异性破坏(图 8.4)。

局部凹陷

角膜表面的局部凹陷,例如,由于小的角膜溃疡(图 2.6 和图 8.5)或凹陷,导致局部区域的角膜变平。

局部隆起

角膜表面局部隆起包括 Salzmann 结节、角膜薄翳(图 5.2 和图 5.5)和 Thygeson 浅表性点状角膜炎。这些都会导致局部变陡[14]。

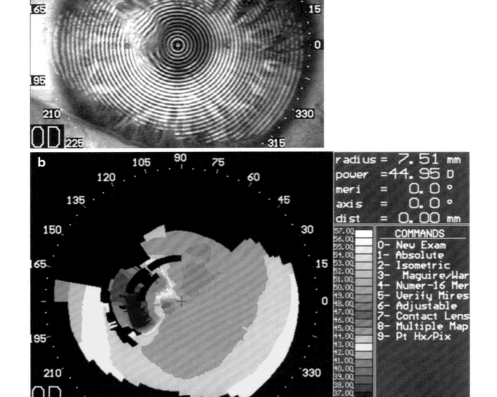

图 8.5　传染性角膜炎。颞上中央旁角膜局部凹陷(a)导致局灶性变平和不规则(b)。

翼状胬肉

翼状胬肉是一个发生于上皮水平的结构异常的很好例子,其也影响了上面的泪膜和下面的基质。

长期以来,人们一直认为翼状胬肉容易产生角膜散光。然而,可能引起的散光的性质和程度却还存在争议。早期使用角膜曲率计研究小规格的翼状胬肉的影响发现水平变陡居多[15]。而其他人发现水平变平的频率更高,尽管发生率与年龄匹配的对照组没有显著差异[16]。

此后,使用角膜地形图证实,患有翼状胬肉的眼睛经常有不规则的散光,最平坦的轴线在水平线的 20° 内[17-19](图 8.6)。诱发的地形图散光平均在 4D 左右,最高可达 10D。然而,显然验光的散光通常不太明显,在翼状胬肉侵入瞳孔区域之前,视力通常保持良好[20](图 8.7)。

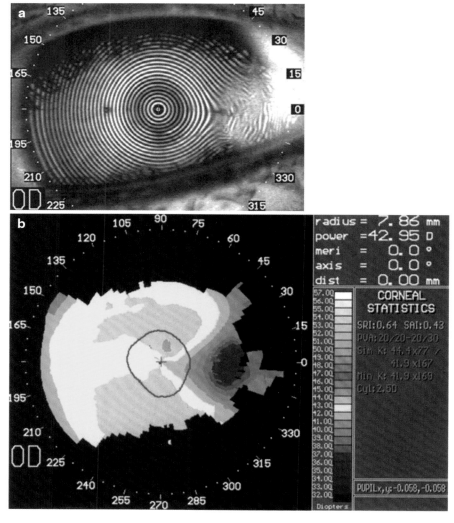

图 8.6   中度翼状胬肉。翼状胬肉侵袭鼻侧角膜约 2.5mm(a),但预测的视力仍然良好,因为相关的扁平仅限于周边和旁中央角膜,仅在瞳孔内留下轻度规则性散光(b)。

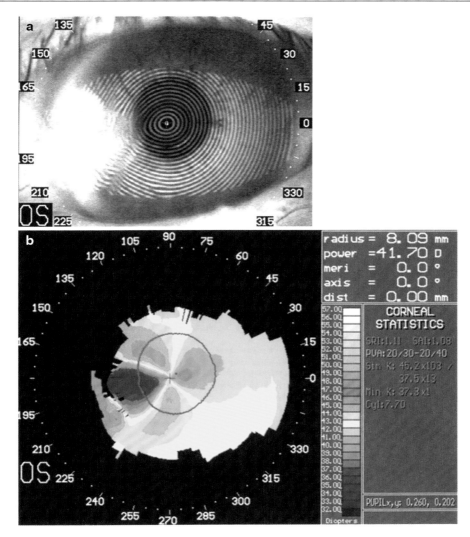

图 8.7　重度翼状胬肉。较大的翼状胬肉(a)会导致水平鼻侧半子午线产生更大程度的扁平(b)，并导致更大程度的规则性散光(>6DC)。在相邻的子午线上有相关的陡化。

翼状胬肉可能通过两种机制引起水平变平(图 8.8)。首先，翼状胬肉头部前方的新月形泪液填充了翼状胬肉与旁中央角膜之间的夹角。其次，翼状胬肉可能直接影响到底层基质。翼状胬肉内的纤维血管收缩施加的压力不太可能起主要作用，因为预计其会使角膜变陡(与紧密缝合的方式类似)。翼状胬肉下前基质的改变可能有一定作用。其他角膜缘周围病变，如皮样半月板病变，也可产生类似的地形效应。

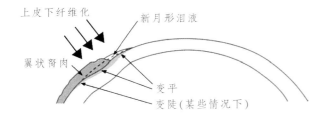

图 8.8　翼状胬肉机制。翼状胬肉可通过两种机制引起水平扁平。首先，新月形泪液填充翼状胬肉头部的角度。其次，翼状胬肉头部的上皮下纤维化可导致局部变平，并使邻近的角膜变陡。

管理

20 世纪 80 年代中期,临床准分子激光的发展为浅层角膜病变的治疗提供了新的思路[21]。这种激光器的优点来自两个独特的特性。第一个是有极高的精确度和最小的附带损伤移除角膜组织的能力(第 13 章)。第二个是其光束直径很大,通常直径为几毫米,可以同时处理大范围的区域。有了准分子激光技术,现在可以移除不需要的组织,并精确地重塑角膜前部,以创造一个新的光学表面。

地形图已经被用来辅助准分子激光治疗,以纠正不规则散光[22]。角膜地图上的陡峭区域被识别出来,然后用小直径的准分子激光切削来使其"变平"。这种选择性的变平旨在使角膜光学区域内陡峭和平坦的地形区域之间的差异最小化,以改善眼睛的屈光功能。然而,要使陡峭的斜坡平整,必须从斜坡的顶部而不是底部去移除组织,因此,使用高度图更合适,这样可以从最高的区域,而不是最陡峭的区域移除组织。

这些技术有望提升多种角膜病变患者的视觉康复减少对硬性接触镜的依赖和避免眼科手术。

参考文献

1. Plager DA, Snyder SK. Resolution of astigmatism after surgical resection of capillary hemangiomas in infants. Ophthalmology. 1997;104:1102–6.
2. Park YM, Lee JS. The effects of chalazion excision on corneal surface aberrations. Cont Lens Anterior Eye. 2014;37(5):342–5.
3. Mishima S. Some physiological aspects of the precorneal tearfilm. Arch Ophthalmol. 1965;73:233.
4. Pavlopoulos GP, Horn J, Feldman ST. The effect of artificial tears on computer-assisted corneal topography in normal eyes and after penetrating keratoplasty. Am J Ophthalmol. 1995;119:712–22.
5. *Novak KD, Kohnen T, Chang-Godinich A, Soper BA, Kennedy P, Wang Q, Padrick T, Koch DD. Changes in computerised videokeratography induced by artificial tears. J Cat Refract Surg. 1997;23:1023–1028.
6. Szczotka-Flynn L. Ocular surface influences on corneal topography. Ocul Surf. 2004;2(3):188–200.
7. Bron AJ, Mengher LS. The ocular surface in keratoconjunctivitis sicca. Eye. 1989;3:428–37.
8. Dierick HG, Missotten L. Is the corneal contour influenced by a tension in the superficial epithelial cells? A new hypothesis. Refract Corneal Surg. 1992;8:54–9.
9. Montés-Micó R, Cervino A, Ferrer-Blasco T. The tear film and the optical quality of the eye. Ocul Surf. 2010;8(4):185–92.
10. Sanders RD, Gills JP, Martin RG. When keratometric measurements do not accurately reflect corneal topography. J Cat Refract Surg. 1993;19(Suppl):131–5.
11. Varssano D, Rapuano CJ, Luchs JI. Comparison of keratometric values of healthy and diseased eyes measured by Javal keratometer, EyeSys and PAR. J Cat Refract Surg. 1997;23:419–22.
12. Geggel HS. Effect of peripheral subepithelial fibrosis on corneal transplant topography. J Cat Refract Surg. 1996;22:135–8.
13. Cui X, Hong J, Wang F, et al. Assessment of corneal epithelial thickness in dry eye patients. Optom Vis Sci. 2014;91(12):1446–54.
14. Maharana PK, Sharma N, Das S, et al. Salzmann's nodular degeneration. Ocul Surf. 2016;14(1):20–30.
15. Forsius H, Eriksson A. Pterygium and its relation to arcus senelis, pinguecula and other similar conditions. Acta Ophthalmol. 1962;40:402–10.
16. Hansen A, Norn M. Astigmatism and surface phenomenon in pterygium. Acta Ophthalmol. 1980;58:174–81.
17. *Pavilack MA, Halpern BL. Corneal topographic changes induced by pterygia. J Refract Surg. 1995;11:92–95.

18. Oldenberg JB, Garbus J, McDonnell JM, McDonnell PJ. Conjunctival pterygia. Mechanism of topographic changes. Cornea. 1990;9:200–4.
19. *O'Brart DPS, Corbett MC, Rosen ES. The topography of corneal disease. Eur J Implant Ref Surg. 1995;7 (3): 173–183.
20. Bedrossian RH. The effect of pterygium surgery on refraction and curvature. Arch Ophthalmol. 1960;64:105–9.
21. O'Brart DPS, Gartry DS, Lohmann C, Patmore A, Kerr Muir MG, Marshall J. Treatment of band keratopathy by excimer laser phototherapeutic keratectomy (PTK): surgical techniques and long-term follow-up. Br J Ophthalmol. 1993;77:702–8.
22. Gibralter R, Trokel SL. Correction of irregular astigmatism with the excimer laser. Ophthalmology. 1994;101:1310–5.

第 9 章

角膜基质疾病

与角膜表层疾病一样,角膜基质疾病也可能是由局部或全身性各种各样的炎性或非炎性疾病导致的。角膜基质疾病可以造成角膜地形出现肿胀、变薄或拉伸(膨隆)(表8.1)。角膜基质疾病的地形图比起角膜表面疾病地形图更有特异性(表9.1),这与病变的位置、大小和深度相关。

机制

直接效应

角膜基质疾病在病变位置对于角膜地形有着直接影响,跟角膜表面疾病一样,这可以导致局部变平或变陡。

邻近效应

角膜基质疾病所造成的图像异常比角膜表面疾病更加明显,因此可以影响邻近区域的地形图。例如,变薄区域的周边可能会出现局部变陡,或膨隆区周边可能变平。

远程效应

基质的损伤,特别是变薄甚至可影响病变位置周边的正常角膜的形态。当这种现象由有创屈光手术导致时,其被称为"耦合"。这种现象其中的机制最佳解释首先是正常角膜的

表 9.1　角膜表层疾病和角膜基质疾病对角膜地形图影响的对比

角膜表层疾病	角膜基质疾病
无特异性地形改变	更多的特异性地形改变
对地形的直接效应	广泛及远程效应
可自限性	多是长时间或者永久性的
硬镜纠正可有较满意的视力提高	较难用硬镜矫正

结构[1]和生物力学[2-5]。

角膜是眼球外部坚硬的保护层的一部分,在维持眼内压、支撑眼球内部结构和抵御创伤和感染方面有着重要的作用。基质层是由胶原层平行密集地堆叠而成,拱形连接于角膜缘之间,提供必要的机械张力。Meek 等的 X 线衍射研究表明,胶原层靠前的部分是高度密集互相交织的,而且在正面观察时,方向是随机的[6]。而靠后部分则是上下或鼻颞侧方向排列[7]。在角膜周边深处有一种环形排列的纤维。研究还显示,交织成网的胶原层起源于临近的巩膜,经上、下、鼻和颞侧进入角膜[8]。双眼呈镜面对称,并且周边的胶原纤维的直径比中心胶原纤维的直径大[9]。

在胶原纤维之间,细胞外基质中富含黏多糖,这是一种黏度和弹性较高的大分子物质。结构排列紧密规则的基质,是维持正常角膜形态的基础,这种结构是靠渗透压向外的力和黏多糖及胶原纤维向内的力的平衡来维持正常的角膜生理特性[10]。

角膜前弹力层是角膜基质层前 8~14um 的一层非细胞组织[1],它的机械功能与其余基质层无明显区别[4]。

当出现基质层损伤,角膜形态的稳定性会受到影响。无论是否是手术造成的基质的胶原纤维层受损,还是组织的缺损或变薄都会导致角膜上出现新的压力平衡[3]。Meek 等表示,胶原纤维层层间和层内的位移和滑动导致了角膜变薄,可能与圆锥角膜患者的角膜曲率变化有关[11]。最薄区域的角膜组织被垂直拉长,几乎没有可维持整齐排列的胶原纤维。

基质层损伤导致的角膜形态改变在单独的变薄区域最为明显。普遍来说,这会导致角膜曲率沿着垂直于基质变薄区切面的子午线方向逐渐变平。

周边基质组织损伤导致中央角膜变平的机制尚未明了。起始于角膜缘跨越角膜的胶原的破坏,可能会导致周边角膜组织的拉长和松弛。这样结构上的改变可以导致周边角膜向外弯曲,使得角膜中央扁平化[5]。

耦合效应使得角膜沿着与平坦区垂直的子午线方向变陡,其可能与围绕角膜基底的完整的周缘层相关。病理轴上的平坦区拉长了这个环,将之变成了椭圆形,由此导致的压迫力传导至其垂直轴上的放射状纤维,使角膜变陡(图 9.1)。

地形图形态

准确的地形图形态,受基质缺损或膨隆位置、大小和深度的影响,特别是当病变区是在角膜中央或是角膜的周边部时。影响地形图改变的其他因素还包括眼睑压力、继发性上皮和泪膜疾病。

基质肿胀

基质肿胀通常是由于水肿造成的,这是一种受伤后的非特异性反应。在前方完整的胶原层存在时,弥漫性的水肿(如内皮损伤后)对角膜前表面整体外形的改变力量将会非常小。这种情况下,基质只能往后膨隆,导致后弹力层的褶皱[12]。

表层胶原受损或新产生的伤口愈合(如单纯疱疹性盘状角膜炎)所导致的基质膨隆会相对靠前,在这种情况下,发病区域角膜曲率变陡,可能会表现出不规则形态改变(图 9.2)。

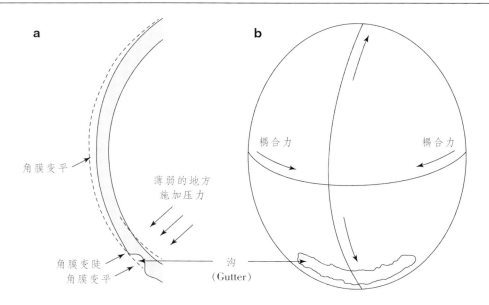

图 9.1　周边沟机制。周边沟破坏了胶原纤维层，导致薄弱处在眼内压的作用下向外弯曲。(a)这导致中心角膜变平，围绕着角膜基质完整的周缘层被拉长成椭圆。(b)这些力量被传导至垂直子午线上，造成了压迫力，并在耦合作用下使角膜变陡。另一方面，也可能在沟的边缘的基底出现局部的变陡和变平。

中央区和旁中央区变薄

　　轻度的中央或旁中央区变薄会导致局部的角膜变平或不规则，这与角膜表层疾病的描述相似(第 8 章)。对于中等程度的变薄，角膜变平区边缘环绕的部分变陡(如溃疡性角膜炎)。

　　更深层次的损伤可以影响角膜的稳定性，并导致远离病变区的角膜曲率变陡(图 9.3)。如果是非常严重的组织受损，病变区可向前突出，并伴有后弹力层膨隆。角膜极度变薄的情况时，出现逆几何表现，受损区角膜比周围区域更陡。

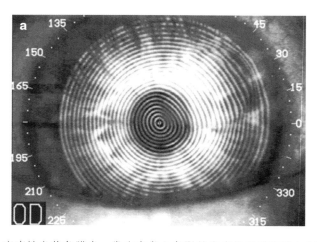

图 9.2　疱疹性盘状角膜炎。发生在鼻上象限的炎症性基质膨隆(a)病变角膜变陡，而更多的周边区变平坦(b)。(待续)

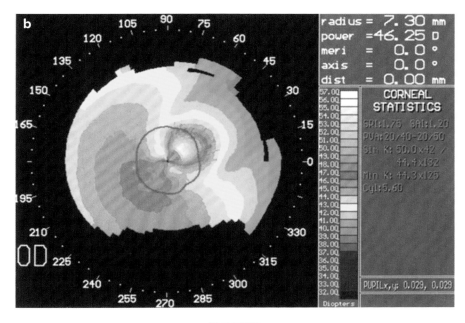

图 9.2(续)

　　角膜中心区域的变薄,特别是不规则变薄,将会非常显著地影响视力。大多数情况,框架眼镜不能矫正至最佳视力,但 RGP 镜片可以。对于那些有显著的不规则或角膜混浊的病例,则需要进行角膜移植。

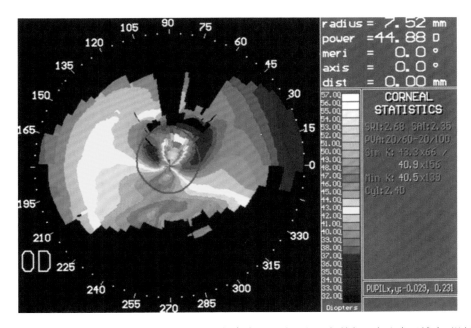

图 9.3　角膜溃疡。感染性角膜炎治愈后在角膜上部旁中央区遗留的局部缺损。在这个区域内,视频角膜镜下每个环之间的间距变宽(图 2.6),从图中的颜色也能看出角膜变平坦。溃疡深及表层胶原纤维层,导致 180°方向的另外半条子午线方向角膜变陡。

周边区变薄

周边区的角膜基质受损,经常导致同一子午线的中央区角膜变平[13-15]。而且在耦合作用的影响下,很多会出现垂直子午线方向的角膜变陡的情况(图 9.4)。

如果角膜持续变薄,角膜沟可以延伸成环形甚至累及中央。随着变平范围扩大,变陡的子午线更加集中,共同形成了一个"拱形领结图案"(图 9.5)。如果膨隆进展恶化,中央角膜将会全面变陡(图 9.6)。随着更多基质组织受损,矢量力会变得愈加复杂,地形改变也会更加难以预测。

在基质变薄的病例中,角膜地形图经常是类球柱形的,框架眼镜在初期矫正时能达到较好的视力。当变薄范围扩大并出现膨隆时,则可能需要用到巩膜镜。但当周边角膜发生病

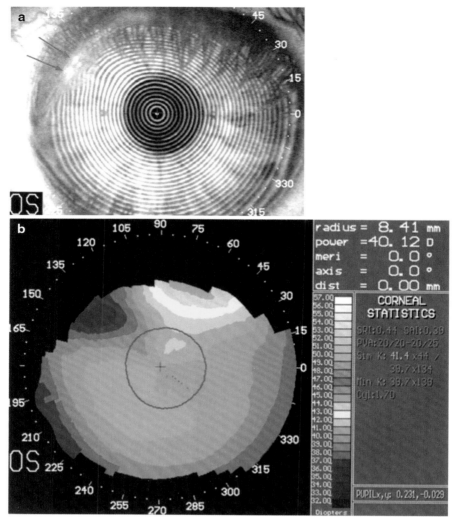

图 9.4 Terrien 角膜边缘变性。周边沟从 90°延伸至 170°(部分被眼睑遮盖)。(a)角膜沟使得视频角膜镜的一系列环变得模糊(箭头所示),难以进行角膜地形重建。但使用 Scheimpflug 原理(第 4 章)的技术可克服此困难。(b)色彩编码图显示,这条沟导致鼻上象限局限性变平,而其正交轴上的角膜则成了最深最陡的部分。瞳孔处的中心角膜相对受影响较小,因此预测矫正视力较好。

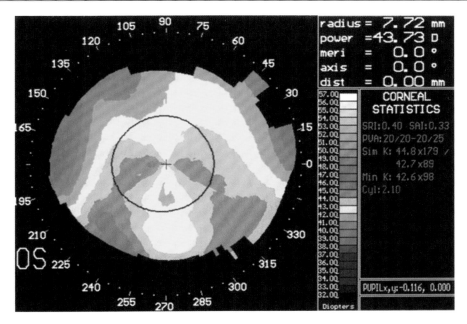

图 9.5 透明边缘变性。更大范围的周边沟可以导致不规则散光,如图中所示的"拱形领结图案"。受影响较轻的右眼如图 5.11c 所示。

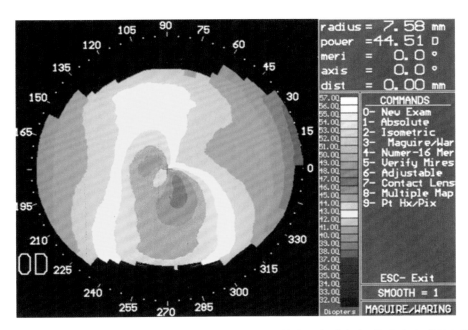

图 9.6 膨隆后的透明边缘变性。如果角膜沟持续进展,就可能发生角膜膨隆,导致中央或下方角膜全部变陡。

变后,通常角膜移植是很困难的。

膨隆

角膜基质的变薄和拉伸可能导致其向前突出。这一情况可以继发于上述过程,也可以作为圆锥角膜、球形角膜或可能的透明边缘变性的首发症状[16]。关于这些情况导致的地形图改变的深入研究内容将在第 11 章中详述。

创伤

角膜基质部分或者全层穿透可能产生不同类型的地形图,其形态受损伤部位、损伤大小、患者的年龄和后续治疗的影响。基质水肿可能造成角膜局部变陡(图 9.7),而缝合过紧可能导致缝合处过平而周围变陡。

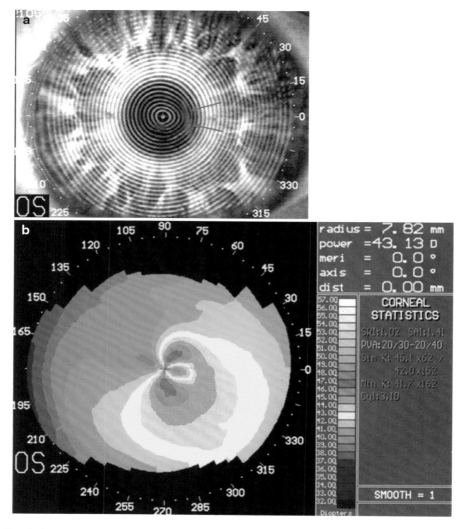

图 9.7　穿透性角膜损伤。一个位于视轴颞侧 1mm 处的 1.5mm 长全线性贯穿伤(箭头所示)(a),造成了角膜局部变陡和不规则(b)。

参考文献

1. Hogan MJ, Alvorado JA, Weddell JE. The cornea. In: Histology of the human eye: an atlas and textbook. Philadelphia: Saunders; 1971.
2. Buzard KA. Biomechanics of the cornea – who needs it? [editorial]. Refract Corneal Surg. 1992;8:125–6.
3. *Buzard KA. Introduction to biomechanics of the cornea [review]. Refract Corneal Surg. 1992;8:126–138.
4. Seiler T, Matallana M, Sendler S, Bende T. Does Bowman's layer determine the biomechanical properties of the cornea? Refract Corneal Surg. 1992;8:139–42.
5. Buzard KA, Ronk JF, Friedlander MH, Tepper DJ, Hoeltzel DA, Choe K-I. Quantitative measurement of wound spreading in radial keratotomy. Refract Corneal Surg. 1992;8:217–23.
6. Abahussin M, Hayes S, Knox Cartwright NE, et al. 3D collagen orientation study in human cornea using X-ray diffraction and femtosecond laser technology. Invest Ophthalmol Vis Sci. 2009;50:5159–64.
7. Kamma-Lorger CS, Boote C, Hayes S, et al. Collagen and mature elastic fibre organisation as a function of depth in the human cornea and limbus. J Struct Biol. 2010;169:424–30.
8. *Meek KM, Knupp C. Corneal structure and transparency. Prog Retin Eye Res. 2015;49:1–16.
9. Boote C, Kamma-Lorger CS, Hayes S, et al. Quantification of collagen organisation in the peripheral human cornea at micron-scale resolution. Biophys J. 2011;101:33–42.
10. *Lewis PN, Pinali C, Young RD, et al. Structural interactions between collagen and proteoglycans are elucidated by three-dimensional electron tomography of bovine cornea. Structure. 2010;18:23–245.
11. *Meek KM, Tuft SJ, Huang Y, et al. Changes in collagen orientation and distribution in keratoconus corneas. Invest Ophthalmol Vis Sci. 2005;46(6):1948–56.
12. Ousley PJ, Terry MA. Hydration effects on corneal topography. Arch Ophthalmol. 1996;114:181–5.
13. *Wilson SE, Lin DTC, Klyce SD, Insler MS. Terrien's marginal degeneration: corneal topography. Refract Corneal Surg. 1990;6:15–20.
14. *Rumelt S, Rehany U. Computerized corneal topography of furrow corneal degeneration. J Cat Refract Surg. 1997;23:856–859.
15. *Corbett MC, O'Brart DPS, Stultiens BATh, Jongsma FHM, Marshall J. Corneal topography using a new moiré image-based system. Eur J Implant Ref Surg. 1995;7:353–370.
16. *Karabatsas CH, Cook SD. Topographic analysis in pellucid marginal degeneration and keratoglobus. Eye. 1996;10:451–455.

第 10 章

角膜扩张症

原发性角膜扩张症是一组由于角膜基质变薄向前突出引起的非炎症性疾病。常见有 3 种分类,分别为圆锥角膜、球形角膜和透明角膜边缘变性。它们的临床特征之间有较大的重叠范围,甚至可能同时出现于同一个体或同一个家庭成员中。它们之间可以根据基质变薄的位置进行区分。圆锥角膜的变薄区通常位于角膜中央旁水平线以下。透明边缘角膜变性的变薄位置通常位于角膜的下缘(图 9.6),而球形角膜所侵及角膜基质变薄范围更加广泛。

到目前为止,最常见的角膜扩张症是圆锥角膜,其地形图也得到广泛且深入的研究,因此本章将以圆锥角膜为例展开。角膜地形图在圆锥角膜及其相关情况的诊断和治疗中具有重要作用(表 10.1)。

圆锥角膜的临床特点

圆锥角膜好发于青少年时期,并在接下来的三四十年持续发展。这是一种发生于双侧不对称的疾病,通常并没有明显的遗传史,仅 8%~10% 的病例有遗传和家族史,通常是常染色体显性遗传模式,而且遗传表型多变[1-9]。

病因

圆锥角膜的确切病因尚未完全明确,生化、物理和遗传等均参与疾病的发生和发展。圆锥角膜可以单独发病,也可并发于眼部和全身疾病,如特异性皮炎、春季过敏性疾病、唐氏综合征,以及结缔组织疾病,如马方综合征[10]。圆锥角膜的发生可能与揉眼睛和过敏性眼病有关,但不确定这些是致病因素还是混合因素[11-13]。硬性透气接触镜与角膜顶端接触摩擦也可能与圆锥角膜的发生有关联,但并没有证据表明两者间存在因果关系。

流行病学

最近的研究表明,圆锥角膜每年的发病率和患病率可能比之前预估的要高得多:Godefrooij 等对荷兰的 440 万人进行了流行病学调查,结果显示,圆锥角膜每年的发病率为 1:7500(每 10 万人中有 13.3 例),预计患病率为 1:375(每 10 万人中有 265 例)[14]。这些数字

表 10.1　角膜地形图在圆锥角膜诊断和治疗中的作用

诊断	亚临床病例的检测
	屈光手术前的筛查
	遗传学研究
	鉴别诊断
	球形角膜
	透明边缘性角膜变性
	接触镜引起的角膜翘曲
	屈光手术的中心偏心
	分类
	严重程度
	位置
	形状
治疗	监控疾病进展
	接触镜的验配
	穿透性角膜移植
	术前评估
	术后管理

比之前在人口筛查中报告的数字高出 5~10 倍。这归因于使用更敏感的角膜地形图测量系统在早期进行检测,以及更全面的数据收集。

临床体征

在过去,圆锥角膜的诊断依赖于病史和临床体征的主观评估。患者通常有进行性的近视、斜轴散光及眼镜矫正视力下降的病史。在一些患者中,验光师注意到视网膜直接眼底镜检查呈现"油滴样"反光,或检影镜时呈"剪刀样"反光。圆锥角膜的检测是使用手持式 Placido 盘最常见的适应证之一。在圆锥角膜的严重期,临床特征通常很明显,包括中央和下方角膜变薄和瘢痕形成,可观察到 Vogt 线（深基质中可见相互平行的垂直应力线）和 Fleischer 环(圆锥底部可见上皮内棕色积线)。

亚临床圆锥角膜

在亚临床圆锥角膜出现的早期,其临床体征并不明显。随着角膜地形图的出现,特别是一些数字分析的出现,如上/下比(S:I)、圆锥角膜预测指数(KPI),以及 Belin-Ambrosio 增强角膜扩张症的筛查程序等数字分析的出现,角膜扩张症的检出率有了很大的提高。

尽管正常角膜和圆锥角膜之间的界定很模糊,但是依据现有的数据,圆锥角膜的发生率较之前的认知更常见,范围更广泛。圆锥角膜患者的家属可能患有亚临床圆锥角膜或其他形式的角膜扩张症(球形角膜或透明边缘性角膜变性)[3]。然而,需要对更多的病例进行前瞻性分析和记录,以确定这些早期临床病变出现的临床意义。

近年来,随着屈光手术的发展,亚临床圆锥角膜的诊断显得更加重要[4-6,44,45]。关于亚临床圆锥角膜的治疗应从以下 3 个方面考虑。首先,术前屈光状态不稳定和术后病情进展会降低屈光矫正准确性的维持时间。其次,放射状角膜切开术及其他手术切口引起的一定程度的角膜结构弱化可能会加速圆锥角膜的和临床体征的进展。再者,圆锥角膜的眼睛可能出现异常的伤口愈合反应,这可能导致过度回退、不规则散光或角膜混浊的出现。虽然有证据表明,患有亚临床(或不完全型)圆锥角膜的患者不会出现上述问题[46-48],但学者们普遍认为,在这些情况下,激光手术是禁忌的。

在屈光手术术前检查的近视患者中,存在高达 8% 的患者角膜地形图呈现圆锥角膜的可疑特征[44]。然而,排除那些屈光不稳定、眼镜屈光矫正视力下降、近视>10.00D 及散光>2.00D 的患者,这一比例可以降低到 1%~2%[49]。在存在高度散光的患者,特别是斜轴散光患者中,亚临床圆锥角膜的数量可增加到 10%~20%。

角膜地形图特征

圆锥角膜最常见的变薄部位在角膜中央下方。这一区域的局部突出使角膜表面呈扁长形。最大突出点称为圆锥体的锥顶。它是角膜的最高点,因此斜率为零(就像山顶是水平的一样)。最大陡度和最大屈光力(或最小曲率半径)的位置通常位于顶点两侧(图 10.1)。此时会引起角膜上下半球不对称性的散光出现。

角膜镜检查

视频角膜镜拍摄圆锥角膜时,其圆环成像是扭曲的,并且趋向于椭圆形。对于锥顶出现于角膜中央下方的圆锥角膜,中央偏下方的角膜镜反射环彼此靠近,该位置是角膜曲率最陡峭的部位,反射环变大是角膜上方的最平坦处[15,16](图 5.2a、图 10.2a 和图 10.3a)。这样的 Placido 盘图像对检测中重度圆锥角膜非常有用,但就角膜镜而言,由于其无法提供定量信息,因此可能会遗漏掉非常轻微的病例。

在严重圆锥角膜的情况下,特别是那些表面不规则的情况,如突出的云翳,角膜镜的系列环是扭曲的,可能发生相互融合(图 5.2a 和图 10.3a)。不过,这些信息对于了解患者的症状是有用的。视频角膜镜的检测基础为光滑完整的泪膜,如此才能产生清晰的环形反射图

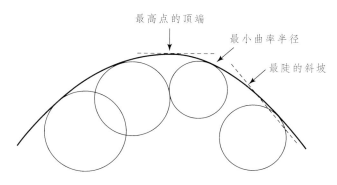

图 10.1   锥体的结构。圆锥角膜的锥顶位于角膜的最高点,因此只能从高度图或斜率图中定位。圆圈代表角膜不同部分的相对曲率半径。对于偏心圆锥体,最小的曲率半径(最大屈光力)位于顶点的外围。最陡的坡度区域可能位于更加边缘的部位。因此,针对不同的地形图形态应采用不同的标尺范围。

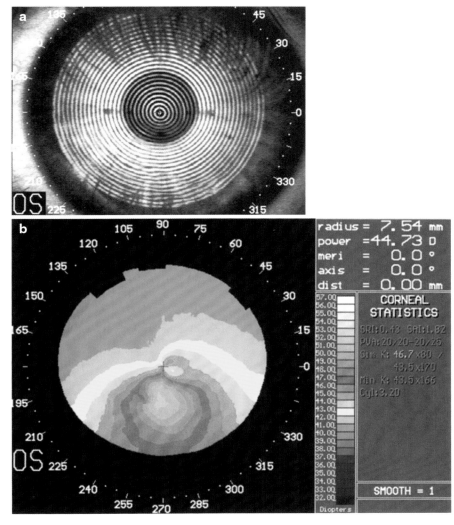

图 10.2　中度圆锥角膜。即使是中度圆锥角膜,也很难在视频角膜镜(a)上看到下方环形之间的距离的缩窄。然而,从彩色编码地形图(b)中可以明显看出,角膜曲率在这个区域变陡。

像,以便于检测和分析。空气–泪液–上皮界面的任何干扰因素都会影响圆环的成像,从而降低从图形中获得的形态信息的质量。利用投影原理的检测系统可以从不规则或反射异常的角膜中获取更多的有用信息[17,18](第 5 章)。

地形图

在已建立的圆锥角膜患者的地形图中,可见锥体区域曲率变陡,而对侧角膜则相对的平缓[23,24]。通常会出现角膜顶端向锥体方向移动的现象,这里是角膜最薄的地方(图 10.4)。

高度图

已确诊圆锥角膜的特征是角膜前表面和后表面曲率均增大,最高点位于圆锥体的顶端。将角膜形态与最佳拟合球面(BFS)相比,可见中央区域曲率增加,而周边变平缓(图

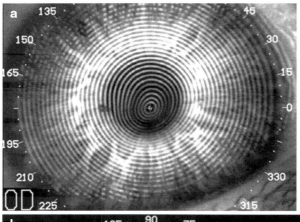

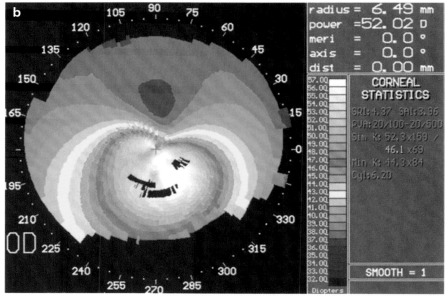

图 10.3　重度圆锥角膜。对于重度圆锥角膜,视频角膜镜图像(a)上的圆环可见明显的形态异常。然而,如果图像过于失真,就很难进行形态重塑(b),而且会出现一些数据点的不准确或丢失。在这种情况下,基于投影的地形图技术通常更有效。图 5.2、图 5.3 和图 5.5 显示了该患者左眼受影响较严重的情况。

10.5a、b 和图 10.6)。

　　高度图对于不规则角膜的接触镜验配非常有用,因为最佳拟合球面可以设置为与试用接触镜的后表面相同的曲率半径。

　　由于角膜变薄,后表面通常比前表面曲率变化更加明显。在圆锥角膜早期,后表面高度图出现局部陡峭可能是圆锥角膜的第一个征象。上皮重塑可能掩盖角膜前表面的形态变化,这是由于锥体顶端上皮变薄,而其周围上皮环状增厚所致。这一点已经使用高频超声扫描(VHFUSS)进行了演示[19–22]。

厚度图

　　角膜变薄可能是角膜扩张的另一个早期征兆。在圆锥角膜中,角膜变薄往往出现于锥

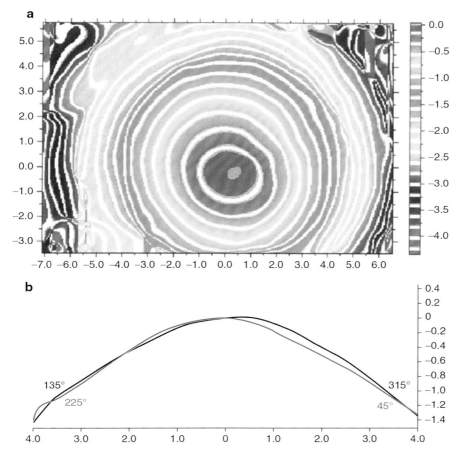

图 10.4　重度圆锥角膜高度图。这位患者的左眼颞下方出现锥形凸起。这些图像是利用 moiré 干涉获得的。(a)锥顶对应于高度图上最高点。在锥体的颞下侧,在坡度最陡的地方,等高线是最接近的。(b)与相对对称的垂直子午线(45°,红色)相比,135°子午线(黑色)的横截面显示颞下突起和曲率变陡。

顶附近,而在边缘性角膜变性中,则往往出现于中周下方。球形角膜的变薄范围更加广泛,可出现于角膜所有子午线中,并向外延伸至外围。角膜厚度检测不仅对圆锥角膜的诊断有价值,而且在角膜交联或穿透性角膜移植术等术前检查中,也十分重要。

斜率图

在圆锥锥顶及其他任何局部突起,如角膜薄翳(图 5.5)的顶部,斜率为零(图 5.5)。这些地形图对于特别有利于非常的不规则角膜形态的检测,可以很明显地显示局部的高度变化。

曲率和屈光度图

颜色编码曲率图或屈光度图显示圆锥角膜呈现不对称的蝴蝶结形, 与角膜表面扁长形和不规则散光相对应[15,16](图 10.2b 和图 10.3b)。在更严重的情况下,蝴蝶结形可出现单侧缺失。

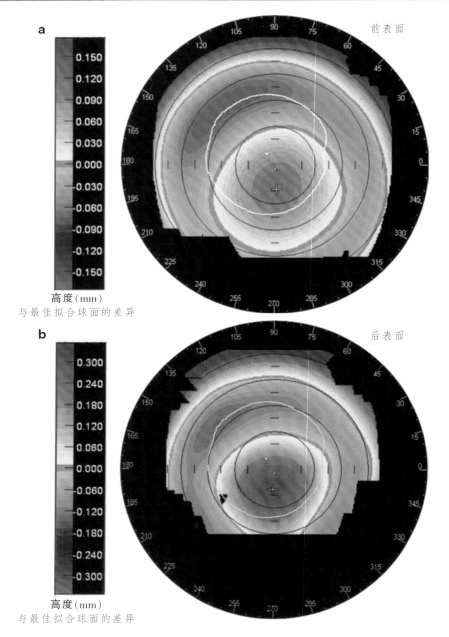

图 10.5　通过裂隙图像测量的圆锥角膜。右眼角膜前表面地形图显示了一个角膜中央下方锥形凸起(参照最佳拟合球面的曲率半径为 6.29mm,约 53.7D)。(b)后表面从外围到中心的高度变化较前表面更大(参照最佳拟合球面的曲率半径为 5.01mm,约 67.4D。注:b 比例尺的间隔是 a 地形图的两倍)。(c)因此,角膜厚度图显示中央角膜比正常角膜薄很多(300μ 而不是 500~600μ)。(d)根据真实高度图数据,很容易计算出对应的屈光力。(Courtesy of Orbtek Incorporated, Salt Lake City, USA)(待续)

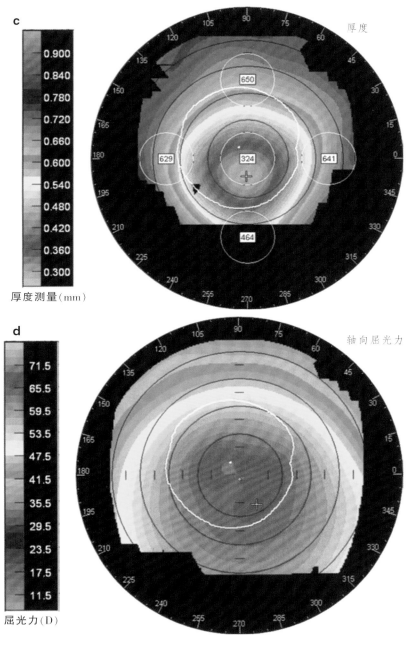

图 10.5（续）

差异图

　　直接比较来自不同就诊时间的两个同类型地形图，发现病变会随时间的推移而变化，无论是由于疾病进展或是治疗。如前所述，为了使差异图更有临床价值，前后设置参数必须一致，这是监测患者病情进展的一个有利的工具。

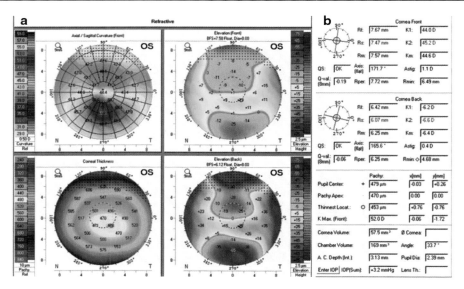

图 10.6　(a,b)亚临床圆锥角膜。裂隙灯显微镜检查显示角膜正常,但地形图显示下方角膜曲率增大。这可能代表正常的角膜形态变化,或早期轻度圆锥角膜。类似地形图形态可见图 5.7。

圆锥角膜检测指标

虽然中、重度圆锥角膜的地形图具有可识别的典型特征,但对于轻症病例或具有非典地形图特征的病例,诊断则可能比较困难。不确定性的产生主要有两个原因。首先,关于圆锥角膜诊断地形图的最低标准仍存在争议。其次,此类患者的地形图形态是变化多端的。

无论在正常或疾病状态下,对视频角膜镜图像的解读需要检查者对其中包含的细微而复杂的形态有丰富的知识和临床经验。为了消除评估的主观性和丰富诊断经验的需要,几位学者开发了专门的角膜指数和检测程序,以辅助圆锥角膜的地形图诊断[26-31]。在所有情况下,角膜地形图都应根据临床结果进行解释。一些检测指标是特定于某些设备软件程序的,但大多数软件系统都包含一些通用的检测指标。

检测指标是量化圆锥角膜严重程度的一种方法,这对于追踪疾病在一段时间内的进展和研究中成组数据的分析是有价值的。例如,在圆锥角膜的遗传学研究中,检测指标能够反映疾病在不同家庭成员中变化信息。它还可以量化两种治疗方法之间的结果差异。

这些指标在检测亚临床圆锥角膜方面很有价值,这对于确定是否应该对患者进行随访并确定是否需要进行交联手术、屈光手术及评判并发症发生风险是十分重要的。

角膜曲率、不对称性和规则性指数

对检测指标进行定量来描述角膜形态的特征,然后可以将其与潜在的视力情况相关联[38,39](第 5 章)。例如,角膜表面不对称指数(SAI)是测量整个角膜表面同一同心环上相距180°的点之间的角膜屈光度的差异。角膜表面规则性指数(SRI)是测量模拟瞳孔直径 4.5mm 区域内角膜局部不规则性的指标。它将每个点的测量指标与其临近点进行比较。

虽然圆锥角膜表面的不对称性和不规则性通常大于正常值,但这些指标是非特异性的,因为它们在其他角膜疾病或手术后也会出现升高。此外,SRI 只采集了角膜中央区域的数据,因此周边部的病变则可能会遗漏。几位学者已经开发出专门针对圆锥角膜的检测指标。

I–S 值

I–S 值用于区分圆锥角膜和正常角膜[15]。其定义为距角膜中心上、下 3mm、间隔 30°的各 5 个点之间的平均屈光度差值。虽然 I–S 值是专门用于描述角膜上、下半球之间不对称性,但在穿透性角膜移植或大切口白内障手术后,也可出现升高。这表明结合病史及裂隙灯检查的重要性。此外,圆锥角膜曲率变陡的部位并不总是局限于角膜下缘[16]。

中心屈光度的差异

联合应用多项指标可提高圆锥角膜诊断的特异性。I–S 值、中央角膜屈光度及双眼中心屈光度的差值可联合使用[15]。然而,中心角膜屈光度并不是圆锥角膜的特异性特征,因为一些正视眼可能有 50.00D 或更高的屈光度。

圆锥角膜预测指数

虽然单一的、相对简单的检测指标可能有助于圆锥角膜和正常角膜的鉴别,但区分圆锥角膜和其他具有相似地形图特征的临床病例则需要更复杂的方法。联合使用检测指标可以提高诊断的精确度。圆锥角膜预测指数(KPI)是通过将 8 个定量指标输入到圆锥角膜自动检测算法[26](表 10.2)中得出的。每个组成指标量化圆锥角膜表面的不同方面的特征。对于要鉴别的角膜,如果综合指数高于阈值,则可能存在圆锥角膜风险。该方法检测圆锥角膜的灵敏度为 68%,特异性为 99%,准确率为 90%。

BAD

BAD 指数结合了高度和厚度数据,并将其与"增强型最佳拟合球面"进行比较。这个参数是依据 8.0mm 的固定光学区计算的,忽略了高圆锥体周围的 4mm[32]。对角膜前后表面高度、最薄点角膜厚度、最薄点位移和角膜厚度变化进行回归分析[包括均值的标准差(SD)]。利用这些参数重新构建了新的地形图,并用颜色来表示与平均值的差异。具有 61 种颜色和 2.5μm 阶差的 Belin 直观比例尺,对于显示高度地形图来说是非常可靠的[22]。

亚临床圆锥角膜的自动检测方案

在检测算法中加入更多的参数可以提高其准确性。目前,一个基于地形图、高度图、厚度测量及波前分析得出的 56 个参数的人工智能自动筛选程序已经出现。它使用最佳拟合的环曲非球面为参考面,并证明与最佳拟合球面(BFS)相比,可以改进对亚临床圆锥角膜的检测[35,36]。这种人工智能系统基于自动决策树算法,可自动选择能区分研究人群的最佳变量,可提高非专业人员对轻度角膜扩张的检测。据统计,其检测亚临床圆锥角膜的敏感度和特异性分别为 93.7% 和 97.2%[36,37]。

表 10.2　圆锥角膜可预测性指标(KPI)是通过对 8 个角膜指数的判别分析得出的

指标	描述	功能
模拟角膜曲率(最大)(Sim K1)	最陡子午线的屈光力	非特定指标
模拟角膜曲率(最小)(Sim K2)	最平坦子午线的屈光力	
表面不对称指标(SAI)	相隔 180°的点之间角膜屈光力的差异	
差别扇区指标(DSI)[a]	屈光力最大和最小的扇区之间的平均屈光力差异	检测到局部显著陡化的区域
相对扇区指标(OSI)[a]	任何两个相对扇区之间的平均屈光力最大差异值	
中心周围指标(CSI)[a]	中心 3mm 区与 3~6mm 环平均屈光力的比较	鉴别正常角膜、规则散光、周边型圆锥角膜和中央型圆锥角膜
不规则散光指标(IAI)	沿各半子午线的平均屈光力变化	检测可能与中、重度圆锥角膜相关的角膜不规则
分析面积(AA)	插值数据的面积与最外围同心环的面积之比	

为了计算 DSI 和 OSI,角膜被分成 8 个饼状扇区,每个扇区对应 45°。然后将该参考图案围绕中心轴旋转,以 32 个增量阶梯旋转至 45°。确定具有最大平均面积校正屈光度的角膜扇区,然后计算其余 7 个扇区的平均面积校正屈光度

[a] DSI、OSI 和 CSI 使用"面积校正屈光力"的概念。在视频角膜曲率计中,外围数据点比中央数据点提供更大的角膜面积信息。因此,每个值都要乘以产生它的角膜面积。为了计算角膜某个区域的平均屈光力,可用面积校正屈光度总和除以该区域的面积。

神经网络

通过使用嵌入在人工智能网格中的判别分析,可以进一步提高这些指标的准确性[26,40]。神经网络模型可以模拟常见的生物神经系统(第 5 章),它们通过事实和规则来实行基于逻辑的决策。在模拟人类"学习"的过程中,神经网络传递的信息能够根据得到的反馈而进行改变。因此,通过使用和输入人类确定的诊断,网络能够在获得"经验"的同时提高其识别技能。使用这些技术,圆锥角膜的检测准确率可提高到 96%。

角膜地形图分类

随着角膜地形图的发展,目前已经可以根据颜色编码的地形图对圆锥角膜进行分类(表 10.3)。基于锥体的大小、位置和形状[16],已经确定了多种亚型。目前,尚不清楚这些亚型分类具有多大程度的临床意义。这需要进一步的研究来鉴定不同亚型之间在病因、关联性、疾病进展,以及对视觉影响方面是否存在差异。

严重程度

圆锥角膜的严重程度与角膜最陡和最平区域的屈光力差值有关。更严重的病例还与表

表 10.3　圆锥角膜分类

严重程度	锥体的位置	锥体的形状
轻度	下方	经典型/椭圆形
中度	中心	球状
严重	上方	乳头状

面不规则性增加及基质变薄有关。角膜地形图的出现引起了人们对亚临床圆锥角膜的认识,各种检测指标的出现有助于将其与正常角膜区分开来。对于确诊圆锥角膜的严重程度已有相应的量化标准出现。

Amsler–Krueich 圆锥角膜分级

这是最早期和最常用的分类系统。它基于前曲率矢状图上的平均曲率读数、最薄位置的厚度和患者的屈光不正(表 10.4)[41,42]。然而,由于当时角膜成像技术的限制,这种分类方法没有充分利用现在能检测到的有效信息。

ABCD 圆锥角膜分级

这个新的分类系统结合了来自前(A)和后(B)曲率半径(取自以最薄点为中心的 3.0mm 区域)、最薄点角膜厚度(C)以及最佳矫正视力距离(D)的信息。此分类标准还为以下项添加了评判标准,包括有无瘢痕(−)、不遮盖虹膜细节的瘢痕(+)或遮盖虹膜细节的瘢痕(++)(表 10.5)。它采用以最薄的点为中心的 3mm 区域,因为该区域代表的是扩张区域,而不是单点

表 10.4　Amsler–Krueich 圆锥角膜分级方法

阶段	结果
1	曲率变陡,出现偏心 近视、诱发性散光或两者均<5.00D 中心平均 K 值读数<48 D
2	5.00~8.00D 的近视、诱发性散光或两者兼而有之 中心平均 K 值读数<53.00D 无瘢痕 角膜厚度>400μm
3	8.00~10.00D 的近视、诱发性散光或两者兼而有之 中心平均 K 值读数>53.00D 无瘢痕 角膜厚度为 300~400μm
4	屈光度无法测量 中心平均 K 值读数>55.00D 中央角膜瘢痕 角膜厚度<200μm

表 10.5 ABCD 圆锥角膜分级

ABCD 标准	A ARC(3mm 区域)	B PRC(3mm 区域)	C 最薄厚度(μm)	D BDVA	瘢痕
阶段 0	>7.25mm(<46.5D)	>5.90mm(<57.25D)	>490	≥20/20	–
阶段 1	>7.05mm(<48.0D)	>5.70mm(<59.25D)	>450	>20/20	–,+,++
阶段 2	>6.35mm(<53.0D)	>5.15mm(<65.5D)	>400	<20/40	–,+,++
阶段 3	>6.15mm(<55.0D)	>4.95mm(<68.5D)	>300	<20/100	–,+,++
阶段 4	<6.15mm(>55.0D)	<4.95mm(>68.5D)	≤300	<20/400	–,+,++

参数,如最大 K 值或最大高度[43]。

位置

锥体最常见的位置是位于下方或中心下方。其他较罕见的位置包括角膜中央区 (图 10.7)和上方(图 10.8)。然而,一项研究认为,多达 17%的角膜,其原发的变陡部位位于水平子午线上[50,51],尽管在大多数临床实践中这种情况较少发生。

形状

大多数圆锥体在地形图上呈椭圆形,通常涉及一个或两个象限(图 10.2b)。在这些区域之外,地形图可能呈现一个相对"正常"的形态。乳头状和球状锥体发生率通常较少。

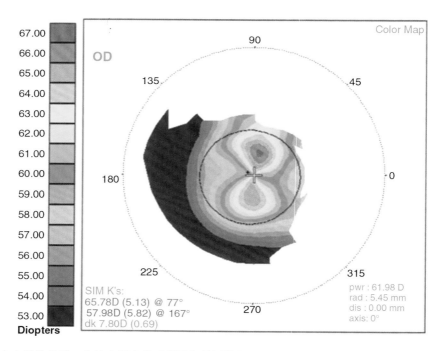

图 10.7 中央圆锥角膜。在这个拥有典型裂隙灯检测特征的圆锥角膜患者地形图中,角膜中央区域通常是陡峭的。领结相对对称,几乎完全包含在 4mm 的光学区内。

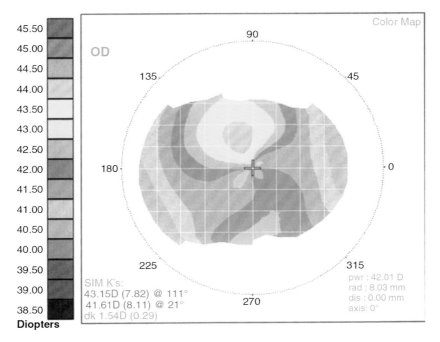

图 10.8　上方圆锥角膜。不规则非对称领结形地形图特征,其最陡峭的区域位于上方角膜。

　　乳头状圆锥角膜更局限(≤5mm 直径范围),通常是圆形的,相对位于角膜中心,完全被为相对平坦的"正常"角膜包围(图 10.9 和 10.10)。在球形的情况中,乳头状圆锥角膜较大,涉及角膜表面的 3/4。这可能代表了与球形角膜的临床重叠[13,14,25]。

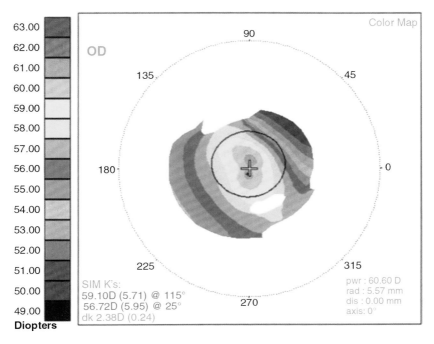

图 10.9　乳头状圆锥角膜。中央角膜几乎是球形的,较周边角膜曲率增大。

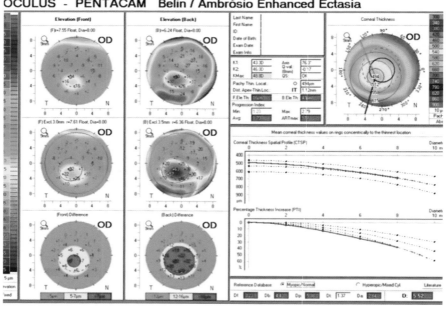

图 10.10 显示了 KCN 患者的 BAD。最上面的两个高度图是相对于标准 BFS 的高度图,前表面和后表面分别位于左侧和右侧。BFS 的半径和所用区域的直径在每张图片的顶部。中间的图片是增强型或削弱型地形图,它们引用了增强的 BAD BFS。红色圆圈标记它的位置。底部的图片显示了标准高度图与增强或削弱地形图之间的差异。绿色代表正常角膜,角膜前表面变化<5μm,后表面变化<12μm;黄色表示可疑圆锥角膜(标准差>1.6SD),前表面变化区间为 5~12μm,后表面变化区间为 12~16μm。最薄点的+15 值应该引起警惕,因为正常角膜中的发生率<1%[45]。红色表示异常角膜(标准差>2.6SD),前表面变化>7μm,后表面变化>16μm。在正常眼中,最薄点处的平均高度值为 3.6±4.7μm,圆锥角膜的阈值为 14μm[33,34]。

有关锥体形状和分布范围的信息对于接触镜的最佳配适是十分重要的,特别是对于乳头状和球状锥体,非球面设计的角膜接触镜是更佳的选择。

鉴别诊断

显著的旁中央角膜曲率陡化并不是圆锥角膜独有的特征(表 10.1)。在确诊前,应排除其他可能引起类似形态变化的情况。

人为因素

当患者偏心注视或地形图检测时对焦偏心时,正常角膜也可产生类似圆锥角膜的地形图特征[52,53]。

接触镜引起的角膜翘曲

下方角膜变陡可能是由于佩戴硬性接触镜上方偏心引起的角膜翘曲[27](图 7.8)。在摘除透镜后,这种情况可能会持续数周。

角膜疾病

圆锥角膜是角膜扩张症中的一种，其有球形角膜和透明角膜边缘变性两种[54]（图 9.6）。

角膜手术

穿透性角膜移植、表层角膜屈光术、远视性准分子激光角膜切削术和其他屈光手术可能导致局部角膜变陡（图 14.4）。但是，结合病史和裂隙灯检查结果即可明确病因。

接触镜的验配

计算机辅助的视频角膜镜、Scheimpflug 成像在早期和重度圆锥角膜患者的接触镜治疗中具有重要的价值[55]（第 7 章）。在此之前，角膜曲率计常用于此类患者接触镜的验配。然而，角膜曲率计测量读数只来源于角膜中心 3.0mm 内的 4 个点的数据，对于圆锥角膜患者接触镜的验配是不准确的。

从最佳拟合球面减去角膜高度数据表明角膜的前表面和接触镜的后表面之间的形状匹配程度。这对于像突出的角膜薄翳这样角膜不规则的情况的验配特别有帮助。

穿透性角膜移植

圆锥角膜穿透性角膜移植术后的系列地形图显示，在术后 1 个月有较大的形态变化，然后可以保持相对稳定直到拆线[56]。相较于角膜曲率计，地形图在识别角膜移植术后陡峭的子午线方向更有效，因为它的检查面积更大，而不仅是中央的 3mm。它已经被用于指导手术后拆线，以减少术后散光及提高视觉质量（第 11 章）。拆除较紧密的缝合线而不是正常张力的缝合线会导致散光轴线的改变，因为拆除的缝合线的区域会比保留缝合线两侧的区域变平坦。

地形图对于指导散光角膜切开术和激光角膜屈光手术也更准确（第 13 章）。

对于一些患者，会出现术后多年散光逐渐增加的情况。有人认为，这归因于临床疾病的复发[57]，或是供体材料中存在未确诊的圆锥角膜[58]。地形图可以阐明复发性疾病的真实发病率。此外，地形图分析可以更好地理解诸如移植物大小和偏心等手术变量对穿透性角膜移植术后光学效果的影响[59]。

参考文献

1. Rabinowitz YS, Maumenee IH, Lundergan MK. Molecular genetic analysis in autosomal dominant keratoconus. Cornea. 1992;11:302–8.
2. Rabinowitz YS, Garbus J, McDonnell PJ. Computer-assisted corneal topography in family members of patients with keratoconus. Arch Ophthalmol. 1990;108:365–71.
3. Gonzalez V, McDonnell PJ. Computer-assisted corneal topography in parents of patients with keratoconus. Arch Ophthalmol. 1992;110:1412–4.
4. *Rabinowitz YS, Nesburn AB, McDonnell PJ. Videokeratography of the fellow eye in unilateral keratoconus. Ophthalmology. 1993;100:181–186.
5. Behrens-Baumann W. Detection of keratoconus before refractive surgery [letter].

Ophthalmology. 1994;101:794–5.

6. Hustead JD. Detection of keratoconus before keratorefractive surgery [letter]. Ophthalmology. 1993;100:975.

7. *Holland DR, Maeda N, Hannush SB, Riveroll LH, Green MT, Klyce SD, Wilson SE. Unilateral keratoconus. Ophthalmology. 1997;104:1409–1413.

8. Eran P, Almogit A, David Z, et al. The D144E substitution in the VSX1 gene: a non-pathogenic variant or a disease causing mutation? Ophthalmic Genet. 2008;29:53–9.

9. Sherwin T, Brookes NH, Loh IP, et al. Cellular incursion into Bowman's membrane in the peripheral cone of the keratoconic cornea. Exp Eye Res. 2002;74(4):473–82.

10. Mas-Tur V, MacGregor C, Jayaswal R, et al. A review of keratoconus: diagnosis, pathophysiology and genetics. Surv Ophthalmol. 2017;62(6):770–83.

11. Tuft SJ, Moodaley LC, Gregory WM, Davison CR, Buckley RJ. Prognostic factors for the progression of keratoconus. Ophthalmology. 1994;101:439–47.

12. Karolak JA, Kulinska K, Nowak DM, et al. Sequence variants in COL4A1 and COL4A2 genes in Ecuadorian families with keratoconus. Mol Vis. 2011;17:827–43.

13. Mintz-Hittner HA, Semina EV, Frishman LJ, et al. VSX1 (RINX) mutation with craniofacial anomalies, empty sella, corneal endothelial changes and abnormal retinal and auditory bipolar cells. Ophthalmology. 2004;111:828–36.

14. Godefrooij DA, Ardine de Wit G, Uiterwaal CS, et al. Age-specific incidence and prevalence of keratoconus: a nationwide registration study. Am J Ophthalmol. 2017;175:169–72.

15. *Rabinowitz YS, McDonnell PJ. Computer-assisted corneal topography in keratoconus. Refract Corneal Surg. 1989;5:400–408.

16. *Wilson SE, Lin DTC, Klyce SD. Corneal topography of keratoconus. Cornea. 1991;10:2–8.

17. de Cunha DA, Woodward EG. Measurement of corneal topography in keratoconus. Ophthal Physiol Opt. 1993;13:377–82.

18. Corbett MC, O'Brart DPS, Stultiens BAT, Jongsma FHM, Marshall J. Corneal topography using a new moiré image-based system. Eur J Implant Ref Surg. 1995;7:353–70.

19. Mok JW, Baek SJ, Joo CK, et al. VSX1 gene variants are associated with keratoconus in unrelated Korean patients. J Hum Genet. 2008;53:842–9.

20. Reinstein DZ, Archer TJ, Gobbe M. Corneal epithelial thickness profile in the diagnosis of keratoconus. J Refract Surg. 2009;25(7):604–10.

21. Maguire LJ, Bourne MW. Corneal topography of early keratoconus (reply). Am J Ophthalmol. 1989;108:747–8.

22. Belin MW, Khachikian SS. An introduction to understanding elevation based topography: how elevation data are displayed – a review. Clin Exp Ophthalmol. 2009;37:14–29.

23. Li X, Bykhovskaya Y, Canedo AL, et al. Genetic association of COL5A1 variants in keratoconus patients suggests a complex connection between corneal thinning and keratoconus. IOVS. 2013;54(4):2696–704.

24. Sharma A, Tovey JC, Ghosh A, et al. AAV serotype influences gene transfer in corneal stroma in vivo. Exp Eye Res. 2010;3:440–8.

25. Manuolio TA. Genome-wide association studies and assessment of the risk of disease. N Engl J Med. 2010;2:166–76.

26. *Madea N, Klyce SD, Smolek MK, Thompson HW. Automated keratoconus screening with corneal topography analysis. Invest Ophthalmol Vis Sci. 1994;35:2749–2757.

27. Smolek MK, Klyce SD, Maeda N. Keratoconus and contact lens-induced corneal warpage analysis using the keratomorphic diagram. Invest Ophthalmol Vis Sci. 1994;35:4192–203.

28. Maeda N, Klyce SD, Smolek MK. Comparison of methods for detecting keratoconus using videokeratoscopy. Arch Ophthalmol. 1995;113:870–4.

29. Goren MB. Comparison of methods for detecting keratoconus using videokeratography [letter]. Arch Ophthalmol. 1996;114:631.

30. Klyce SD, Smolek MK, Maeda N. Comparison of methods for detecting keratoconus using videokeratography [reply]. Arch Ophthalmol. 1996;114:631–2.

31. *Smolek MK, Klyce SD. Current keratoconus detection methods compared with a neural network approach. Invest Ophthalmol Vis Sci. 1997;38:2290–2299.

32. Ambrosio R Jr, Alonson RS, Luz A, et al. Corneal thickness spatial profile and corneal volume distribution: tomographic indices to detect keratoconus. J Cat Refract Surg. 2006;32(11):1851–9.

33. Abad JC, Rubinfeld RS, Del Valle M, et al. Vertical D: a novel topographic pattern in some keratoconus suspects. Ophthalmology. 2007;114(5):1020–6.

34. Khachikian SS, Belin MW. Posterior elevation in keratoconus. Ophthalmology. 2009;116(4):816e1.

35. Arce C. Qualitative and quantitative analysis of aspheric symmetry and asymmetry on corneal surfaces. ASCRS (American Society of Cataract and Refractive Surgeons) Conference:

Boston; 2010.

36. Smadja D, Touboul D, Cohen A, et al. Detection of subclinical keratoconus using an automated decision tree classification. Am J Ophthalmol. 2013;156(2):237–246e1.

37. Maeda N, Klyce SD, Smolek MK, et al. Automated keratoconus screening with corneal topography analysis. IOVS. 1994;35(6):2749–57.

38. Dingeldein SA, Klyce SD, Wilson SE. Quantitative descriptors of corneal shape derived from the computer-assisted analysis of photokeratographs. Refract Corneal Surg. 1989;5:372–8.

39. Wilson SE, Klyce SD. Quantitative descriptors of corneal topography. A clinical study. Arch Ophthalmol. 1991;109:349–53.

40. Maeda M, Klyce SD, Smolek MK. Neural network classification of corneal topography. Invest Ophthalmol Vis Sci. 1995;36:1327–35.

41. Amsler M. Le keratocone fruste au javal. Ophthalmologica. 1938;96:77–83.

42. Amsler M. Keratocone classique et keratocone fruste, arguments unitaire. Ophthalmologica. 1946;111:96–101.

43. Belin MW, Duncan J, Ambrosio R Jr, et al. A new tomographic method of grading keratoconus: the ABCD Grading system. Int J Kerat Ect Cor Dis. 2015;4(3):85–93.

44. *Wilson SE, Klyce SD. Screening for corneal topographic abnormalities before refractive surgery. Ophthalmology. 1994;101:147–152.

45. Nesburn AB, Bahri S, Salz J, Rabinowitz YS, Maguen E, Hofbauer J, Belin M, Macy JI. Keratoconus detected by videokeratography in candidates for photorefractive keratectomy. J Refract Surg. 1995;11:194–201.

46. Bowman CB, Thompson KP, Stulting RD. Refractive keratotomy in keratoconus suspects. J Refract Surg. 1995;11:202–6.

47. Doyle SJ, Hynes E, Naroo S, Shah S. PRK in patients with a keratoconic topography picture. The concept of a physiological 'displaced apex syndrome'. Br J Ophthalmol. 1996;80:25–8.

48. Colin J, Cochener B, Bobo C, Malet F, Gallinaro C, Le Floch G. Myopic photorefractive keratectomy in eyes with atypical inferior corneal steepening. J Cat Refract Surg. 1996;22:1423–6.

49. O'Brart DPS, Saunders DC, Corbett MC, Rosen ES. The corneal topography of keratoconus. Eur J Implant Ref Surg. 1995;7(1):20–30.

50. Eiferman RA, Lane L, Law M, Fields Y. Superior keratoconus [letter]. Refract Corneal Surg. 1993;9:394–5.

51. *McMahon TT, Robin JB, Scarpulla KM, Putz JL. The spectrum of corneal topography found in keratoconus. CLAO J. 1991;17:198–204.

52. *Hubbe RE, Foulks GN. The effect of poor fixation on computer-assisted topographic corneal analysis. Ophthalmology. 1994;101:1745–1748.

53. Silverman CM. Misalignment of videokeratoscope produces pseudo-keratoconus suspect. J Cat Refract Surg. 1994;10:468.

54. *Karabatsas CH, Cook SD. Topographic analysis in pellucid marginal degeneration and keratoglobus. Eye. 1996;10:451–455.

55. *Rabinowitz YS, Garbus JJ, Garbus C, McDonnell PJ. Contact lens selection for keratoconus using a computer assisted videokeratoscope. CLAO J. 1991;17:88–93.

56. Khong AM, Mannis MJ, Plotnik RD, Johnson CA. Computerised topographic analysis of the healing graft after penetrating keratoplasty for keratoconus. Am J Ophthalmol. 1993;115:209–15.

57. Kremer I, Eagle RC, Rapuano CJ, Laibson PR. Histological evidence of recurrent keratoconus seven years after keratoplasty. Am J Ophthalmol. 1995;199:511–2.

58. Bechrakis N, Blom ML, Stark WJ, Green WR. Recurrent keratoconus. Cornea. 1994;13:73–7.

59. Serdarevic ON, Renard GJ, Pouliquen Y. Penetrating keratoplasty for keratoconus: role of videokeratoscopy and trephine sizing. J Cataract Refract Surg. 1996;22:1165–74.

第 4 部分

角膜手术

第 11 章

角膜移植术

任何形式的眼科手术都有可能改变角膜的表面形态。在某些屈光手术中和角膜手术后,角膜表面形态的改变是手术所预期的效果(第 12、13 和 14 章),但在其他的一些情况下,角膜表面形态的改变可能会导致术后视觉质量的下降(第 11、12 和 15 章)。本章主要内容是介绍各种眼科手术是如何影响角膜地形图的。

所有的外科手术都是由一系列有计划的手术操作和创伤事件组成的,每一种都可以通过一种或多种机制影响角膜的形态[1-3]。每种机制在个体患者中的效果会因术前和术后环境而改变(表 11.1)。在这一章中,以角膜移植术作为一个基本的角膜手术实例来描述这些机制的基本原理。

在接受角膜移植的患者中,角膜地形图在术前评估角膜散光、术后指导拆线或之后的角膜屈光手术都是具有意义的。此外,对角膜地形图提供的信息进行分析已被用于改进手术方案和优化视觉效果。在手术过程中,角膜渗液对于通过引导切口的长度和深度,或通过调节角膜缝线的张力来改变角膜的形状是有价值的。

机制

角膜手术可以直接引起手术部位的角膜地形图的改变,也可以通过"耦合"作用间接引起远端部位的地形图的改变。直接的影响包括角膜上皮、基质和覆盖的泪膜的局部改变(第 8 章)。当角膜手术的切口足够深或者力量足够大时,就会破坏角膜基质层中胶原纤维的形状和排列,进而破坏了角膜的力学完整性,从而产生间接的作用(第 9 章)。在外科手术后,这两种机制可能同时发生,它们的相互作用可以产生复杂的角膜地形图的改变。

在多种情况下,主要的角膜地形图变化可分为角膜变陡、角膜变平和不规则散光(图 11.1)。

角膜变陡

角膜变陡最常见的原因是由于角膜周边缝合过紧(图 11.1a)。缝合处的角膜组织受到压迫使角膜缘向眼球中心方向移动,从而使角膜中央的曲率增加[1,2]。这与"耦合"作用下缝

表 11.1　影响角膜地形图结果的因素

术前	角膜疾病
	原有散光
术中	切口
	位置
	长度
	深度
	结构
	切口缝合
	直线对齐
	缝线的深度、长度和张力
	缝合方向
	缝合材料
术后	缝线的调整
	切口愈合
	治疗药物
	并发症
	感染
	炎症
	血管化

合区域内的小面积平坦化和垂直于缝线子午线方向的角膜继发性平坦化有关(图 11.2)。

局部角膜变陡可能是由于垂直切口错位造成的，其中中央角膜边缘低于周边角膜边缘。其他原因包括切口边缘水肿、突出的瘢痕组织或烧灼引起的组织收缩[4](图 11.1b)。

角膜变平

角膜变平最常见的原因是角膜切口的裂开[1]。这种情况有时会在未缝合的小切口中出现，但在不充分支撑或关闭的大切口中更为常见(图 10.1c)。在手术时，缝线太少或缝线太松、缝线位置太浅可能会导致后部切口裂开[5]。术后，缝线可能会因为切口微小的裂伤、线结滑脱、相关的炎症、可吸收性缝线的降解或过早拆除而变得过松。同样，任何延缓或抑制切口愈合的因素，如切口感染或术后使用强效的或持久性的局部类固醇皮质激素进行治疗，都可能造成伤口的裂开[6]。

角膜切口的裂开增加了垂直于切口方向的子午线上的球周长，从而使切口子午线方向上的角膜变平(图 11.3、图 12.2 和图 12.3)。如果切口边缘对位不齐，裂开的区域被纤维血管性的瘢痕组织填充，瘢痕组织可能会在以后伸展导致角膜变平。耦合作用经常导致角膜垂直子午线方向变陡。

角膜切口的垂直错位（中央角膜边缘高于周边角膜边缘）也会导致角膜变平（图 11.1d)。其他的局部原因包括基质压迫、组织破坏、上皮下纤维化[7]或空气–泪液–上皮界面的破坏。

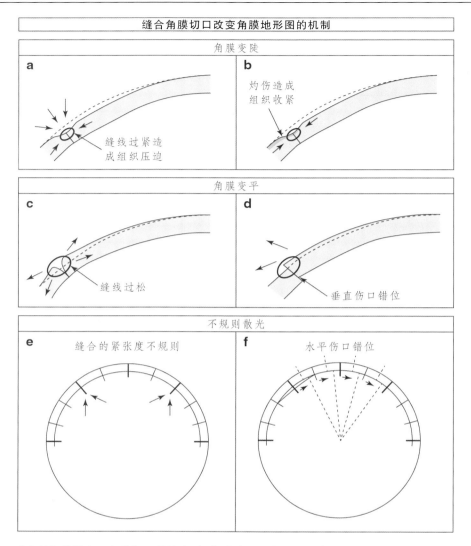

图 11.1   手术引起的散光。角膜切口的缝合,如角膜移植手术或白内障囊外摘除术中的切口,会因受压、裂开或错位造成角膜地形图的改变。(a–d)是在切口处角膜的横截面(箭头=施加力的方向;虚线=角膜表面的原始位置)。在(e)和(f)中,是从前方观察角膜[在(e)中,箭头表示缝合过紧;在(f)中,箭头表示切口错位,虚线部位在手术前是连续的]。

不规则散光

如果由于单一的或均匀的角膜结构缺陷造成的角膜散光一般是规则的。通常是相对容易通过光学途径或手术进行校正。然而,更复杂的角膜解剖学改变可能会导致不规则散光,这会造成更大的视觉功能障碍,并且更难以矫正[8,9]。如果不相邻的缝线缝合过紧,可能会发生双斜轴散光(非垂直轴)(图 11.1e)。"扭转效应"是由于切口水平方向未对准造成的,角膜边缘的错位和非径向缝线缝合都有可能会造成这种效应(图 11.1f)。切口裂开和受压的区域的产生会导致这种复杂和不规则的角膜地形图(图 11.4 至图 11.6)。

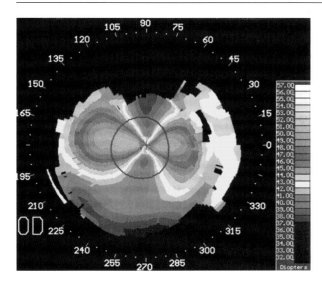

图 11.2　角膜移植术片规则性角膜散光（陡峭）。这种规则性散光是由于在 0°和 180°方向上缝合过紧而造成的。因为角膜是长椭圆形（中央比外周陡峭），故看起来像一个水平的红色领结。耦合作用造成垂直子午线方向的角膜变平。

角膜移植术后的地形图

角膜移植手术包括全层或板层角膜移植累及大部分角膜前基质的手术(全层,深板层或角膜成形术)对角膜地形图会产生显著改变,而浅基质或角膜内侧(内皮移植)则影响较小。

穿透性角膜移植术(PKP)是目前研究最多的角膜移植类型。手术会造成角膜 360°的切口,并且角膜的中央部分会被完全替换。因此,由此可产生多种样式的角膜地形图形态,并且可能表现出高度的不规则性和非生理性。学者使用简单[10]和更复杂的[11]分类方式描述了角膜地形图形态。这两个描述系统都充分利用角膜形状来展示角膜不对称性和不规则性。

分类

如果角膜中央比周边更陡峭,角膜形态被归为长椭圆形;如果是中央比周边更平坦或混合形,角膜形态被归为扁椭圆形(图 11.2 和图 11.3)。如果领结两端的大小明显不同(图 11.4),则存在不对称性;如果它们彼此成一定的角度(图 11.5),则存在不规则性。其他不规则图案根据其外观进行分类(图 11.6,表 11.2)。

穿透性角膜移植术后,领结的末端通常是楔形的,边缘呈现直线形(图 11.7),而不是正常角膜中看到的环形末端的"八字"形状。这是因为角膜一旦从供体植片上移除,形成的横截面往往是球形的,而不是长椭圆形,这种形状与受体角膜周围的连续性较差。

发生率

报道指出的这种角膜地形图形态发生率因研究而异(表 11.3)。这是因为手术技术上的微小差异就可能会对角膜地形图产生明显的影响。

随着现代眼库和显微外科手术技术的发展,大部分病例均可获得光学相对透明的角膜植片。然而,术后散光仍然是影响视力恢复的一个重要因素[12-16]。据估计,大约 10% 的穿透性角膜移植术有超过 5.00DC 的角膜散光[17],在圆锥角膜的病例中,可能高达 27%[18]。

来自国家卫生服务中心血液和眼组织咨询小组的最新数据显示,穿透性角膜移植术或

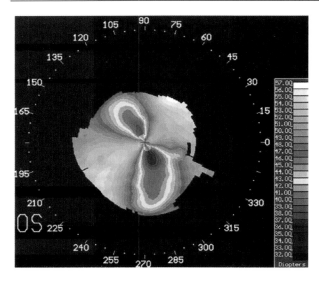

图 11.3　角膜移植片规则性散光（平坦）。120° 和 285° 方向上由于缝合过松导致散光。因为角膜是长椭球面形(中央比外周更平)，故表现为垂直的蓝色领结外观。这是由于角膜缝线总体上过于松弛导致的。耦合作用导致垂直子午线方向上的角膜变陡。

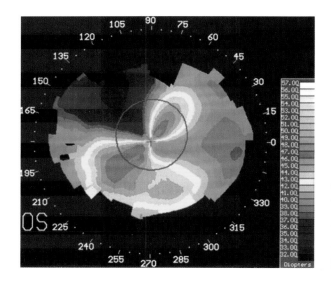

图 11.4　角膜移植片非对称性散光。角膜曲率计和验光检查一致支持陡轴在 50° 方向。然而，角膜地形图显示 230° 角膜半子午线方向与 50° 角膜半子午线方向相比更陡。缝线需要从下方的 90° 方向拆除，从上方拆除的话，只能从 20° 方向。

角膜内皮移植术后 2~5 年的视力结果稳定[19]。穿透性角膜移植术或深板层角膜移植术的圆锥角膜患者 75% 视力保持稳定 (651/868)，15% 视力提高 (133/868)，10% 视力下降(84/868)。同样，70% 接穿透性角膜移植术治疗的 Fuchs 内皮营养不良患者视力保持不变(395/569)，而 18%(105/569)改善，12%(68/569)视力下降。

修正因素

虽然角膜手术的地形图结果高度依赖于手术技术，但也会受到术前和术后各种因素的影响(表 11.4)。文献中有许多基于屈光和角膜测量数据的研究，研究者们在试图去检验每种数据的相对重要性。

角膜地形图的发展提供了一个强有力的研究工具，可以用来更加详细地检查这些因素。例如，视频角膜镜已被用于研究角膜移植术后角膜形状的日变化[20]，以及圆锥角膜患者

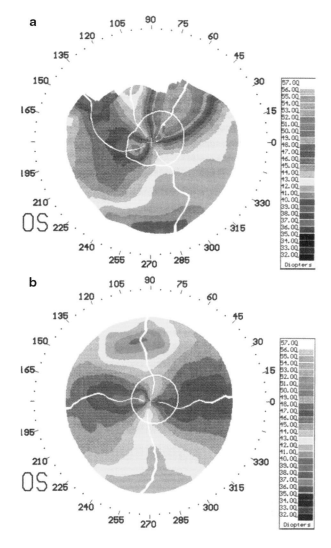

图 11.5　角膜移植片不规则性角膜散光。瞬时轴显示陡峭的子午线彼此成一定角度（斜轴散光）(a)。拆除缝合过紧的缝线能够降低这种散光的大小，并且使其变得规则(b)，易于进行光学矫正。

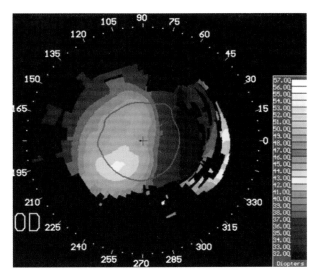

图 11.6　角膜移植片陡峭–扁平的角膜散光。在这种形式或不规则散光中，角膜一侧变陡，向另一侧逐渐变平。

表 11.2　穿透性角膜移植术后的地形图分类

形态类型	描述
无散光	圆形
规则散光	领结两半轴线夹角<20°
椭圆形	最短直径/最长直径<2/3
长椭圆形	中央比外周陡峭(红色领结)
对称领结形	小领结/大领结>2/3,或差值<1D
长椭圆形	中央比外周陡峭(红色领结)
非对称领结形	小弓:大弓<2/3,或差值>1D
扁椭圆形	中央比外周平坦(蓝色领结)
对称集结形	对称集结形
扁椭圆形	扁椭圆形
非对称领结形	非对称领结形
不规则散光	
混合型	带领结的陡峭/扁平类型
长椭圆形	中央比外周陡峭(红色领结)
不规则	领结两半轴线夹角>20°
扁椭圆形	中央比外周平坦(蓝色领结)
不规则	领结两半轴线夹角>20°
马蹄形	植片—宿主界面角膜屈光度增加的部分环状结构
三重模式	3 个不同区域的镜像变陡
陡峭/平坦	一侧变陡,向另一侧逐渐变平
局部陡峭	局部陡峭的偏心区,小于角膜直径的 25%
未归类	

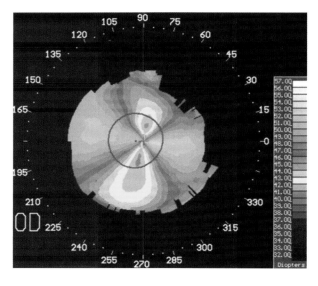

图 11.7　截顶型领结样式。穿透性角膜移植术后,领结的末端通常是楔形的,边缘是直的,因为一旦从供体角膜上取下,角膜植片往往是球形,而不是长椭圆形。

表 11.3　穿透性角膜移植术后 1 年内各种地形图的发生率

Karabatsas 等的研究[11] (n=85)		Tripoli 等的研究[10] (n=45)	
无散光	5%	5%	
规则散光	24%		
椭圆形		4%	
长椭圆形		0%	长椭圆面形	31%
对称领结形			
长椭圆形		7%	
不对称领结形			
扁椭圆形		7%	扁椭圆面形	31%
对称领结形			
扁椭圆形		6%	
不对称领结形			
不规则散光	73%		
混合型		8%	混合形	8%
长椭圆形		6%	非对称性	9%
不规则形			
扁椭圆形		5%	
不规则形			
马蹄形		4%	
三重模式		4%	
陡峭/平坦		13%	陡峭/平坦	13%
局部陡峭		19%	
未归类		14%	

术后稳定性和角膜形态[21]。对角膜地形图的进一步研究将提高我们对角膜移植术后角膜散光发生机制的认识,并制订出更好的手术策略去矫正散光或使术后散光最小化。

术前因素

充分评估术前角膜的形态对于手术方案的制订和术后的效果至关重要。角膜地形图有助于选择合适的植片大小。在圆锥角膜等情况下,可以识别受不规则散光影响的角膜区域,并用足够大的环钻将其包围。裂隙照相系统(第 3 章)可以测量角膜厚度,用来确定在植片–宿主交界处需要避开的角膜较薄的区域。此外,了解环钻下角膜厚度的均匀性可以帮助手术医生避免造成植片–宿主界面的不规则。

术中因素

对于各种类型的眼前节手术,对术后角膜地形图影响最大的因素是切口大小及其闭合状态。

表 11.4   穿透性角膜移植术后的地形图结果的影响因素

术前	受体的角膜疾病
	角膜厚度
	手术史
	供体角膜或受体角膜中已存在的散光
术中	供体和受体的钻孔
	相对大小
	精度(如居中、垂直度、与植床地对合)
	供体角膜在受体临床地对准
	缝合技术
	紧张度
	长度
	深度
	方向
术后	缝线的调整
	切口愈合或裂开
	移植排斥反应
	原发性疾病复发
	并发症
	感染
	炎症
	血管化
	创伤

切口

特定手术切口的选择取决于它是否要改变角膜的形态。角膜屈光手术的目的是使切口最大化地改变角膜地形,而非尽量减少改变。

切口位置

切口越靠近角膜中心,对角膜地形图的影响就越大[22]。较大的角膜植片引起的散光比小的角膜植片要少,在巩膜或角膜缘的白内障切口相比在角膜上的切口引起的散光要少[23-25]。

切口长度

较大的切口往往比较小的切口引起更大的角膜形态变化。小切口的白内障手术明确地证明了这一点。在小切口的白内障手术中,2mm 切口的散光远<12~13mm 切口的散光,甚至<5mm 切口的散光[4,8,24,26-32]。穿透性角膜移植术是一种极端的情况,即切口涉及角膜全周360°,而白内障手术则为 30°~40°或 120°。随着切口长度的增加,手术导致不规则散光的风险相应增大。

切口深度

切口深度的增加也与角膜形态更大的变化有关。与全层角膜移植手术相比，板层角膜移植降低了散光的风险。与放射状角膜切开术类似，如果初始手术的屈光效果不足，可以通过增加原始切口的深度来进行加强。

切口结构

近年来，有研究者试图通过改变切口的横切面来减少眼科手术引起的角膜散光[24,33,34]。许多不同的切口形式已经被研究，包括垂直性的、前后斜切和二三或四个阶梯状切口。

在角膜移植手术中，切口边缘应尽可能地垂直，不要有任何的边缘凹陷或凸起，以便供体与受体的角膜能够紧密对位缝合。为了最大限度地减少散光，角膜环钻中心通常位于角膜标记中心，而不是发病部位。大多数手术医生选择供体的角膜直径相对于受体会大0.25mm，这是为了补偿角膜组织的弹性收缩，避免间隙的产生。如果大于0.5mm可能会导致角膜变陡，而供体和受体使用相同大小的环钻可能会导致角膜变平。

对于白内障手术的切口，一些研究者认为切口的水平宽度很重要。据推测，通过建立隧道或上皮瓣，增加伤口的愈合面积，这有助于切口稳定性的提高，从而减少术后角膜形态的改变。

切口闭合

非散光性的切口闭合要求切口边缘要准确对齐，并通过使用有适当张力的缝线牢固地固定在合适的位置上。

对齐

在切口的闭合过程中，切口边缘的适当对齐是至关重要的。切口的垂直错位会导致规则的角膜局部变陡或变平，而水平错位与角膜不规则散光有关（图11.1）。

在大切口的白内障手术中，切口两端要固定，并且切口的两个边缘要吻合。因此，切口的对齐只需要将组织恢复到其原始位置即可。对于较大的切口，一些手术医生在做全层的角膜切口之前要预先嵌入缝线，以确保缝合时切口边缘的准确对齐[9]。

然而，在角膜移植中，两个切口的边缘可能不太吻合，特别是当宿主有不规则散光或角膜疾病影响植片–宿主接合处时。如果切口两边的角膜组织厚度不同，必须注意缝线缝入角膜的深度要相同。角膜移植中的另一个问题是供体组织容易自由移动，因此第二条主缝合线与第一条主缝合线成180°的位置至关重要，这样可以确保两条缝线之间直径两侧的角膜组织分布均匀。

缝合

缝线的张力过大会导致组织受压导致与切口相关的角膜变陡[2]。缝合的过长过深，会造成更多的角膜组织受压，但这样会增加缝线的张力。缝合得太松或太浅容易造成切口裂开和角膜变平[5]。一些外科医生使用连续性缝合，而不是间断性缝合，目的是希望缝线张力能够沿切口均匀分布[9,35]。然而，在实际临床工作中，缝线张力的产生具有很大的变异性，从而造成缝线的过紧或过松。

缝线方向

缝合时,缝线应垂直穿过切口。对于角膜移植或白内障手术,切口与角膜缘应该平行,缝线呈放射状。在其他任何方向上的缝合都会倾向于将切口边缘牵拉至另一个切口边缘,从而导致切口水平错位。

缝合材料

用丝质缝合线或可吸收缝合线(如羊肠线、Vicryl 缝线)缝合的切口最初往往会表现出与切口相关的角膜变陡,6~8 周后,随着缝线的降解转变为角膜变平[1,6,36-40]。相比之下,单丝尼龙是一种惰性的不可吸收缝线,具有相对较高的抗张强度,这可以使得由于缝线降解导致的角膜散光降到最小,直至缝线被拆除[1,3,5,8,41-45]。缝线的自然降解一般是在术后的第 1 个月最严重[21]。构造良好的自行愈合的小切口(≤4mm),可以避免使用缝线缝合及其相关并发症的发生[3],并且不会造成与切口相关的角膜显著变平[8,25]。

术中地形图

手术中可以使用通过中心孔观察的圆锥形 Placido 环、将裂隙灯显微镜光线聚焦在角膜上的圆形塑料环或安装在裂隙灯显微镜上的环形灯进行角膜镜检查。许多手术医生主张,在缝合角膜切口时使用它,以减少手术引起的散光[46-49],但也有医生否认它的价值[50]。后一种观点有两种解释:第一,由于反射镜、异常眼压等原因,手术中的眼球形态可能与手术后不同;第二,角膜地形图会由于术后几个月切口的愈合和拆除缝线而自然地发生变化。然而,在手术结束时对称的角膜形态,有助于患者更快地恢复视力。

术后因素

角膜地形图在角膜移植术后有助于确定角膜缝线是否过紧指导拆线,以确定光学矫正效果不佳所对应的角膜组成部分,并用于散光矫正[12,51-57]或进一步的白内障手术[58](第 12 章)。

缝线调整

在非吸收性缝线缝合的闭合切口中,术后对缝线的合理处置是减少切口相关角膜变陡的有效方法[59,60]。对于角膜缘和角膜周边的切口,可以在术后 8~12 周进行拆线[61,62],但对于角膜中央部分的缝合[63]及角膜移植术后,数月内拆除缝线可能并不安全[61,64]。在接受局部类固醇皮质激素治疗的患者中,角膜切口会延迟愈合,因此应推迟拆线的时间。

对于间断性缝合,那些缝合过紧的缝线可以在适当的时间从角膜的陡轴上拆除[61,62],但是拆除区域的角膜往往比保留缝合的区域更平坦,散光轴也会发生旋转。除非有缝合特别紧的缝线,否则一旦切口充分愈合后,同时拆除所有缝线是更合适的。连续性缝线可以完全拆除[65],或者也可以通过将缝线从角膜平坦区域一圈一圈地松弛过渡到陡峭区域,但这也可能会有缝线断裂的风险[60,66]。角膜地形图比角膜曲率计更有利于角膜移植术后缝线的调整,它可以更加准确地识别缝合过紧的位置,尤其是在缝线较多的情况下。

参考文献

1. *Swinger CA. Postoperative astigmatism. Surv Ophthalmol. 1987;31:219–48.
2. *van Rij G, Waring GO III. Changes in corneal curvature induced by sutures and incisions. Am J Ophthalmol. 1984;98:773–83.
3. Minkovitz JB, Stark WJ. Corneal complications of intraocular surgery. Curr Opin Ophthalmol. 1995;6:79–85.
4. Koch DD, Haft EA, Gay C. Computerized videokeratographic analysis of corneal topographic changes induced by sutured and unsutured 4mm scleral pocket incisions. J Cataract Refract Surg. 1993;19(Suppl):166–9.
5. Eve FR, Troutman RC. Placement of sutures used in corneal incisions. Am J Ophthalmol. 1976;82:786–9.
6. Stainer GA, Binder PS, Parker WT, Perl T. The natural and modified course of postcataract astigmatism. Ophthalmic Surg. 1982;13:822–7.
7. Geggel HS. Effect of peripheral subepithelial fibrosis on corneal transplant topography. J Cataract Refract Surg. 1996;22:135–8.
8. Martin RG, Sanders DR, Miller JD, Cox CC, Ballew C. Effect of cataract wound incision size on acute changes in corneal topography. J Cataract Refract Surg. 1993;19(Suppl):170–7.
9. Iliff CE, Khodadoust A. Control of astigmatism in cataract surgery. Am J Ophthalmol. 1968;65:378–82.
10. *Tripoli NK, Ibrahim OS, Coggins JM, et al. Quantitative and qualitative topography classification of clear penetrating keratopathies. Invest Ophthalmol Vis Sci. 1990;30(Suppl):480.
11. *Karabatsas CH, Cook S, Sparrow JM. A proposed classification for topographic patterns seen after penetrating keratoplasty. Br J Ophthalmol. 1999;83(4):403–9.
12. Price NC, Steele AD. The correction of post-keratoplasty astigmatism. Eye. 1987;1:562–6.
13. Williams KA, Roder D, Esterman A, et al. Factors predictive of corneal graft survival: report from the Australian corneal graft registry. Ophthalmology. 1992;99(3):403–14.
14. Olson RJ, Pingree M, Ridges R, et al. Penetrating keratoplasty for keratoconus: a long-term review of results and complications. J Cataract Refract Surg. 2000;26(7):987–91.
15. Williams KA, Hornsby NB, Bartlett CM, et al. Report from the Australian corneal graft registry. Adelaide: Tech. Rep., Snap Printing; 2004.
16. Javadi MA, Motlagh BF, Jafarinasab MR, et al. Outcomes of penetrating keratoplasty in keratoconus. Cornea. 2005;24(8):941–6.
17. Troutman RC, Swinger CA. Relaxing incision for control of postoperative astigmatism following keratoplasty. Ophthalmic Surg. 1980;90:131–6.
18. Troutman RC, Gaster RN. Surgical advances and results of keratoconus. Am J Ophthalmol. 1980;90:131–6.
19. Chow SP, Hopkinson CL, Tole DT, et al. Stability of visual outcome between 2 and 5 years following corneal transplantation in the United Kingdom. Br J Ophthalmol. 2018;102(1):37–41.
20. Kwitko S, Garbus JJ, Hwang DG, Gauderman WJ, McDonnell PJ. Computer-assisted study of diurnal variation in corneal topography after penetrating keratoplasty. Ophthalmic Surg. 1992;23:10–6.
21. *Khong AM, Mannis MJ, Plotnik RD, Johnson CA. Computerised topographic analysis of the healing graft after penetrating keratoplasty for keratoconus. Am J Ophthalmol. 1993;115:209–15.
22. *Chern KC, Meiser DM, Wilson SE, Macsai MS, Krasney RH. Small-diameter, round, eccentric penetrating keratoplasties and corneal topographic correlation. Ophthalmology. 1997;104:643–7.
23. Girard LJ, Rodriguez J, Mailman ML. Reducing surgically induced astigmatism by using a scleral tunnel. Am J Ophthalmol. 1984;97:450–6.
24. Nielsen PJ. Prospective evaluation of surgically induced astigmatism and astigmatic keratotomy effects of various self-sealing small incisions. J Cataract Refract Surg. 1995;21:43–8.
25. Kohnen T. Corneal shape changes and astigmatic aspects of scleral and corneal tunnel incisions [editorial]. J Cataract Refract Surg. 1997;23:301–2.
26. Oshika T, Tsuboi S, Yaguchi S, Yoshitomi F, Nagamoto T, Nagahara K, Emi K. Comparative study of intraocular lens implantation through 3.2 and 5.5mm incisions. Ophthalmology. 1994;101:1183–90.
27. *Levy JH, Pisacano AM, Chadwick K. Astigmatic changes after cataract surgery with 5.1mm and 3.5mm sutureless incisions. J Cataract Refract Surg. 1994;20:630–3.
28. *Hayashi K, Hayashi H, Nakao F, Hayashi F. The correlation between incision size and corneal shape changes in sutureless cataract surgery. Ophthalmology. 1995;102:550–6.

29. Kohnen T, Dick B, Jacobi KW. Comparison of the induced astigmatism after temporal clear corneal tunnel incisions of different sizes. J Cataract Refract Surg. 1995;21:417–24.

30. Storr-Paulsen A, Henning V. Long-term astigmatic changes after phacoemulsification with single stitch, horizontal suture closure. J Cataract Refract Surg. 1995;21:429–32.

31. Long DA, Monica ML. A prospective evaluation of corneal curvature changes with 3.0- to 3.5-mm corneal tunnel phacoemulsification. Ophthalmology. 1996;103:226–32.

32. Vass C, Menapace R, Amon M, Hirsch U, Yousef A. Batch-by-batch analysis of topographic changes induced by sutured and sutureless clear corneal incisions. J Cataract Refract Surg. 1996;22:324–30.

33. Ernest PH. Corneal lip tunnel incision. J Cataract Refract Surg. 1994;20:154–7.

34. Vass C, Menapace R, Rainer G. Corneal topographic changes after frown and straight sclero-corneal incisions. J Cataract Refract Surg. 1997;23:913–22.

35. Filatov V, Alexandrakis G, Talamo JH, Steinert RF. Comparison of suture-in and suture-out postkeratoplasty astigmatism with single running suture or combined running and interrupted sutures. Am J Ophthalmol. 1996;122:696–700.

36. Gorn RA. Surgically induced corneal astigmatism and its spontaneous regression. Ophthalmic Surg. 1985;16:162–4.

37. Singh D, Kumar K. Keratometric changes after cataract extraction. Br J Ophthalmol. 1976;60:638–41.

38. Dowling JL. Wound closure in cataract surgery. Ophthalmic Surg. 1981;12:574–7.

39. Floyd G. Changes in the corneal curvature following cataract surgery. Am J Ophthalmol. 1951;34:1525–33.

40. Jaffe NS, Clayman HM. The pathophysiology of corneal astigmatism after cataract extraction. Trans Am Acad Ophthalmol Otolaryngol. 1975;79:615–30.

41. Wishart MS, Wishart PK, Gregor ZJ. Corneal astigmatism following cataract extraction. Br J Ophthalmol. 1986;70:825–30.

42. Kondrot EC. Keratometric cylinder and visual recovery following phacoemulsification and intraocular lens implantation using a self-sealing cataract incision. J Cataract Refract Surg. 1991;17(Suppl):731–3.

43. Talamo JH, Stark WJ, Gottsch JD, Goodman DF, Pratzer K, Cravy TV, Enger C. Natural history of corneal astigmatism after cataract surgery. J Cataract Refract Surg. 1991;17:313–8.

44. O'Driscoll AM, Goble RR, Hallack GN, Andrew NC. A prospective, controlled study of a 9/0 elastic polypropylene suture for cataract surgery: refractive results and complications. Eye. 1994;8:538–42.

45. Drews RC. Astigmatism after cataract surgery: nylon versus mersilene. J Cataract Refract Surg. 1995;21:70–2.

46. Serarevic ON, Renard GJ, Pouliquen Y. Randomised clinical trial comparing astigmatism and visual rehabilitation after penetrating keratoplasty with and without intraoperative suture adjustment. Ophthalmology. 1994;106:990–9.

47. Samples JR, Binder PS. The value of the Terry Keratometer in predicting postoperative astigmatism. Ophthalmology. 1984;91:280–4.

48. Morlet N. Clinical utility of the Barrett keratoscope with astigmatic dial. Ophthalmic Surg. 1994;25:150–3.

49. Thall EH, Lange SR. Preliminary results of a new intraoperative corneal topography technique. J Cataract Refract Surg. 1993;19(Suppl):193–7.

50. *Frantz JM, Reidy JJ, McDonald, MB. A comparison of surgical keratometers. Refract Corneal Surg. 1989;5:409–13.

51. *Maguire LJ, Bourne WM. Corneal topography of transverse keratotomies for astigmatism after penetrating keratoplasty. Am J Ophthalmol. 1989;107:323–30.

52. Krachmer JH, Fenzl RE. Surgical correction of high postkeratoplasty astigmatism: relaxing incisions vs wedge resection. Arch Ophthalmol. 1980;98:1400–2.

53. Sugar J, Kirk A. Relaxing keratotomy for post-keratoplasty high astigmatism. Ophthalmic Surg. 1983;14:156–8.

54. Lavery GW, Lindstrom RL, Hofer LA, Doughman DJ. The surgical management of corneal astigmatism after penetrating keratoplasty. Ophthalmic Surg. 1985;16:165–9.

55. Güell JL, Manero F, Müller A. Transverse keratotomy to correct high corneal astigmatism after cataract surgery. J Cataract Refract Surg. 1996;22:331–6.

56. Lazzaro DR, Haight DH, Belmont SC, Gibralter RP, Aslanides IM, Odrich MG. Excimer laser keratectomy for astigmatism occurring after penetrating keratoplasty. Ophthalmology. 1996;103:458–64.

57. Amm M, Duncker GIW, Schröder E. Excimer laser correction of high astigmatism after keratoplasty. J Cataract Refract Surg. 1996;22:313–7.

58. Serdarevic ON, Renard GJ, Pouliquen Y. Videokeratoscopy of recipient peripheral corneas in combined penetrating keratoplasty, cataract extraction, and lens implantation. Am J Ophthalmol. 1996;122:29–37.
59. *Strelow S, Cohen EJ, Leavitt KG, Laibson PR. Corneal topography for selective suture removal after penetrating keratoplasty. Am J Ophthalmol. 1991;112:657–65.
60. Roper-Hall MJ. Control of astigmatism after surgery and trauma. Br J Ophthalmol. 1982;66:556–9.
61. Kronish JW, Forster RK. Control of corneal astigmatism following cataract extraction by selective suture cutting. Arch Ophthalmol. 1987;105:1650–5.
62. Potamitis T, Fouladi M, Eperjese F, McDonnell PJ. Astigmatism decay immediately following suture removal. Eye. 1997;11:84–6.
63. *Navon SE. Topography after repair of full-thickness corneal laceration. J Cataract Refract Surg. 1997;23:495–501.
64. Binder PS. Selective suture removal can reduce postkeratoplasty astigmatism. Ophthalmology. 1985;92:1412–6.
65. Luntz MH, Livingstone DG. Astigmatism in cataract surgery. Br J Ophthalmol. 1977;61:360–5.
66. Atkins AD, Roper-Hall MJ. Control of postoperative astigmatism. Br J Ophthalmol. 1985;69:348–51.

第 **12** 章

白内障手术

白内障手术通常是为了提高视力而进行的。多年来,随着技术的进步使得手术方式越来越完善。最初,手术医生致力于移除混浊的晶状体,以使光线进入眼内。显微手术和人工晶状体(IOL)的发明和使用,患者有望获得良好的最佳矫正视力。随着白内障手术进入了新的发展阶段,人们的关注点转为确保光线在视网膜上得到最佳聚焦,以便为患者提供良好的裸眼视力。

然而,晶状体只贡献了眼睛总屈光力的 1/3,剩下的 2/3 来自凸形的角膜前表面,这对白内障手术有两个重要的启示。首先,了解角膜的屈光度对于准确计算植入人工晶状体的屈光力至关重要。其次,角膜形态的微小变化会对光线聚焦在视网膜上的精确度产生巨大的影响。因此,白内障摘除时,在角膜或前部巩膜上的切口有可能改变眼睛的屈光状态。角膜地形图的评估可以用来最大限度地减少这些切口造成的不良后果,甚至可以利用其来改善手术效果。

众所周知,白内障手术可能会造成角膜曲率的显著变化,这可能会影响术后的视力恢复[1,2]。1864 年,在角膜缝线应用之前,Franz Donders 报道了白内障术后发生"逆规"散光(垂直子午线变平)[3]这一现象。Von Reuss 和 Woinow 随后在 1869 年也报道了术后的角膜散光的结果[4]。

近几十年来,白内障手术发生了许多变化,这导致了疗效的极大提高。人工晶状体不断的改进与发展,缝合材料、手术显微镜和微型仪器也都得到了开发和改进。手术技术已经从囊内手术发展到囊外手术,然后再发展到小切口超声乳化联合折叠式人工晶状体植入术。白内障手术现在是以日间病例为主的常规手术,视力恢复迅速,复发率低,医生和患者都对手术的成功寄予很高的期望。

如今,白内障手术的目的是使患者恢复良好的裸眼视力。这就要求患者最终的屈光状态应该在正视或预期屈光度的 0.5D 以内,并且预先存在的和手术引起的散光应该尽量减小[5,6]。为了实现这一点,手术的每个阶段的屈光影响因素都必须进行优化。使用角膜地形图评估是非常便利的,尤其在疑难病例中[7,8](表 12.1)。

表 12.1　角膜地形图在白内障手术中的作用

术前	人工晶状体屈光度的计算
	手术切口的规划
	位置
	长度
	结构
术中	缝线调整（限制值）
术后	缝线调整
	不良结果的评估
	术源性散光的手术矫正

术前地形图

术前评估角膜形态在白内障手术中有两个作用（图 12.1）。首先，它作为角膜曲率的测量方法之一，可以提供角膜曲率或散光的测量结果，这是计算人工晶状体屈光度所必需的。其次，如果要通过在手术中合理设计切口位置和结构，植入散光人工晶状体或术后使用飞秒或准分子激光矫正散光，了解预先存在的散光的大小和位置是很重要的。

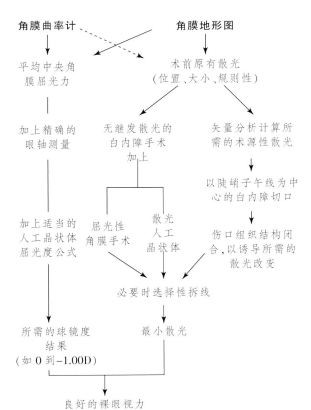

图 12.1　地形图在白内障手术中的作用。在角膜不规则的情况下，地形图可以提高人工晶状体(IOL)度数计算的准确性，并使散光在手术时得到解决，从而改善术后裸眼视力。

人工晶状体屈光度的计算

在白内障手术之前,需要确定人工晶状体的屈光度及术后预期屈光度。通常使用角膜屈光度和眼轴长度的测量值在数学或理论公式中的计算来实现[9-18]。使用中有几个不同的公式,其中一个原始公式(现在已过时)是 SRK 公式:

$$P=A-2.5L-0.9K$$

其中 P 是达到正视所需的人工晶状体的度数,A 是各种晶状体模型的特定常数,L 是眼轴长度(mm),K 是角膜曲率(D)。特定患者术后的屈光状态取决于生物统计数据的准确性及其在公式中的合理应用(图 12.1)。新一代公式(Barrett,Haigis,Hoffer Q,Holliday,SRK/T)考虑了更多的参数,如前房深度、晶状体厚度、白-白角膜直径、有效晶状体位置和术前屈光度,从而更准确地预测术后的屈光度[9-15]。最近,Hill-RBF 计算器已经问世。它是一种利用径向基函数,完全由数据驱动的人工晶状体屈光度选择的自验证方法。因此,它不受假设的有效透镜位置的理论公式的限制[15]。

角膜曲率通常由角膜曲率计测量,公式中使用的是两次测量结果的平均值。对于大多数正常角膜,角膜曲率计读数重复性较高,这使人工晶状体度数的误差可以控制在 0.5D 以内[19,20]。在该公式中,人工晶状体屈光度预测误差的最大影响因素是眼轴长度测量的偏差[21]。

对于可以同时测量角膜曲率和眼轴长度(如基于光学的生物测量仪)的设备,如果能够保证数据的准确性,最好使用该设备测量的角膜曲率结果,因为设备内的算法是使用这些数据进行校准的。

然而,对于有角膜病变或以前接受过角膜或屈光手术的患者来说,情况并不一定如此[7,22-32]。当角膜不规则时,使用角膜地形图比角膜曲率计可以更好地预测所需的人工晶状体屈光度[19,33]。由于角膜地形图可以生成更多的数据点,能更准确地展现角膜形态;但随之而来的问题是很难知道在人工晶状体屈光度计算中使用哪些数据点[19,34](表 12.2)。另外,不同的数据点组合使用不同的公式可能会更加准确[15,21]。总体而言,使用更多来自角膜中央附近的数据进行计算是最准确的。

手术切口的规划

想要减少术后散光就要预先了解术前散光的大小、位置及轴位(图 12.1)。矢量分析可以用来计算术源性散光,它需要与现存的散光相叠加,最终达到球面效果的目的[30,35]。这可以通过三种方法来实现[5,36]。第一种方法,可以在白内障手术之前或期间进行散光角膜切开术[37-39]。

表 12.2　角膜地形图中不同数据点组合来计算角膜曲率用于人工晶状体的计算公式

数据点选项
3mm 区域的角膜曲率(最陡和最平子午线的平均值)
3mm 环的平均曲率
4mm 环的平均曲率
平均中央角膜屈光度
中央加权平均角膜屈光度

第二种方法,可以植入 Toric 设计的人工晶状体。第三种方法,利用切口的位置来消除散光[40]。这是指将切口集中在陡峭子午线上,并通过切口闭合来达到减少散光的效果[41]。如果使用了缝线,则可以通过角膜地形图来进一步评估术后选择性的拆线。

切口定位

越靠巩膜或角膜缘周边(后部)的切口,手术引起的角膜形态改变越少[22,41,42]。一些学者声称,对于小切口手术,某些切口位置(如颞上或颞下)引起的散光比其他位置的切口引起的散光要少[40,43]。

切口长度

现在有大量的文献指出:切口越小,手术引起的角膜形态变化越少,屈光度越稳定,视力恢复得越快,裸眼视力越好,以上这些现象在术后早期尤为明显[6,44-51]。研究表明,自从折叠式人工晶状体问世以来,无缝合的 2.0mm 切口导致角膜逆规散光不足 0.5D。

切口结构

多平面切口通常用于辅助垂直校准,并使切口更稳定。由于切口变小了,引入了隧道结构来使切口自我封闭,从而避免了缝合以及缝合引起的散光[6,40,52,53]。

切口闭合

无缝合切口

使用结构良好的自闭式切口避免了缝合引起的相关并发症,术后散光不再是过去认为的常见、严重的问题[6,46,48]。无缝合的小切口通常只表现出轻微的“逆规”散光飘移(<1.00D),随着时间的推移有衰减趋势[15,47,51,54](图 12.2)。如果垂直 K 值变平,若只在切口附近,不侵犯中央角膜,则不会对裸眼视力造成严重影响(图 12.3)。

缝合切口

如果切口较大(>5mm)需要缝合,通常使用单丝尼龙线。这是一种惰性的不可吸收缝合线,具有相对较高的抗张能力,有助于术源性散光最大程度上的自然衰减(图 12.4 和图 12.5)[55-59]。对于小切口(<5mm),通常使用单丝可吸收缝线,如 Vicryl 缝线它将在大约术后 1 个月内被吸收。

为了最大限度地减少手术引起的散光,放射状缝线应该相对较深,长度适中,以防止组织压迫或切口裂开[2,55](第 11 章)。对于隧道切口,一些研究表明,相比于放射状或交叉缝合,水平缝合、三角形缝合和褥式缝合会减小与切口相关的角膜变陡[5,22,60]。

白内障术后的地形图

白内障术后引起的角膜地形图的变化与角膜周边或角膜缘切口的其他手术(如内皮移植)所引起的地形图变化相似,因此可以用作描述这些变化的模型。手术引起的任何变化都

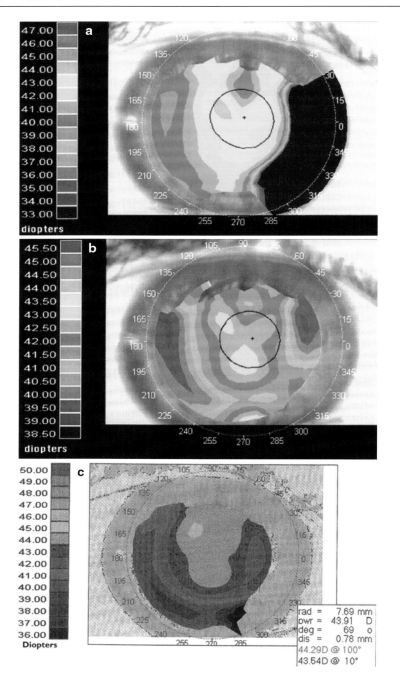

图 12.2　小切口变平。1 例有椭圆形地形图患者，超声乳化吸除术是通过一个位于角膜上方无缝合的长 3.2mm 透明隧道、2mm 的切口完成。(a)术后 1 周，切口变平，并延伸至瞳孔处。然而，中央角膜散光保持规则，不到 0.5D。(b)到了 3 个月的时候，变平程度逐渐减少，并且大部分在瞳孔区域之外。(c)1 年时，地形恢复规则性。注意标尺是不同的。

可以使用比较两个图的"变化"或"差别"的差异图来显示，方法是用术后测量值减去术前测量值[34]（第 5 章）。由于大多数原发改变与角膜周边的切口部位有关，使用局部曲率半径标尺比全曲率半径标尺更具有优势。这些原发改变可能由于"耦合"而引起垂直子午线的继发改

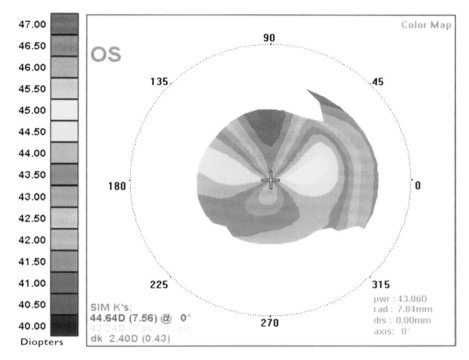

图 12.3　大切口变平。12mm 切口行白内障囊外摘除术后,缝合过松,诱导的角膜变平累及中央角膜。此病例产生了 2.40D 的散光。

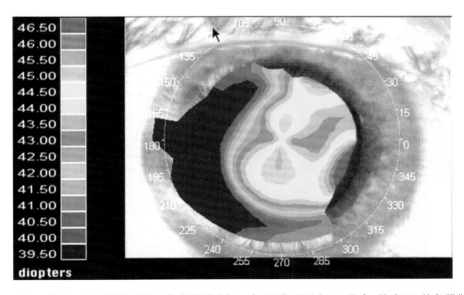

图 12.4　小切口变陡。超声乳化术通过角膜隧道进行。在 65°位置 X 切口,缝合,导致 2D 的角膜散光。在 340°侧切处局部角膜变陡,并迅速趋于稳定。

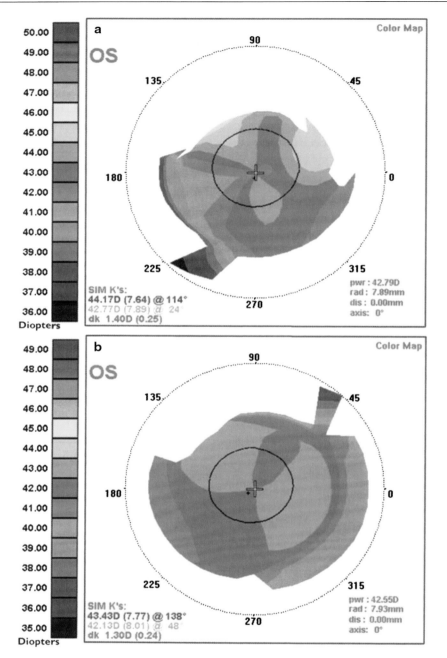

图 12.5　大切口变陡。白内障囊外摘除后,用 5 条间断的尼龙线缝合 12mm 切口。(a)40°和 130°方位缝线过紧,在半子午线上造成了局部陡峭以及不规则(双斜)散光。验光和角膜曲率计确定陡轴为 115°,平轴为 25°。这可能会识别出鼻侧角膜的错误缝线而拆除,而忽略了颞侧角膜的过紧缝线。(b)一旦拆除过紧的缝线,角膜就会恢复成规则的图案,可以用球柱镜矫正屈光不正。

变(第 9 章)。

　　眼科手术可能导致角膜的一个或多个部分变陡或变平(第 11 章)。这些变化可以根据它们相对于切口的位置和大小进行分类[44,46](表 12.3)。

角膜变陡

切口相关的角膜变陡(上方切口有规则散光)继发于切口处的组织受压[1](图 12.4 和 12.5)。通常是由于缝线过紧或切口边缘水肿所致。也可能是由于垂直切口对齐不良,即中央边缘低于外围边缘,或由于灼伤导致组织收缩[22](图 11.1)。

角膜缘组织的压缩会将周边角膜向球体中心挤压,从而增加中央角膜的曲率(即曲率半径的减小)[2]。由于耦合,在缝合区域内会造成一小块区域变平,在垂直于缝合的子午线上会有二次变平。

角膜变平

切口裂隙[1,2](图 12.2 和图 12.3)导致切口相关的角膜变平(上方切口的逆规散光),有时在未缝合的切口中小范围出现[22,47,51,54],但在手术时,缝合太松或者伴有切口豁开、线结滑脱、缝合相关的炎症、降解或移除等情况,则更常见。缝合过浅可能会导致伤后部裂开,它们的地形图表现类似。切口垂直错位,中央边缘位骑跨于外围边缘上,也会造成与切口相关的角膜变平(图 11.1)。如果切口边缘对位不良,裂开的区域被纤维血管瘢痕组织填充,可能会在以后伸展并导致角膜变平。

角膜切口的裂开增加了垂直于切口线的子午线上的眼球周长,从而使切口子午线变平[2]。

不规则散光

如果切口相关的变平或陡化是由单一或均匀的结构缺陷引起的,则常造成规则散光,且容易通过光学或手术方式来矫正。然而,更复杂的解剖学变化可能会导致不规则散光,这会产生更大的视觉功能障碍,较难矫正[60]。如果不相邻的缝线过紧,可能会发生双斜散光(非垂直轴)(图 11.1 和图 12.5)。无论是由于切口边缘不匹配,还是由于非放射状缝合的咬合,切口水平不对齐都会产生扭转效应(图 11.1 和图 12.6)。

术后的地形图

术后可以常规使用角膜地形图或角膜曲率计来确定应该拆除的过紧缝线。对于最佳矫正视力不足的患者,地形图是有价值的,其可以确定角膜不规则散光是否是视力低下的原

表 12.3　白内障手术引起地形图的变化分类

位置	量级
中央的	>1D,在中央 2mm×2mm 范围内
外围的	>1D,远离切口
创伤相关的	延伸到内部:
1+	中央 7mm
2+	中央 5mm
3+	中央 3mm
散光的	增加或减少>1D

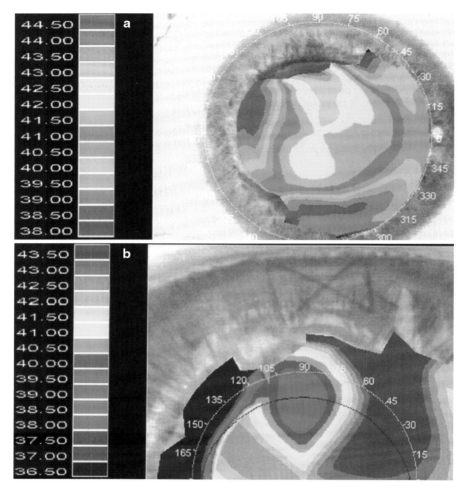

图 12.6   伤口未对齐。通过 5.5mm 切口行左侧白内障超声乳化术后，伤口边缘水平不匹配使地形图呈现扭曲的外观，导致不规则散光(a)。放大视图(b)显示单个 X-缝合线将切口的中央边缘相对于角膜缘拉到鼻侧。如果缝线咬合不是放射状，也会产生类似的影响。

因。对于需要手术矫正屈光不正或不规则散光的患者，角膜地形图也是必不可少的。

缝线调整

对于非吸收缝线封闭的切口，术后 12 周选择性拆除角膜缝线是减少切口相关性角膜陡化的有效方法。对于间断性缝合，这涉及在陡峭轴上拆除地过紧的缝线[61,62]。对于连续性缝线，缝线中的张力可以通过从平坦的区域到陡峭的区域逐渐释放来重新分配[63,64]，但这有使缝线断裂的风险，因此现在很少进行这种操作。

角膜地形图在调整缝线方面比角膜曲率计有更大的优势，因为它可以更准确地识别紧密缝合的位置，特别是当有多个紧密缝合时(图 12.5)。

术后不良结果的调查

对于最佳矫正视力未达标，并且没有其他明显的原因导致视力低下的患者，应该在白内障手术后进行角膜地形图的检查[64]。它将确定是否存在角膜散光的不规则性，以及散光是否可以矫正[6,33]。

术后散光的手术矫正

拆除缝线后，仍然存在的角膜散光，可以通过修正原始切口或角膜屈光手术来解决[5]（第 13 章）。

参考文献

1. *Swinger CA. Postoperative astigmatism. Surv Ophthalmol. 1987;31:219–48.
2. *van Rij G, Waring GO III. Changes in corneal curvature induced by sutures and incisions. Am J Ophthalmol. 1984;98:773–83.
3. Donders F. On the anomalies of refraction and accommodation of the eye. London: The New Sydenham Society; 1864.
4. von ReussWoinow. Ophthalmometrische Studien. Wein; 1869.
5. *Nordan LT, Lusby FW. Refractive aspects of cataract surgery. Curr Opin Ophthalmol. 1995;6:36–40.
6. *Minkovitz JB, Stark WJ. Corneal complications of intraocular surgery. Curr Opin Ophthalmol. 1995;6:79–85.
7. *Martinez CE, Klyce SD. Corneal topography in cataract surgery. Curr Opin Ophthalmol. 1996;7:31–8.
8. Thornton SP. Clinical evaluation of corneal topography. J Cataract Refract Surg. 1993;19(Suppl):198–202.
9. Sanders DR, Retzlaff J, Kraff MC. Comparison of the SRK II″ formula and other second generation formulas. J Cataract Refract Surg. 1988;14:136–41.
10. Holladay JT. Standardizing constants for ultrasonic biometry, keratometry, and intraocular lens power calculations. J Cataract Refract Surg. 1997;23(9):1356–70.
11. Haigis VV. The Haigis formula. Chap 5. In: Shammas H, editor. Intraocular lens power calculations. Thorofare: Slack; 2003. p. 41–57.
12. Hoffer KJ. The Hoffer Q formula: a comparison of theoretic and regression formulas. J Cataract Refract Surg. 1993;19:700–12.
13. Melles RB, Holladay JT, Chang WJ. Accuracy of intraocular lens calculation formulas. Ophthalmology. 2018;125(2):169–78.
14. Koch DD, Hill W, Albulafia A, et al. Pursuing perfection in intraocular lens calculations: I. Logical approach for classifying IOL calculation formulas. JCRS. 2017;43(6):717–8.
15. Barrett GD. Barrett universal II formula. Singapore: Asia-Pacific Association of Cataract and Refractive Surgeons. Available at: http://www.apacrs.org/barrett_universal2/. Accessed 5 Jul 2016.
16. Ascaso FJ, Castillo JM, Cristobal JA, Minguez E, Palomar A. A comparative study of eight intraocular lens calculation formulas. Ophthalmologica. 1991;203:148–53.
17. Barrett GD. An improved universal theoretical formula for intraocular lens power prediction. J Cataract Refract Surg. 1993;19:713–20.
18. Hoffer KJ. The Hoffer Q formula: comparison of theoretic and regression formulas. J Cataract Refract Surg. 1993;19:700–12.
19. *Cuaycong MJ, Gay CA, Emery J, Haft EA, Koch DD. Comparison of the accuracy of computerized videokeratoscopy and keratometry for use in intraocular lens calculations. J Cataract Refract Surg. 1993;19(Suppl):178–81.
20. Husain SE, Kohnen T, Maturi R, Er H, Koch DD. Computerised videokeratography and keratometry in determining intraocular lens calculations. J Cataract Refract Surg. 1996;22:362–6.
21. Hovding G, Natvik C, Sletteberg O. The refractive error after implantation of a posterior chamber intraocular lens. The accuracy of IOL power calculation in a hospital practice. Acta Ophthalmol. 1994;72:612–6.
22. *Koch DD, Haft EA, Gay C. Computerized videokeratographic analysis of corneal topographic changes induced by sutured and unsutured 4mm scleral pocket incisions. J Cataract Refract Surg. 1993;19(Suppl):166–9.
23. McDonnell PJ. Can we avoid an epidemic of refractive 'surprises' after cataract surgery? [editorial]. Arch Ophthalmol. 1997;115:542–3.
24. Celikkol L, Ahn D, Celikkol G, Feldman ST. Calculating intraocular lens power in eyes with

keratoconus using videokeratography. J Cataract Refract Surg. 1996;22:497–500.

25. Serdarevic ON, Renard GJ, Pouliquen Y. Videokeratoscopy of recipient peripheral corneas in combined penetrating keratoplasty, cataract extraction, and lens implantation. Am J Ophthalmol. 1996;122:29–37.

26. Flowers CW, MdLeod SD, McDonnell PJ, Irvine JA, Smith RE. Evaluation of intraocular lens power calculation formulas in the triple procedure. J Cataract Refract Surg. 1996;22:116–22.

27. Koch DD, Liu JF, Hyde LL, Rock RL, Emery JM. Refractive complications of cataract surgery after radial keratotomy. Am J Ophthalmol. 1989;108:676–82.

28. *Hoffer KJ. Intraocular lens power calculation for eyes after refractive keratotomy. J Refract Surg. 1995;11:490–3.

29. Lyle WA, Jin GJC. Intraocular lens power prediction in patients who undergo cataract surgery following previous radial keratotomy. Arch Ophthalmol. 1997;115:457–61.

30. Lesher MP, Schumer DJ, Hunkeler JD, Durrie DS, McKee FE. Phacoemulsification with intraocular lens implantation after excimer photorefractive keratectomy: a case report. J Cataract Refract Surg. 1994;20(Suppl):265–7.

31. Siganos DS, Pallikaris IG, Lambropoulos JE, Koufala CJ. Keratometric readings after photorefractive keratectomy are unreliable for calculating IOL power. J Refract Surg. 1996;12:S278–9.

32. Kalski RS, Danjoux J-P, Fraenkel GE, Lawless MA, Rogers C. Intraocular lens power calculation for cataract surgery after photorefractive keratectomy for high myopia. J Refract Surg. 1997;13:362–6.

33. Sanders RD, Gills JP, Martin RG. When keratometric measurements do not accurately reflect corneal topography. J Cataract Refract Surg. 1993;19(Suppl):131–5.

34. Vass C, Menapace R. Computerised statistical analysis of corneal topography for the evaluation of changes in corneal shape after surgery. Am J Ophthalmol. 1994;118:177–84.

35. Holladay JT, Cravy TV, Koch DD. Calculation of surgically induced refractive change following ocular surgery. J Cataract Refract Surg. 1992;18:429–43.

36. *Kohnen T, Koch DD. Control of astigmatism in cataract surgery. Curr Opin Ophthalmol. 1996;7:75–80.

37. Hall GW, Campion M, Sorenson CM, Monthofer S. Reduction of corneal astigmatism at cataract surgery. J Cataract Refract Surg. 1991;17:407–14.

38. Kershner RM. Keratolenticuloplasty: arcuate keratotomy for cataract surgery and astigmatism. J Cataract Refract Surg. 1995;21(and comments in J Cat Refract Surg 1995; 21: 597-8):274–7.

39. Masket S. Arcuate keratotomy for cataract surgery and astigmatism [letter]. J Cataract Refract Surg. 1995;21:597–8.

40. *Nielsen PJ. Prospective evaluation of surgically induced astigmatism and astigmatic keratotomy effects of various self-sealing small incisions. J Cataract Refract Surg. 1995;21:43–8.

41. Kohnen T. Corneal shape changes and astigmatic aspects of scleral and corneal tunnel incisions [editorial]. J Cataract Refract Surg. 1997;23:301–2.

42. Girard LJ, Rodriguez J, Mailman ML. Reducing surgically induced astigmatism by using a scleral tunnel. Am J Ophthalmol. 1984;97:450–6.

43. Hayashi K, Nakao F, Hayashi F. Corneal topographic analysis of superolateral incision cataract surgery. J Cataract Refract Surg. 1994;20:392–9.

44. *Martin RG, Sanders DR, Miller JD, Cox CC, Ballew C. Effect of cataract wound incision size on acute changes in corneal topography. J Cataract Refract Surg. 1993;19(Suppl):170–7.

45. Levy JH, Pisacano AM, Chadwick K. Astigmatic changes after cataract surgery with 5.1mm and 3.5mm sutureless incisions. J Cataract Refract Surg. 1994;20:630–3.

46. Oshika T, Tsuboi S, Yaguchi S, Yoshitomi F, Nagamoto T, Nagahara K, Emi K. Comparative study of intraocular lens implantation through 3.2 and 5.5mm incisions. Ophthalmology. 1994;101:1183–90.

47. Feil SH, Crandall AS, Olson RJ. Astigmatic decay following small incision, self-sealing cataract surgery. J Cataract Refract Surg. 1994;20:40–3.

48. *Hayashi K, Hayashi H, Nakao F, Hayashi F. The correlation between incision size and corneal shape changes in sutureless cataract surgery. Ophthalmology. 1995;102:550–6.

49. Kohnen T, Dick B, Jacobi KW. Comparison of the induced astigmatism after temporal clear corneal tunnel incisions of different sizes. J Cataract Refract Surg. 1995;21:417–24.

50. Long DA, Monica ML. A prospective evaluation of corneal curvature changes with 3.0- to 3.5-mm corneal tunnel phacoemulsification. Ophthalmology. 1996;103:226–32.

51. Pfleger T, Skorpik C, Menapace R, Scholz U, Weghaupt H, Zehetmayer M. Long-term course of induced astigmatism after clear corneal incision cataract surgery. J Cataract Refract Surg. 1996;22:72–7.

52. Ernest PH. Corneal lip tunnel incision. J Cataract Refract Surg. 1994;20:154–7.

53. Vass C, Menapace R, Rainer G. Corneal topographic changes after frown and straight sclero-

corneal incisions. J Cataract Refract Surg. 1997;23:913–22.

54. Vass C, Menapace R, Amon M, Hirsch U, Yousef A. Batch-by-batch analysis of topographic changes induced by sutured and sutureless clear corneal incisions. J Cataract Refract Surg. 1996;22:324–30.

55. Eve FR, Troutman RC. Placement of sutures used in corneal incisions. Am J Ophthalmol. 1976;82:786–9.

56. Wishart MS, Wishart PK, Gregor ZJ. Corneal astigmatism following cataract extraction. Br J Ophthalmol. 1986;70:825–30.

57. O'Driscoll AM, Goble RR, Hallack GN, Andrew NC. A prospective, controlled study of a 9/0 elastic polypropylene suture for cataract surgery: refractive results and complications. Eye. 1994;8:538–42.

58. Drews RC. Astigmatism after cataract surgery: nylon versus mersilene. J Cataract Refract Surg. 1995;21:70–2.

59. Potamitis T, Fouladi M, Eperjese F, McDonnell PJ. Astigmatism decay immediately following suture removal. Eye. 1997;11:84–6.

60. Olsen T, Dam-Johansen M, Beke T, Hjortdal JO. Evaluating surgically induced astigmatism by Fourier analysis of corneal topography data. J Cataract Refract Surg. 1996;22:318–23.

61. Luntz MH, Livingstone DG. Astigmatism in cataract surgery. Br J Ophthalmol. 1977;61:360–5.

62. Kronish JW, Forster RK. Control of corneal astigmatism following cataract extraction by selective suture cutting. Arch Ophthalmol. 1987;105:1650–5.

63. Roper-Hall MJ. Control of astigmatism after surgery and trauma. Br J Ophthalmol. 1982;66:556–9.

64. Atkins AD, Roper-Hall MJ. Control of postoperative astigmatism. Br J Ophthalmol. 1985;69:348–51.

63. Lakshminarayanan V, Enoch JM, Raasch T, Crawford B, Nydaard RW. Refractive changes induced by intraocular lens tilt and longitudinal displacement. Arch Ophthalmol. 1986;104:90–2.

64. Güell JL, Manero F, Müller A. Transverse keratotomy to correct high corneal astigmatism after cataract surgery. J Cataract Refract Surg. 1996;22:331–6.

第 13 章

角膜屈光手术

多年来,矫正屈光不正最实用的方法是使用框架眼镜。但是,100多年来,眼科医生们一直在寻找一种能永久改变眼睛屈光力的方法[1]。大多数工作都集中在改变角膜的形状上,因为这很容易实现,并且角膜屈光力占眼睛总屈光力的2/3。成功的改变角膜屈光力的能力,一定程度上取决于对角膜地形图详细的了解。

角膜屈光手术的另一种替代选择是人工晶状体植入术(第12章)。然而,无论手术是单独实施还是联合透明晶状体摘除或白内障摘除,都存在所有眼内手术相关的风险。晶状体手术的优点是可以改变相对较大的屈光力[2]。相对而言,角膜手术用于矫正小的屈光不正时是最准确和可预测的。因此,高度屈光不正最好先选用晶状体手术,之后,如果有需要可在角膜上进行微小屈光度的调整[3]。

机制

由于眼轴相对过长与屈光能力不匹配而形成近视眼。

多数矫正近视眼手术的目标是通过使角膜前表面变平坦(增加曲率半径)来减少角膜屈光力。远视眼情况刚好相反,角膜屈光手术的目标是使角膜前表面变陡峭(减少曲率半径)。通过改变对应子午线的屈光力来矫正散光。

角膜屈光手术通过以下两种机制中的一种达到效果:①是改变角膜基质层全层厚度的形状;②是仅影响角膜前表面。

通过穿透角膜基质全层厚度的切口(如放射状角膜切开术、散光性角膜切开术)或者施加持续机械力量(如基质内角膜环)可以改变胶原层压力的平衡。这会导致角膜结构的改变,同时影响角膜前表面和后表面。

相比这下,表层手术则是在角膜前表面增加组织(如表层角膜透镜术[4]),要么移除组织(如角膜切除术、准分子或者飞秒激光手术[5])或者改变角膜结构(如激光热角膜成形术[6])。在这些手术中,角膜深层基质的完整性被保持,角膜后表面形状保持不变。

地形图的作用

与其他形式的角膜手术一样(第 11 和 12 章),地形图在角膜屈光手术的术前评估、手术设计、术后监测和手术管理中是非常重要的[7](表 13.1)。在这些作用中,前 3 个尤其重要。

地形图可以帮助了解角膜的形态、发现与正常角膜形态的不同、术后角膜形态的改变以及术后有可能出现的视觉问题的来源。

地形图还可以从总体上或通过展示手术者所进行的各个手术的效果来对手术医生进行教育教学。通过提供角膜形态的视觉描述还可辅助同事之间的沟通交流。

在医疗纠纷日益增加的时代,角膜地形图可以提供客观的记录,证明已经出现的角膜形态的改变。

理想情况下,所有接受屈光手术的患者都应该有术前的角膜地形图,第一张术后地形图应在术后 1 周内拍摄并且越早越好。这能够更好地区分医生手术导致的角膜形态的改变与随后由于切口愈合、损伤或者其他干预引起的角膜形态的变化。

屈光手术术前评估

对于接受屈光手术的患者,角膜地形图是术前评估必不可少的步骤之一(表 13.2)。术前评估中,必须特别重视了解病史中的社会史和心理情况,以评估患者是否适合手术。

在检查过程中,排除玻璃体视网膜病变的眼底镜检查与视力、屈光度和眼前段的评估一样重要。在手术前,充分的沟通和知情同意也是必不可少的。

术前筛查

术前角膜地形图可用于检测角膜屈光手术的两个禁忌证,即屈光不稳定和已经存在的

表 13.1　角膜地形图在屈光手术中的作用

术前	眼部疾病的筛查
	圆锥角膜
	接触镜引起的角膜变形
	手术设计
	切口定位、长度、深度
术中	实时监测
术后	术后即时效果的记录
	愈后评估
	不良结果的调查
	补充设计
	白内障手术的生物学测量
全程	对患者宣传教育
	同事之间交流
	用于法医学目的的记录

表 13.2　接受屈光手术患者的术前评估

病史	屈光状态	眼镜佩戴
		接触镜佩戴
		最近几年的处方
	眼部	眼部疾病
		眼部手术
	用药史	既往用药史
		当前医疗问题
		治疗史
	社会史	职业
		爱好,运动,空闲时间
		吸烟,滥用药物
	心理	个人性格
		期望值
检查	视力	裸眼视力
		最佳矫正视力
		小孔视力
		对比敏感度 [a]
		夜视力,光晕 [a]
	生物测量	角膜地形图
		眼轴长度 [a]
	裂隙灯	眼前段活体组织显微镜检查
		眼压计
		昏暗照明下的瞳孔大小
	测厚仪 [b]	
	镜面显微镜 [a]	
	检眼镜	视盘
		黄斑
		周边视网膜

[a] 更好的,但不是必需的。
[b] 表面激光消融不需要。

角膜疾病。手术前需要评估屈光稳定性以确保合适的矫正。应排除角膜疾病来降低异常切口愈合反应或者术后屈光进展的可能性(图 14.8) [5,8]。

　　在拟通过手术矫正近视的患者中,多达 33% 的患者术前存在角膜地形图的异常 [10]。其中,6% 的患者有圆锥角膜 [10,11],38% 的接触镜配戴者有角膜翘曲 [10]。大多数情况下,这种异常在角膜裂隙灯检查或者 Placido 图像中是不明显的,但是可以通过角膜地形图检测到,这表明术前实施这项检查的重要性。

　　许多有着严重地形图异常的患者将被排除在屈光手术选择之外,但对于一些只有轻度角膜形态改变的患者,如亚临床圆锥角膜(第 10 章),外科医生将需要详细的角膜地形图信息来帮助决定是否可以进行手术。部分研究显示，在亚临床圆锥角膜中，至少在早期，RK±AK[12]和 PRK[13,14]均能获得与正常的患者接近的结果。

接触镜引起的角膜翘曲可产生多种地形图形态，但它们往往会在镜片支撑区域变平，且相邻区域可能变陡(表 7.2)。这种改变在硬性透气性角膜接触镜配戴者中是最明显和持久的。接触镜停戴后，角膜倾向于恢复佩戴之前的形态，其最大的变化发生在停戴的早期。虽然个体情况有很大不同，但软性角膜接触镜佩戴后，通常需要 1 个月恢复正常的角膜形态。但是，对于硬性接触镜，恢复正常的角膜形态可能需要 5 个月或更长时间。对于部分患者，这期间会一直存在角膜形态异常的现象[15,16]。

有学者建议，对于软镜配戴者，摘除接触镜和术前评估最小的间隔应该是 2 周。对于硬性透气性角膜接触镜应该是 4 周[17]。如果接触镜佩戴终止后，异常仍然存在，地形图应该间隔一段时间重复测量，直到角膜形态恢复正常或者稳定。

角膜地形图可以区分接触镜引起的翘曲和圆锥角膜：它们表现为相似的地形图形态(上方平坦和下方变陡)，但显示不同几何图形是容易区分的[18]。

可以通过术前地形图筛查提高角膜屈光手术整体的有效性和安全性，排除不可预测的变量，如接触镜佩戴引起的角膜翘曲和隐匿性的角膜疾病[8,9]。

术前计划

在所有的屈光手术前行角膜地形图检查是必要的，这会使医生能够了解患者眼睛的屈光状况，并设计最佳的治疗方案。除此之外，如果患者不能够充分配合地形图检查，如患者畏光严重，那么应该考虑其是否能够接受常规的屈光手术。

指标

已经开发了多个指标来帮助临床医师区分正常角膜和早期或者已存在的角膜疾病。这基于角膜厚度测量、角膜前表面曲率和高度数据。

Randleman 角膜扩张风险评分系统

已经设计了危险因素分层量表来帮助临床医师更准确地预测在屈光手术之后角膜扩张的风险[19](表 13.3 和表 13.4)。术后角膜扩张的患者，评估术前、围术期和术后的特性(年龄、性别、等效球镜、厚度测量、地形图特征、手术类型、切削的厚度、切削的深度、残余基质床厚度和术后扩张诊断的日期)。

组织改变百分比(PTA)指数

该指数用来评估组织改变百分比和扩张危险度的相关性[20]。用下面公式计算：

$$PTA=\frac{(FT+AF)}{CCT}$$

PTA=组织改变百分比

FT=角膜瓣厚度

AD=切削的深度

表 13.3　Randleman 扩张风险评分系统的不同参数和评分点

参数	分数				
	4	3	2	1	0
地形图形态	FFC	下方陡峭/SRA		ABT	正常/SBT
RSB 厚度（μm）	<240	240~259	260~279	280~299	>300
年龄（岁）		18~21	22~25	26~29	>30
CCT（μm）	<450	451~480	481~510		>510
MRSE	>-14	>-14~-12	>-12~-10	>-10~-8	-8 或更少

ABT，不对称领结形；CCT，术前中央角膜厚度；D，屈光力；FFKC，顿挫型圆锥角膜；MRSE，术前显示等效屈光力；RSB，残余基质床；SBT，对称领结型；SRA，斜交放射轴。

表 13.4　Randleman 扩张风险评分系统的累积评分和建议[19]

累积风险评分	风险类别	建议
0~2	低	实施 LASIK 或表面切削
3	中	谨慎实施
4 或更多	高	不能实施激光屈光手术

CCT=术前中央角膜厚度

这个公式是一个准确的评估角膜扩张风险的方法，PTA 值低于 40% 与低扩张发生率相关。

术中评估

术中地形图在屈光手术中很少使用，因为手术结束时获得的地形图形态通常会在术后发生进一步的改变。

术后评估

使用局部曲率半径（瞬时切线）地形图能够更好地显示术后局部角膜表面曲率的变化（图 1.2）。这避免了使用全局（轴向/矢状）曲率半径地形图固有的球面偏差（图 5.6）。

通过使用差异图显示角膜地形图的变化具有最佳的效果，即使用较早的图减去后期的图[10,50]（图 5.15）。手术本身的效果通过从术前地形图减去术后立即测量的地形图来表明。变化的稳定性和随后发生切口愈合过程的效果，可以通过手术后不久采集的地形图与随后随诊采集的地形图之间的差异来量化。

角膜表面的规则性和对称性可以通过地形图测量并且可以通过统计指标的计算来量化（如表面规则性指数 SRI；表面非对称性指数 SAI）[21,22]（表 5.7）。这些指标，尤其是 SRI，与视觉效果紧密相关。

在视觉效果不良的情况下，地形图可以检测到角膜表面异常，而使用裂隙灯生物显微镜检查，则不容易发现[23]。这包括表面不规则性，小的或者偏心治疗区域[24-26]。如果患者有接触镜需求，地形图对配适评估也有帮助。

进一步手术设计

相对于首次屈光手术,术前角膜地形图对于屈光加强手术更为重要。对于屈光手术后需要做白内障的患者,当角膜曲率计不能足够精确计算所需植入眼内的人工晶状体的屈光力时,角膜地形图也很有价值[28-35](第 12 章)。

屈光手术后的地形图

角膜屈光手术的目的是改变中央角膜的曲率,其通常对周边角膜影响较小。进行全部预期矫正的区域是光学区。被改变曲率的中间区域被正常的周边角膜所包围。

天然角膜形态是非球面和辐射状非对称的;曲率半径从中央到角膜缘逐渐变化,并且在不同的子午线上变化速率不同。正常角膜沿着任何一条子午线的形态都是长椭圆形的,意味着角膜中央更陡峭,向周边变平(正形状因子)(表 6.2)。

角膜屈光手术对于角膜中央光学区曲率的改变大于周边,所以角膜的非球面性被改变。远视的治疗使光学区变得陡峭,所以角膜变得更加长椭圆形。近视的治疗是切削光学区使角膜变平(中央比周边更平)。这一现象在放射状角膜切开术中更加显著,中央变平与中周部变陡峭相关联。

角膜地形图在视功能评估中的影响

通过以瞳孔为中心较大的区域内产生均匀的角膜曲率变化,可以达到屈光手术后最佳的视觉效果[36-42]。

较小程度的光学区偏中心和角膜表面不规则性可能不会降低 Snellen 视力[43-47],但是会对精细的视功能产生不利的影响,这在对比敏感度测试[24,48,49]或光线追踪分析中可以检测到[42,43],并引起散光[26,44,45]。

更严重的地形图异常会进一步降低视网膜图像质量导致 Snellen 视力的下降,产生不必要的光学像差[49],包括畸变、鬼影、光晕(图 13.1)和单眼复视[24,50-53]。

但是,有研究者提出,由于放射状角膜切开术造成的角膜屈光力的区域变化能解释为什么部分患者的视力会优于预期视力。

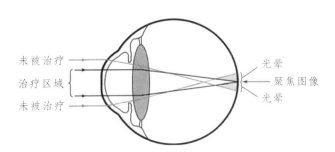

图 13.1　形成光晕的机制。屈光手术后有的光学区较小,光晕是暗光下瞳孔扩大造成的结果。在这种情况下,经过光学区的聚焦光线形成的视网膜图像质量被未治疗的周边角膜的非聚集光线降低了。

放射状角膜切开术

由于被多种形式的屈光性激光手术所取代,放射状角膜切开术现在已经很少见了。但是,其地形图变化的原理可适用于其他类型的角膜切口和创伤,可以指导方案的制订。

放射状角膜切开术的原理是在周边角膜制作深层(约 90%)放射状切口来使角膜中央变平,从而矫正近视(通常从−8.00D~−2.00D)[3,55]。中央角膜大约有 3mm 透明区域保持不变,从透明区的边缘放射状切开直到周边,这形成大约 6mm 的光学区。

机制

放射状切口横切基质层,因此在结构上削弱了角膜[56]。切口裂开是由于前部基质纤维的收缩[57]和眼内压。这会导致切口子午线上和相距 90°的中央角膜变平[58]。这种扩张在切口的中点处最大(大约在直径 7mm 的区域),导致中周部隆起(图 13.2)。

在灵长类动物中,由于上皮细胞填充切口导致术后第 1 周切口裂开增加(猫是 2 周,兔子至少 4 周)。这会导致进行性角膜变平和远视。此后,上皮的填充被可收缩的成纤维组织替代,减小切口裂隙,使屈光状态恢复正视[59-61]。这种"组织增加学说"表明,切口的数量越多,增加到角膜上的组织越多,产生的屈光效果越好。欠矫通常是由于切口长度或深度不够,而过矫则是由于切口太宽,被填充了过多的上皮细胞和瘢痕组织,妨碍了切口边缘对合。

a 前视图

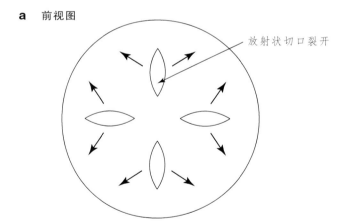

放射状切口裂开

b 截面图

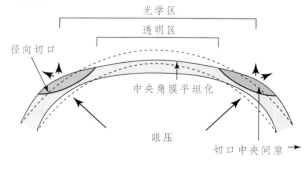

光学区

透明区

径向切口

中央角膜平坦化

眼压

切口中央间隙 →

图 13.2 放射状角膜切开术机制。放射状切口裂开导致角膜周长增加,这在切口中点处最大(a)。由于角膜缘被固定,因此周长的增加被中周向前弯曲的角膜所平衡,从而产生了中央下移,从而导致角膜中央变平(b)。

切口仍然是薄弱的部位,因为上皮细胞可以在切口中存留至少 6 年,并且新的胶原蛋白平行于切口边缘而不是在切口处沉积。它们未能表现出与缝合切口相同的重塑效果,并且可能进一步扩增,导致远期屈光不稳定,如进行性远视[62,63]。

手术设计

对于患者来说,放射状角膜切开术的结果并不能准确预测。首先是因为术者手术技术的差异,其次是患者切口愈合反应的个体差异。对于给定的病例,可以利用列线图确定最合适的手术参数,从而将前者最小化[64]。

部分地形图系统的软件中包含有放射状角膜切开术设计程序(图 13.3)。这可以存储术前数据和准确做好手术记录(表 13.1)。

患者变量

所有列线图都利用了术前戴镜验光的等效球镜度数、预期矫正度数和患者的年龄。年龄是重要的考虑因素,因为老年患者的愈合过程较慢,因此,同等的切口比年轻的患者产生更强的屈光效果。某些列线图也包括患者的性别和角膜屈光力(表 13.5)。

切口变量

基于这些参数,列线图将建议出所需切口的数量、长度和位置来产生适当的屈光变化。大部分医生采用 4、6 或 8 个切口。最初的 4 个切口产生手术的大部分效果,所以可以将其作为主要步骤进行,然后如果有需要可增加更多的切口。通常情况下,在初次手术中很少使用 16 个切口,太多的切口是不必要的。

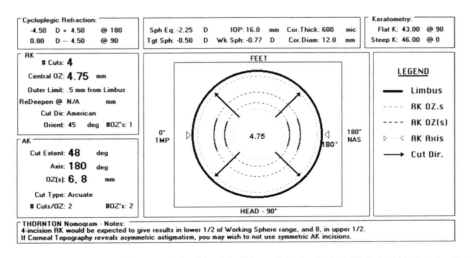

图 13.3　角膜切开术设计。放射状和弧形角膜切开术的切口的部位、长度和深度由列线图确定,如 Thornton 设计的列线图。拍摄地形图后,外科医生输入睫状肌麻痹验光(左上方的方框内)和眼部测量值(正上方的方框内)。然后,程序将计算放射状角膜切开术(左中框内)和弧形角膜切开术(左下框内)的手术参数,并将其显示在图表上(中央框内)。

表 13.5 可增加放射状角膜切开术有效性的患者和手术因素。将这些变量及预
　　　　期的屈光变化一起输入到用于设计单个患者手术的列线图中

患者	年龄增长
	性别
	切口愈合不佳
	较高的眼内压、大气压
	角膜屈光力
切口	较多的数量
	更长
	更深
	靠近角膜中央
	向心的(俄罗斯技术)、离心的(美国技术相反)
	下切口愈合更慢

　　制造的切口越长越深,切口间隙越大,屈光效果越好。最初的切口延伸至角膜缘,但是现在使用更短的切口具有更快的伤口愈合和视力恢复、更好的屈光稳定性和避免血管向内生长的优点。此外,中央透明区域趋向于更大来防止涉及瞳孔区的切口引发眩光和对比敏感度降低[63]。

　　切口的方向也影响其屈光效果[63,65]。在美国技术中,切口从旁中央区到角膜缘离心性制作。刀片长度设置为旁中央角膜厚度的 100%,实际最大深度可达到 80%~85%,并且至少在切口前 1mm 未达到该深度。在俄罗斯技术中,是向心拉动刀片,导致切口的长度更深,间隙更宽。这种更好的效果可能是由于刀片切入角膜的角度不同,切割角膜层的效率更高,愈合较慢[62]或刀片的出口处比入口处更宽,在这种技术中,出口位置最靠近角膜中心。

列线图的修正

　　有几个列线图是可用的,其中大多数是医生根据自己的特定技术追溯得出的。但是,当一个医生打算在相同的角膜上,用相同的刀片设置做多个相同的切口时,所达到的深度可能相差多达 30%。由于技术上相对细微的差异可能会有影响,医生间的差异会更大,如使用的工具、刀刃的角度、施加在角膜上的压力和穿过组织的速度使得医生间的差异会更大。因此,各个医生需要根据自己的经验来修正现有的列线图。

加强手术

　　经历放射状角膜切开术的眼睛中,有 20%~35%需实施加强手术,部分眼睛需经历 3 次或者更多次手术[62]。使用分阶段的方法会有一定程度的可调整性,从而降低过矫的风险。但是,它延长了达到屈光稳定的时间,因为必须先等一个手术的效果稳定了才能准备进行下一个手术。即使实施加强手术,屈光的结果也不能保证。这是因为之前接受过手术的眼睛中,列线图可靠性降低。部分患者更喜欢单眼手术,另一只眼睛保持欠矫来减少老视症状。

　　以前的加强手术是重新切开原始切口来进行,但是重新精准地恢复原始切口几乎是不

可能的,因此该技术未能广泛应用。由此产生的相互重叠和交叉会导致瘢痕增加。

加强手术通常在现有的切口之间,增加 4 个或 8 个切口或通过加深和延长原始切口来进行。这是通过首先用人工晶状体勾打开切口,并清除上皮,然后将金刚石刀重新插入切口来实现的。或者,通过使用不同屈光手术作为第二种加强方法,也可以获得额外的屈光效果。

放射状角膜切开术后的地形图形态

中周角膜上不连续的切口会导致整个角膜(剖面图)的地形图变化,这会导致一条子午线到另一条子午线(形态)的变化(表 13.6)。术后角膜的不规则性比术前更大,在瞳孔区 4mm 内屈光力的最大范围可从 2.0D 增加到 3.8D[63-65]。

角膜剖面图

放射状切口地张开会导致距离角膜中心 2.7mm(1.75~3.3mm)的范围角膜环变陡。这称为"旁中央膝"或拐点区。中央角膜变平,是近视矫正所需要的。因此,在 RK 术后,79%的患者会出现角膜轮廓趋向于扁圆形,还有 18%的是长椭圆/扁椭圆混合型[66]。扁椭圆形图不会在正常角膜中看到[67](表 13.7)。

术后角膜的非球面性增加,在更高的矫正屈光度中,该增加更明显。在正常的角膜中,从中央到周边的屈光力改变是 -1.9D,然而在 RK 术后,通常是 +2.8D。屈光度变化在不同的半子午线中往往会有所不同,通常在上、下最大,可能是由于眼睑对结构减弱的角膜的压力[66]。

地形图形态

RK[66]产生的地形图的分类方法与正常角膜[67]分类方法相似(表 13.7)。在 RK 术后,4 种地形图形态(圆形、对称领结形、非对称领结形和不规则形)与正常角膜相似,但是出现频率很低(图 13.4 和图 13.5)。术后唯一不会出现的形态是椭圆形。

超过一半接受 RK 手术后的角膜(59%)显示出多边形形态,这在正常角膜中从未见过

表 13.6　放射状角膜切开术后的地形图变化

不规则性增加
扁椭圆形——"负形状因子";角膜屈光力向中央降低
中央变平
周围变陡
拐点区/"旁中央膝"
斜率在中央平坦区和周围陡翘区之间快速变化
非球面性增加
常见多边形形态
瞳孔区域内多焦点角膜屈光力范围增加
尽管有残余屈光不正,但视力良好
尽管有极好的眼镜矫正视力,但视觉失真

表 13.7　与正常人相比,放射状角膜切开术后的角膜地形图不同剖面图和视频角膜镜形态的发生率。扁椭圆形的剖面图伴多边形形态在放射状角膜切开术后的地形图是常见的,但是这在正常角膜中不常见

地形图		正常[67](%)	放射状角膜切开术[66](%)
剖面图	长椭圆形	100	3
	混合型	0	18
	扁椭圆形	0	79
形态	圆形	23	6
	椭圆形	21	0
	对称领结形	18	16
	非对称领结形	32	6
	不规则形	7	6
	多边形	0	63
	陡−平−陡	0	34

(图 13.6)。这是一个同心圆形态包含两个或多个角度(≤135°)和 3 条或更多的近似直线。这些角度与放射状切口的中央端紧密对应。因此,多边形是包括正方形、六边形和八边形,这取决于切口的数量。部分多边形显示为不完整或者不对称,可能是由于切口的长度或深度不同或者不恰当的中心手术操作或者地形图测量所致。

大约一半的多边形显示为中央乳头或陡峭−平坦−陡峭的形态,其中中央陡峭区域被旁中央平坦的环包围,然后是变陡的外围环。

术前有小度数散光的眼睛倾向于术后角膜圆形或多边形。相反,那些术前有较大度数散光的倾向于长椭圆形/扁椭圆形混合形的剖面图和领结形或者不规则形。然而,术后,两种地形图之间的散光没有显著差异。

多焦点角膜

RK 术后,残余屈光不正和测量的视力之间相关性较小。这被认为是由于瞳孔区屈光力范围的增加,使角膜可以充当多焦点透镜[50,66,68–70]。

即使屈光不正持续存在,部分患者仍具有良好的裸眼视力[66]。可能是小部分光线经过部分角膜后成像效果达到了正视状态。但是,即使眼镜矫正视力良好时,部分患者仍抱怨存在视物变形的现象。这可能是由于光经过不同的屈光力穿过角膜的相邻部分而产生的光学像差引起的。在正常照明条件下,过渡区在瞳孔之外,不太可能会造成这些影响[51]。

放射状角膜切开术后的地形图随时间的变化

起初角膜最大限度地变平发生在接近旁中央角膜切口的近端,中央角膜保持相对陡峭。数月后,平坦化向心性的前移并累及中央角膜。这可能是由于基质层的松解或相对移行[70]。在相关研究中,术后 10% 的患者会出现过矫,30% 的患者回退>1.00D[70]。

短暂的中央角膜变陡

术后 1~2 天,小部分患者显示为中央角膜变陡,并伴有近视度数增加[72]。这种情况是由

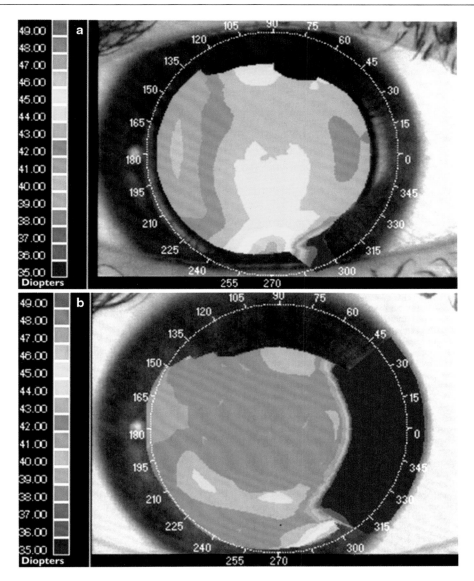

图 13.4　放射状角膜切开术(规则)。四切口宽光学区−1.00D 放射状角膜切开术。(a)术前裸眼视力是 6/24,屈光力是−1.25D。(b)术后 1 个月,中央角膜屈光力降低了 1.00D,裸眼视力是 6/5,光学区有一个圆形区域。

于切口处液体进入基质层,导致胶原层分离。未切开的中央透明区的胶原纤维具有正常的应力分布,可抵抗角膜水肿,因此该区域保持相对较薄。中周角膜过度水肿会在中央透明区域产生向心压力,向前弯曲导致中央角膜相对陡峭。这种情况可能与眼部不适、上皮破裂和光学角膜镜环经过切口以及垂直于放射状切口的多个后部细微褶皱有关。

第 2 天,角膜水肿消退,可能会形成一个过度的中周肩,导致过度的中央变平和过矫。数天之内,这种现象会消退,使最终的屈光度接近预期值。

昼夜波动

很大一部分 RK 术后患者,白天角膜进行性变陡,这与从早到晚的近视增加有关。大部

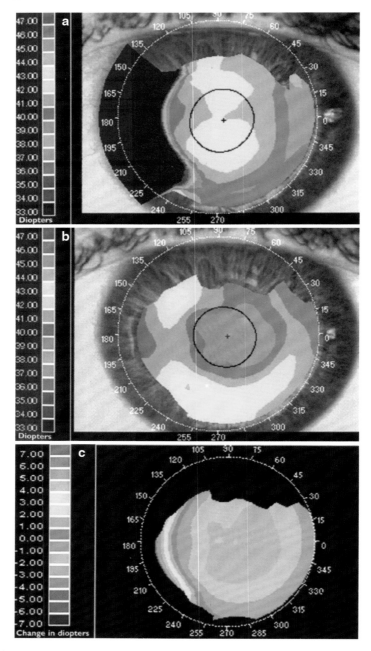

图 13.5　放射状角膜切开术(不规则)。四切口-3.00D 放射状角膜切开术加两切口-0.5D 散光性放射状角膜切开术使裸眼视力从 6/60 改善为 6/6。(a)术前规则的领结形显示为垂直子午线上角膜变陡。(b)术后 1 个月,中央角膜变平,散光被矫正,视力良好。但是地形图显示切口处中周部角膜有轻微不规则。(c)差异图显示了屈光力的变化,在散光性角膜切开术实施的垂直子午线上屈光力变化较大。

分变化发生在醒后的第一个小时,并在几个小时内完成,但是在某些患者中,近视漂移可能会持续一整天。这些影响在术后早期最为明显,并随着时间的推移逐渐减弱,但是可能会持续超过 7 年的时间[47]。

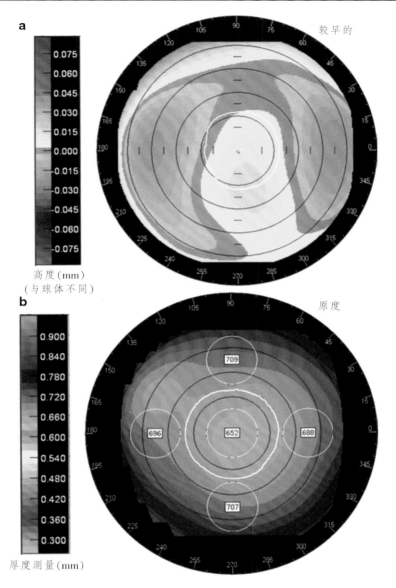

图 13.6　放射状角膜切开术（多边形）。裂隙照相且系统用于评估四切口放射状角膜切开术患者的地形图。(a)术前角膜前表面高度（最佳拟合球面的曲率半径是 7.75mm，相当于 43.5D）。(b)术前测量角膜厚度来确定刀片设置的深度。(c)术后 1 年，角膜前表面地形图（与拟合球面的高度差）是多边形的（多数为正方形，因为做了四条切口）。之所以出现这种情况，是因为在对角线切口的子午线上，平坦度最大（拟合球面的曲率半径为 7.97mm，相当于为 42.3D）。（待续）

　　学者们已经提出了 4 种机制来解释在切开的角膜睡眠时变平，白天则相反。第一，虽然眼内压高于生理压力可能会增加切口间隙[58]，但是早晨监测到的 1.3~1.5mmHg 的眼压升高在研究中无临床意义[56]，并与测得的角膜地形图或者屈光变化无关[46,47]。第二，指出角膜厚度的均匀增加超过正常角膜变化的 4%~8%。测得的角膜厚度变化在术后几周内增加，但与地形图或屈光变化无关[46,47]。第三，睡眠过程中会出现上皮和基质水肿，水合作用的变化与

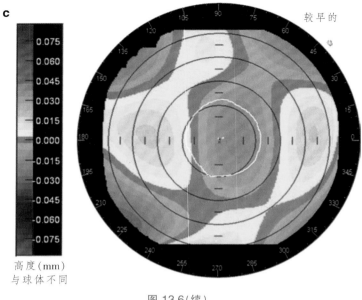

图 13.6(续)

短暂角膜变陡的机制相似，改变基质层的应力分布。已经经历 RK 手术的角膜体外水合作用，可能会导致角膜变平 10D。第四，来自眼睑闭合的外部压力可能会改变已变弱的角膜结构。综上所述，视觉和地形图变化有可能主要来自第三种机制(水合作用)和第四种机制(眼睑压力)的结合。

术后 1 年有 42%的患者每日屈光变化>0.50D，在 3.5 年时仍有 31%的患者存在这种情况[23]。术后 1.5 年，54%的患者以及术后 4 年 42%的患者抱怨视力波动[46]，但是很少有患者配备多副眼镜。那些有主观症状的患者测得的每日屈光变化是没有症状的患者的 2 倍(分别为 -0.52D 和 -0.27D)[47]，与没有视力下降的患者相比，他们的视力平均下降 2.3 行。欠矫的患者在早晨看得更清晰，然后白天视力平均下降 3.5 行，记录到的最多下降是 8 行。过矫的患者白天视力提高，15%的患者视力提高超过一行[46]。

尽管正常角膜在其中心处出现少量的日间地形图陡峭，但在 RK 后，影响更大，且分布更广(在角膜中心 1mm 以内为 0.36D，而在 1mm 和 3mm 处分别为 0.39D 和 0.42D)[47]。RK 术后，下方通常比上方易变陡。学者们已经提出了集合理论来解释这种现象：首先在调节集合过程中眼外肌产生的张力，其次是眼轮匝肌的张力。这曾被认为，两者是穿透性角膜移植术后切口异常的原因。

术后有领结形地形图形态的患者视力波动更常见(哑铃型或光学区分裂)。在视力波动的患者中，91%是领结形，9%是圆形。在没有视力波动的患者中，80%是圆形，20%是带状，没有领结形。但是，从术前的地形图中很难预测到哪些患者术后会出现视力波动。

切口多于 8 个的患者日间视力波动更常见，但不受切口的长度影响(光学区大小)[47,71]。相比于年轻人，老年人通常出现较少的视力波动[47]。

进行性远视

尽管部分患者会在术后 6 个月达到屈光稳定，但仍有许多患者存在持续多年的远视漂移。在放射状角膜切开术预期评估(PERK)研究中,43%的患者术后 6 个月到 10 年有超过 1.00D 的远视[25],没有证据表明,该过程何时会终止。

角膜形状的不稳定性在术后很可能会出现,因为切断的胶原纤维的连续性在愈合过程中无法恢复,因此基质层的抗张强度会永久性降低[73]。

尚未发现诸如年龄或眼压之类的变量与角膜生物力学、地形图或屈光不稳定性相关,并且与大气压的关系还知之甚少。但是,切口更深更长的情况下进行性远视会更常见(中央透明区 3mm 与 3.5mm 或 4mm 对比)。Mini-RK 是一种改进过的方法,通过尝试用较短的切口来克服这种不稳定性,切口的旁中央部分会造成较大的屈光效果。另外,部分医生有意地使患者低矫 0.50D~1.00D 来延迟远视的发生。

长期不稳定

进行性远视是长期屈光不稳定的最常见形式,但少数患者表现为屈光效果的持续下降(4%)或者波动(14%),并且没有明显的规律[25]。眼内压在正常范围内波动对屈光的变化没有影响,但是在地形图稳定之后数年内,海拔升高(降低的大气压)可能与角膜平坦化有关[56]。

散光性角膜切开术

散光是光线不能聚焦成一个单独的焦点的屈光不正,与子午线上对应的屈光力不同(第 6 章)。规则散光是指屈光力从一条子午线到下一条子午线以均匀的增量逐渐变化,从而导致光学系统中最大和最小屈光力的轴互相垂直,从而形成一条焦线。这种屈光不正可以使用球柱镜矫正,不规则散光则不可以。规则散光可能自然发生或者由手术导致,如白内障摘除术或角膜移植术[74]。可以通过角膜切开术来矫正,或者进行白内障手术,在散光稳定的情况下,还可以考虑环曲面人工晶状体[75]。

机制

规则性散光可以通过多种角膜手术矫正,主要分为两种:①使陡峭的子午线变平;②使平坦的子午线变陡。在这两种情况下,手术导致的子午线的变化与垂直的子午线的反向变化相关,这个过程称为"耦合"。

耦合可能是由于胶原层完整的环在角膜底部向周围延伸而引起的。由于在操作的子午线上进行手术,这些环变成椭圆,从而向未手术的子午线传递了压力。

"耦合比"是一条子午线屈光力平坦的量比上垂直子午线屈光力陡峭的量。如果平坦量和陡峭量相同,耦合比是 1:1,等效球镜则没有变化。如果与陡峭度相比平坦度过高(如 2:1 的比例),则等效球镜会发生远视漂移。

压缩性手术

角膜楔形切除术和压缩性缝合可以单独实施或者结合。两者的目的都是通过压低角膜缘使平的子午线变陡峭[76](图 11.1a)。因此,组织的切除和紧密的缝合排列集中在周边平的子午线上,并且在 180° 方向上进行相同的操作。这些技术主要用于手术引起的高度散光

(如>12.00DC)及可能联合切口的二次处理。

松解性手术

松解性手术以陡峭的子午线为中心,目的是使角膜扁平化。最容易进行的操作是角膜手术后在陡峭的子午线松解紧密的缝合线(图 11.1a,图 11.5 和图 12.5)。

其他的技术包括在陡峭的子午线周围行角膜切口,以产生切口裂隙。这会立即使切口上方的角膜变陡,并使中央的角膜变平(图 13.7)。如果是单独实施,还可以在 180°方向上同样达到扁平化。但是,该手术通常是成对操作,在这种情况下,它们是在陡峭子午线的两端实施。

耦合导致与之垂直的平坦子午线变陡。所达到的散光变化是一个轴上的变平量及其垂直轴上的陡峭量的总和。但是,在分析和显示结果时,应将其表示为"矢量校正的散光变化",其中应考虑到散光轴及其大小的变化[77-81]。

最初使用的角膜切开术是从放射状角膜切开术发展而来,但是以局部方法应用为主,所以只使一条子午线变平。最初将一系列外围切口与陡峭子午线平行设置[68]。然后学者们发现将切口放置在陡峭子午线上可以达到更好的效果,从而使伤口裂开在所需的方向上最大

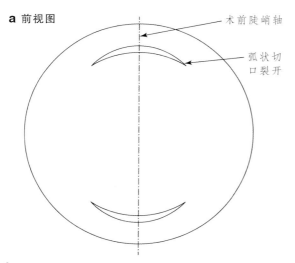

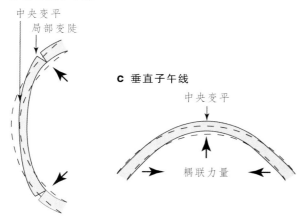

图 13.7 弧形角膜切开术机制。环形切口以陡峭子午线上为中心,并且经常是成对出现(a)。切口裂开导致,使局部变陡,中央变平(b)。角膜基底的完整的胶原层薄片被拉伸并变成椭圆形。这些力被传递到垂直子午线上,在那里它们由于耦合而导致中央变陡(c)。

程度地增加曲率半径。梯形角膜切开术是在陡峭轴上平行和横向切口的结合,但是与角膜瘢痕形成、不规则性和大的远视漂移相关。如果切口是交叉的,并发症将更大。

松解性切口大部分已经被激光矫正手术所取代。如果实施,它们仅被放置在陡峭子午线上。在横向角膜切开术中(T 型切口),切口是笔直的,并且使用带防护的刀片或钻石刀能相对容易地徒手进行[82]。在弧形角膜切开术中(环形松解性切口),切口弯曲与角膜缘平行。通过使用半自动设备(如 Hanna 弧形角膜刀)可以简化该技术[83]。

手术设计

散光性角膜切开术的结果受放射状角膜切开术相似的变量影响,同样,结果不是完全可以预测的。列线图已经发展到可以显示所需切口的数量、长度、深度和位置来产生预期的屈光变化[82,84],这些已经被包含到地形图软件中(图 13.8)。

横向角膜切开术切口通常是 1~4mm 长, 深度达到 80%~90% 的角膜厚度, 设置在 5~8mm 的光学区[82]。如果需要更大的效果,在第 1 对切口外周 2mm 增加第 2 对切口。

弧形角膜切开术虽然很难操作,但比起横向角膜切开术有一些优点。首先,整个切口的长度与角膜中央是等距离的。因此,刀片在整个切口处都会遇到相似的角膜厚度(除了鼻/颞差异),而且效果可能更一致。其次,切口长度可以用度数或时钟小时数为单位而不是毫米,因此它的有效性并不取决于切口与角膜中心的接近程度。再有,切口可以是任意长度,因为它们不受角膜缘的限制。

弧形角膜切开术通常在 1~3 点钟方位,切口达 1/3~2/3 的角膜深度[83-86]。通过四个点钟部位做成对的切口可以达到最大的效果,虽然这可能导致较大的地形图变化和过大的切口裂隙。

角膜移植术后,由于角膜生物力学的改变,供体–受体界面形成瘢痕,甚至发生潜在的疾病,其屈光效果比正常角膜更难预测[87]。

大多数医生倾向于在植片中进行弧形角膜切开术,这能更好地控制手术,降低切口的渗漏或裂开的风险并使伤口愈合更加一致[85]。在非对称散光的情况中,建议制作非对称的切口长度和位置[76,83]。

部分医生将散光手术和球面屈光手术或白内障摘除术相结合[88,89](图 13.8),而其他医生认为,分步骤的方法更可取。球面手术可能会无意中改变散光,所以更准确地手术方案是将散光矫正手术推迟到屈光稳定后(图 13.5)。

散光性角膜切开术后的地形图

术前大多数角膜地形图是领结形的(图 13.8),而且是不对称的,特别是以前的角膜手术之后。

松解性切口会导致陡峭子午线变平,垂直子午线上同等的或者稍小的变陡,取决于耦合比。在某些地形图上会看到切口周边局部变陡。地形图通常在术后 8 周达到稳定。大多数手术在减少散光方面有 70% 的有效性,这联合大约 20° 的散光轴向的改变。

对于弧形角膜切开术,术后最常见的地形图形态是领结形带有圆形末端,可以是对称的或者不对称的[86]。横向角膜切开术经常产生带有扁平末端的领结形,或多边形或不规则形

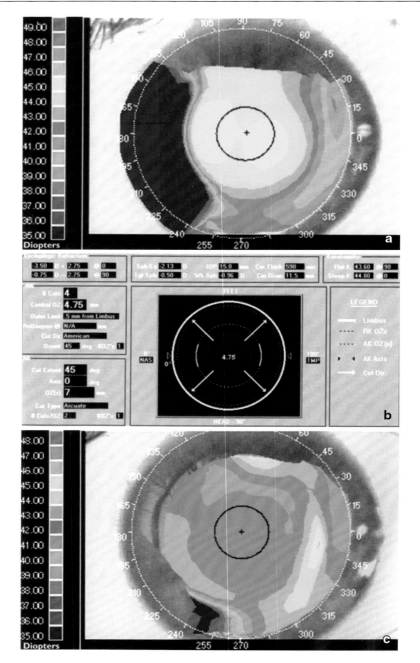

图 13.8　弧形角膜切开术。弧形角膜切开术联合放射状角膜切开术矫正左眼–0.75/–2.75×90°。(a)术前有一条水平陡峭的领结，与规则散光相符(切向地形图)。(b)在左上方的方框中输入屈光力，中央区上方的方框中输入其他角膜参数。术前地形图的角膜曲率测量显示在右上方的框中。根据 Thornton 列线图，该软件建议，对于放射状角膜切开术(左中框)，从 4.75mm 光学区到角膜缘内 0.5mm，制作四个切口(美式)。学者还建议在 7mm 光学区域以 0°子午线为中心制作两个长度为 45°的弧形切口(左下角)。手术设计以图解方式显示在中央方框中。(c)术后 1 个月，屈光度为–0.75DS，切向地形图显示出规则的中央变平，伴有领结形态的消失。但是，由于与切口相关的中周部膨出，局部变陡，尤其在鼻侧。(d)差异图显示了弧形切口如何在水平轴上变平。由于耦合导致垂直轴轻微变陡，但又由于同时进行低屈光度放射状角膜切开术而使角膜整体变平，因此效果较不明显。(待续)

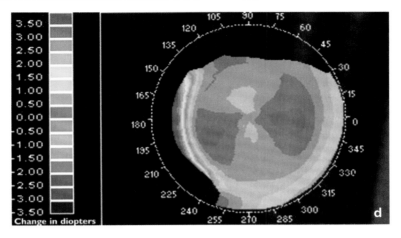

图 13.8(续)

态图案的领结型,类似于在角膜表面做切口的形态。这可能是因为切口的深度与角膜中心的接近程度是沿着切口的长度而变化的。

与自然散光的患者相比,梯形角膜切开术比弧形角膜切开术和角膜移植术等术后的角膜更常见多边形和不规则形态[77]。这可能是由于角膜移植术中,更多的胶原层被切断,以及植片–植床界面处的瘢痕导致角膜正常的生物力学丧失(第 11 章)。这些因素也可能会降低可能发生的耦合量,因此,这两个组中出现了更高的扁平/陡峭耦合比。它们还显示了在瞳孔边缘范围内更大的屈光度,这是造成眩光和视觉失真的原因。

角膜基质环

角膜基质环可以通过改变基质层的压力平衡来改变角膜形状。但是,它是通过施加压力并占用基质层的空间来实现此目的的。因此,角膜基质环与切开手术相比最主要的优点是,当基质环移除后,角膜会可逆地恢复到它的最初形态。

这个环由光学透明的聚甲基丙烯酸甲酯组成,呈一个完整的 360°圆环,具有一个单一的断裂点或两个 150°的链段(图 13.9)。将该装置在 12 点钟位置插入至一个 1.8~2.0mm 的圆周径向切口中,并在 2/3 的基质深度被送入预先切开的圆周隧道中。最小中央光学区为 7mm。

机制

最初认为,基质环通过向角膜周边施加离心性压力,使中央变平坦,从而矫正近视。可是,现在认为,该环起着隔离物的作用,并通过分离角膜层,使其绕过环的上下表面,缩短了从角膜缘到角膜缘的有效弧度(图 13.10)。基质环的厚度与导致平坦的程度呈线性相关。厚度为 0.25~0.45mm 的环可以矫正从 –5.00D~–1.00D 的近视度[90]。

成对的不同厚度的环段被用于矫正不规则散光。在部分圆锥角膜的病例中,单个环形节段可以被放置在最陡峭的部位。

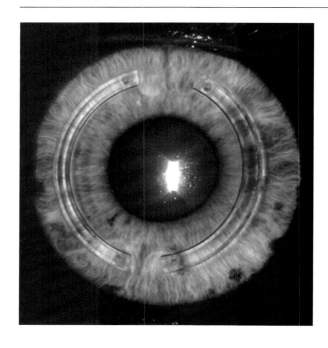

图 13.9 角膜基质环(照片)。一个角膜基质环由两部分组成。

前视图

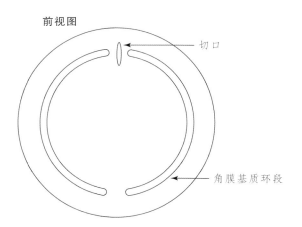

切口

角膜基质环段

横截面

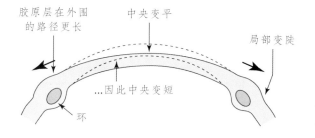

胶原层在外围的路径更长

中央变平

局部变陡

...因此中央变短

环

图 13.10 角膜基质环的机制。环插入周边角膜 2/3 的深度。它增加了角膜纤维的弧形长度并且使中央角膜变平。

角膜基质环术后的地形图

　　角膜基质环的插入具有即时的地形图效应,当环被移除时,这种效应会逆转。环本身表现为周边环局部变陡和角膜中央变平(图 13.11)。与许多其他屈光手术相比,该技术的优点是相对保留了角膜中央的天然非球面长椭圆形的形态。

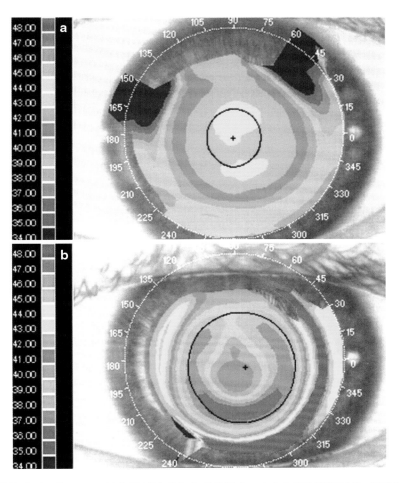

图 13.11　角膜基质环。将−2.50D 的角膜基质环作为两段插入。(a)术前地形图正常,规则散光最小(切向图)。(b)术后 3 个月,中央角膜变平,并且与环相关的周围有一变陡的环。(c)差异图显示了手术所带来的改变。这在移除环时是可逆的。(待续)

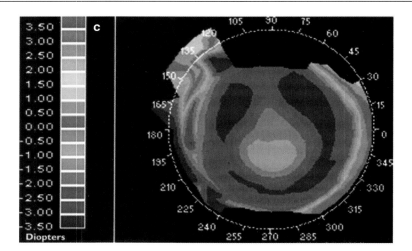

图 13.11（续）

参考文献

1. Waring GO. Development and evaluation of refractive surgical procedures. Part I. Five stages in the continuum of development. J Refract Surg. 1987;3:141–57.
2. Javitt JC. Clear lens extraction for high myopia: is this an idea whose time has come? [editorial]. Arch Ophthalmol. 1994;112:321–3.
3. Rosen ES. Considering corneal and lenticular techniques of refractive surgery [editorial]. J Cat Refract Surg. 1997;23:689–91.
4. Maguire LJ. Corneal topography of patients with excellent Snellen visual acuity after epikeratophakia for aphakia. Am J Ophthalmol. 1990;109:162–7.
5. Li SM, Kang MT, Zhou Y, et al. Wavefront excimer laser refractive surgery for adults with refractive errors. Cochrane Database Syst Rev. 2017;6:CD012687.
6. Moreira H, Campos M, Sawusch MR, et al. Holmium laser thermokeratoplasty. Ophthalmology. 1993;100(5):752–61.
7. Thornton SP. Clinical evaluation of corneal topography. J Cat Refract Surg. 1993;19(Suppl):198–202.
8. Young JA, Kornmehl EW. Chapter 16 – Preoperative evaluation for refractive surgery. Posted on medtextfree on November 12, 2010 in Ophthalmology. n.d..
9. Ambrósio R Jr, Klyce SD, Wilson SE. Corneal topographic and pachymetric screening of keratorefractive patients. J Refract Surg. 2003;19:24–9.
10. *Wilson SE, Klyce SD. Screening for corneal topographic abnormalities before refractive surgery. Ophthalmology. 1994;101:147–52.
11. Nesburn AB, Bahri S, Salz J, Rabinowitz YS, Maguen E, Hofbauer J, Belin M, Macy JI. Keratoconus detected by videokeratography in candidates for photorefractive keratectomy. J Refract Surg. 1995;11:194–201.
12. Bowman CB, Thompson KP, Stulting RD. Refractive keratotomy in keratoconus suspects. J Refract Surg. 1995;11:202–6.
13. Doyle SJ, Hynes E, Naroo S, Shah S. PRK in patients with a keratoconic topography picture. The concept of a physiological 'displaced apex syndrome'. Br J Ophthalmol. 1996;80:25–8.
14. Colin J, Cochener B, Bobo C, Malet F, Gallinaro C, Le Floch G. Myopic photorefractive keratectomy in eyes with atypical inferior corneal steepening. J Cataract Refract Surg. 1996;22:1423–6.
15. Wilson SE, Lin DTC, Klyce SD, Reidy JJ, Insler MS. Topographic changes in contact lens-induced warpage. Ophthalmology. 1990;97:734–44.
16. Ruiz-Montenegro J, Mafra CH, Wilson SE, Jumper JM, Klyce SD, Mendelson EN. Corneal topographic alterations in normal contact lens wearers. Ophthalmology. 1993;100:128–34.
17. Corbett MC, O'Brart DPS, Marshall J. Biological and environmental risk factors for regression after photorefractive keratectomy. Ophthalmology. 1996;103:1381–91.
18. Lebow KA, Grohe R. Differentiating contact lens induced warpage from true keratoconus using corneal topography. Eye Contact Lens. 1999;25:114.

19. Randleman JB, Woodward M, Lynn MJ, et al. Risk assessment of ectasia after corneal refractive surgery. Ophthalmology. 2008;115:37–50.

20. Santhiago MR, et al. Association between the percent tissue altered and post–laser in situ keratomileusis ectasia in eyes with normal preoperative topography. Am J Ophthalmol. 2014;158(1):87–95.

21. Lui Z, Pflugfelder SC. Corneal surface regularity and the effect of artificial tears in aqueous tear deficiency. Ophthalmology. 1999;106(5):939–43.

22. Lui Z, Pflugfelder SC. The effects of long-term contact lens wear on corneal thickness, curvature, and surface regularity. Ophthalmology. 2000;107(1):105–11.

23. Maguire LJ, Klyce SD, Sawelson H, McDonald MB, Kaufman HE. Visual distorsion after myopic keratomileusis. Computer analysis of keratoscope photographs. Ophthalmic Surg. 1987;18:352–6.

24. Rashid ER, Waring GO. Complications of radial and transverse keratotomy. Surv Ophthalmol. 1989;34:74–104.

25. *Waring GO III, Lynn MJ, McDonnell PJ, the PERK Study Group. Results of the prospective evaluation of radial keratotomy (PERK) study ten years after surgery. Ophthalmology. 1994;112:1298–308.

26. McDonnell PJ, Caroline PJ, Salz J. Irregular astigmatism after radial and astigmatic keratotomy. Am J Ophthalmol. 1989;107:42–6.

27. *Astin CLK, Gartry DS, Steele ADMcG. Contact lens fitting after photorefractive keratectomy. Br J Ophthalmol. 1996;80:597–603.

28. Siganos DS, Pallikaris IG, Lambropoulos JE, Koufala CJ. Keratometric readings after photorefractive keratectomy are unreliable for calculating IOL power. J Refract Surg. 1996;12:S278–9.

29. Pepose JS, Lim-Bon-Siong R, Mardelli P. Future shock: the long term consequences of refractive surgery. Br J Ophthalmol. 1997;81:428–9.

30. Lesher MP, Schumer DJ, Hunkeler JD, Durrie DS, McKee FE. Phacoemulsification with intraocular lens implantation after excimer photorefractive keratectomy: a case report. J Cataract Refract Surg. 1994;20(Suppl):265–7.

31. Hoffer KJ. Calculating intraocular lens power after refractive corneal surgery [editorial]. Arch Ophthalmol. 2002;120:500–1.

32. Koch DD, Wang L. Calculating IOL power in eyes that have had refractive surgery. J Cataract Refract Surg. 2003;29:2039–42.

33. Savini G, Hoffer KJ, Zanini M. IOL power calculations after LASIK and PRK. Cataract Refract Surg Today Eur. 2007;4:37–44.

34. Feiz V, Mannis MJ. Intraocular lens calculations after corneal refractive surgery. Curr Opin Ophthalmol. 2004;15:342–9.

35. Hodge C, McAlinden C, Lawless M, et al. Intraocular lens power calculation following laser refractive surgery. Eye Vision. 2015;2:7.

36. Klyce SD, Smolek MK. Corneal topography of excimer laser photorefractive keratectomy. J Cataract Refract Surg. 1993;19(Suppl):122–30.

37. Uozato H, Guyton DL. Centering corneal surgical procedures. Am J Ophthalmol. 1987;103:264–75.

38. Guyton DL. More on optical zone centration [letter]. Ophthalmology. 1994;101:793.

39. Fleming JF. Should refractive surgeons worry about corneal asphericity? Refract Corneal Surg. 1990;6:455–7.

40. Eghbali F, Yeung KK, Maloney RK. Topographic determination of corneal asphericity and its lack of effect on the outcome of radial keratotomy. Am J Ophthalmol. 1995;119:275–80.

41. Seiler T, Reckmann W, Maloney RK. Effective spherical aberration of the cornea as a quantitative descriptor in corneal topography. J Cataract Refract Surg. 1993;19(Suppl):155–65.

42. Oliver KM, Hemenger RP, Corbett MC, O'Brart DPS, Verma S, Marshall J, Tomlinson A. Corneal optical aberrations induced by photorefractive keratectomy. J Refract Surg. 1997;13:246–54.

43. Maguire LJ, Zabel RW, Parker P, Lindstrom RL. Topography and raytracing analysis of patients with excellent visual acuity 3 months after excimer laser photorefractive keratectomy for myopia. Refract Corneal Surg. 1991;7:122–8.

44. Schwartz-Goldstein BH, Hersh PS, The Summit Photorefractive Keratectomy Topography Study Group. Corneal topography of phase III excimer laser photorefractive keratectomy: optical zone centration analysis. Ophthalmology. 1995;102:951–62.

45. Cantera E, Cantera I, Olivieri L. Corneal topographic analysis of photorefractive keratectomy in 175 myopic eyes. Refract Corneal Surg. 1993;9(Suppl):S19–22.

46. *McDonnell PJ, McClusky DJ, Garbus J. Corneal topography and fluctuating visual acuity after radial keratotomy. Ophthalmology. 1989;96:665–70.

47. *Kwitko S, Gritz DC, Garbus JJ, Gauderman WJ, McDonnell PJ. Diurnal variation of corneal

topography after radial keratotomy. Arch Ophthalmol. 1992;110:351–6.

48. Lin DTC. Corneal topographic analysis after excimer laser photorefractive keratectomy. Ophthalmology. 1994;101:1423–39.

49. Moreno-Barrusio E, Merayo Lloves J, Marcos S, et al. Ocular aberrations before and after myopic corneal refractive surgery: LASIK-induced changes measured with laser ray tracing. IOVS. 2001;42:1396–403.

50. Holladay JT, Lumm MJ, Waring GO III, Gemmil M, Keehn GC, Fielding B. The relationship of visual acuity, refractive error; and pupil size after radial keratotomy. Arch Ophthalmol. 1991;109:70–6.

51. Applegate RA, Gansel KA. The importance of pupil size in optical quality measurements following radial keratotomy. Refract Corneal Surg. 1990;6:47–54.

52. Binder PS. Optical problems following refractive surgery. Ophthalmology. 1986;93:739–45.

53. Balakrishnan V, Lim ASM, Tseng PSF, Hong LC. Decentered ablation zones resulting from photorefractive keratectomy with an erodible mask. Int Ophthalmol. 1993;17:179–84.

54. McDonnell JP, Garbus FG. Corneal topographic changes after radial keratotomy. Refract Corneal Surg. 1989;5:379–87.

55. Fyodorov SN, Durnev VA. Surgical correction of complicated myopic astigmatism by means of dissection of the circular ligament of the cornea. Ann Ophthalmol. 1981;13:115.

56. Simon G, Ren Q. Biomechanical behaviour of the cornea and its response to radial keratotomy. J Refract Corneal Surg. 1994;10:343–56.

57. Seiler T, Matallana M, Sendler S, Bende T. Does Bowman's layer determine the biomechanical properties of the cornea? Refract Corneal Surg. 1992;8:139–42.

58. Buzard KA, Ronk JF, Friedlander MH, Tepper DJ, Hoeltzel DA, Choe K-I. Quantitative measurement of wound spreading in radial keratotomy. Refract Corneal Surg. 1992;8:217–23.

59. Jester JV, Petroll WM, Feng W, Essepian J, Cavanagh HD. Radial keratotomy: the wound healing process and measurement of incisional gape in two animal models using in vivo confocal microscopy. Invest Ophthalmol Vis Sci. 1992;33:3255–70.

60. Garana RMR, Petroll M, Chen WT, Herman IM, Barry P, Andrews P, Cavanagh HD, Jester JV. Radial keratotomy: role of the myofibroblast in corneal wound contraction. Invest Ophthalmol Vis Sci. 1992;33:3271–82.

61. Petroll WM, New K, Sachdev M, Cavanagh HD, Jester JV. Radial keratotomy: relationship between wound gape and corneal curvature in primate eyes. Invest Ophthalmol Vis Sci. 1992;33:3283–91.

62. Binder PS. What we have learned about corneal wound healing from refractive surgery. Refract Corneal Surg. 1989;5:98–120.

63. Melles GR, Binder PS, Anderson JA. Variation in healing throughout the depth of long-term, unsutured, corneal wounds in human autopsy specimens and monkeys. Arch Ophthalmol. 1994;112:100–9.

64. Thornton S. A computerised nomogram for the performance of radial and arcuate keratotomy. USA: EyeSys Co; 1993.

65. Melles GRJ, Binder PS. Effect of wound location, orientation, direction, and postoperative time on unsutured corneal wound healing morphology in monkeys. Refract Corneal Surg. 1992;8:427–38.

66. *Bogan S, Maloney R, Drews C, Waring GO III. Computer-assisted videokeratography of corneal topography after radial keratotomy. Arch Ophthalmol. 1991;109:834–41.

67. Bogan SJ, Waring GO, Ibrahim O, Drews C, Curtis L. Classification of normal corneal topography based on computer-assisted videokeratography. Arch Ophthalmol. 1990;108:945–9.

68. *McDonnell PJ, Garbus J. Corneal topographic changes after radial keratotomy. Ophthalmology. 1989;96:45–9.

69. Maguire LJ, Bourne WM. A multifocal lens effect as a complication of radial keratotomy. J Refract Corneal Surg. 1989;5:394–9.

70. *Moreira H, Fasano AP, Garbus JJ, Lee M, McDonnell PJ. Corneal topographic changes over time after radial keratotomy. Cornea. 1992;11:465–70.

71. Waring GO III, Lynn M, Gelender H, Laibson P, Lindstrom R, Myers W, the PERK Study Group. Results of the prospective evaluation of radial keratotomy (PERK) study one year after surgery. Ophthalmology. 1985;92:177–98.

72. *Buzard KA, Fundingsland BR, Friedlander M. Transient central corneal steepening after radial keratotomy. J Refract Surg. 1996;12:521–5.

73. Buzard KA. Introduction to biomechanics of the cornea [review]. Refract Corneal Surg. 1992;8:126–38.

74. *Swinger CA. Postoperative astigmatism. Surv Ophthalmol. 1987;31:219–48.

75. Kessel L, Andresen J, Tendal B, et al. Toric intraocular lenses in the correction of astigmatism during cataract surgery: a systematic review and meta-analysis. Ophthalmology. 2016;123(2):275–86.

76. *van Rij G, Waring GO III. Changes in corneal curvature induced by sutures and incisions. Am J Ophthalmol. 1984;98:773–83.
77. *Harto MA, Maldononado MJ, Cisneros AL, Perez-Torregrosa VT, Menezo JL. Comparison of intersecting trapezoidal keratotomy and arcuate transverse keratotomy in the correction of high astigmatism. J Refract Surg. 1996;12:585–94.
78. Calossi A, Verzella F, Penso A. Computer program to calculate vectorial change of refraction induced by refractive surgery. Refract Corneal Surg. 1993;9:276–9.
79. Vass C, Menapace R. Computerised statistical analysis of corneal topography for the evaluation of changes in corneal shape after surgery. Am J Ophthalmol. 1994;118:177–84.
80. Olsen T, Dam-Johansen M, Beke T, Hjortdal JO. Evaluating surgically induced astigmatism by Fourier analysis of corneal topography data. J Cataract Refract Surg. 1996;22:318–23.
81. Alpins NA. New method of targeting vectors to treat astigmatism. J Cataract Refract Surg. 1997;23:65–75.
82. *Güell JL, Manero F, Müller A. Transverse keratotomy to correct high corneal astigmatism after cataract surgery. J Cataract Refract Surg. 1996;22:331–6.
83. Pallikaris IG, Xirafis ME, Naoumidis LP, Siganos DS. Arcuate transverse keratotomy with a mechanical arcutome based on videokeratography. J Refract Surg. 1996;12:S296–9.
84. *Lundergan MK, Rowsey JJ. Relaxing incisions: corneal topography. Ophthalmology. 1985;92:1226–36.
85. *Duffy RJ Jain VN, Tchah H, Hofmann RF, Lindstrom RL. Paired arcuate keratotomy: a surgical approach to mixed myopic astigmatism. Arch Ophthalmol. 1988;106:1130–5.
86. McCluskey DJ, Villasenor R, McDonnell PJ. Prospective topographic analysis in peripheral arcuate keratotomy for astigmatism. Ophthalmic Surg. 1990;21:464–71.
87. Troutman RC, Swinger CA. Relaxing incision for control of postoperative astigmatism following keratoplasty. Ophthalmic Surg. 1980;90:131–6.
88. Ring CP, Hadden OB, Morris AT. Transverse keratotomy combined with spherical photorefractive keratectomy for compound myopic astigmatism. J Refract Corneal Surg. 1994;10(Suppl):217–21.
89. Hall GW, Campion M, Sorenson CM, Monthofer S. Reduction of corneal astigmatism at cataract surgery. J Cataract Refract Surg. 1991;17:407–14.
90. *Schanzlin DJ, Asbell PA, Burris TE, Durrie DS. Intrastromal corneal ring segments: phase II results for the correction of myopia. Ophthalmology. 1997;104:1067–78.

第 14 章

屈光激光手术

角膜屈光手术有效的机制有两种:①是改变角膜基质层的形状(第 13 章);②是仅改变角膜前表面(本章)。

机制

表层手术与全厚度手术的目的相同:将角膜中央变平以矫正近视,变陡以矫正远视,改变适当的子午线以矫正散光(第 13 章)。

在表层手术操作中,将组织添加到角膜前表面(如表面角膜镜片术[1]),或移除组织(如角膜切削术和准分子或飞秒激光手术),或改变组织结构(如激光角膜热成形术)。在这些移除组织的手术中,准分子激光屈光性角膜切削术(PRK)是从角膜表面移除组织,而准分子激光原位角膜磨镶术(LASIK)和飞秒激光小切口微透镜取出术(SMILE)则分别是从角膜表面以下、角膜瓣下或前基质内移除组织。所有表面手术不同于有切口的屈光手术或基质环术,它保留了深层基质的完整性,并使角膜后表面的形状保持不变。

表层手术的地形图

地形图在所有屈光手术中的作用相似(表 13.1 和表 13.2)。利用局部曲率半径、差异图和统计指数等,可以提高所获得的地形图信息的价值。

然而,表层手术后的地形图存在一个局限性,即角膜绝对屈光力的读数存在误差(PRK约为 11.4%)[2]。这是因为手术改变了角膜前表面的形状,而后表面没有发生相应的变化。地形图测量系统使用标准角膜曲率指数(SKI)将角膜前表面曲率半径的测量值转换为角膜总屈光力的估计值(表 1.1)。该值是根据测量的前表面和正常角膜厚度的数据对角膜后表面的屈光力进行估计和假设,这在手术后不再适用。

准分子激光屈性光角膜切削术

所有的屈光手术对于屈光的改变,在一定程度上,不是绝对的精确、可预测和稳定的。另外,它也会对视觉质量造成不利的影响[3]。这些缺陷来自两个方面:第一,手术技术内在的变化和不准确性;第二,切口愈合反应的个体差异。其中第一方面是导致手术结果差异的主要因素。然而,在屈光手术中使用准分子和最新的飞秒激光,这一方面的问题已经在很大程度上被克服了。

机制

准分子激光

20 世纪 80 年代初,在眼科领域中引入了准分子激光,当时人们就意识到它具有非常适合进行屈光手术的特性[4,5]。这种激光可以超微精度去除组织,以达到切削面的光滑[6,7]。对相邻结构的损伤最小,当光束设置为窄的裂隙时,它可以作为切割角膜组织的有效手术刀片[8,9]。而激光产生宽光束可利于组织从相对较大的区域中移除[5]。利用这项技术,可以通过对表面组织进行微分切削来改变角膜的屈光力进而改变其前表面曲率(准分子激光屈光性角膜切削术,PRK)。这个技术避免了同时期其他流行的屈光手术(如放射状角膜切开术)引起的眼球抗机械力弱化。

术语"准分子"是"激发二聚体"的缩写。激发二聚体是惰性气体的两个原子与卤素原子以高度激发态结合而成的。用于屈光手术的准分子激光机含有氟化氩,这些不稳定分子的衰变伴随着光谱的远紫外部分(UVC,193nm)高能光子的发射,其每一个单独的光子都有足够的能量来破坏共价键,这个过程被称为光切削。当这种情况发生在生物组织中时,被切割的大分子会迅速扩张并高速从表面射出[5]。

UVC 辐射的穿透深度$<1\mu m$。发射的每一个光子都由单个分子吸收,因此超过 $60\sim200nm$ 的邻近区域没有传导效应。每一次脉冲都会清除一层界限清楚的 $0.25\mu m$ 厚的角膜基质层,使底层组织不受干扰。切削表面光滑,并立即由一层假膜密封[6]。假膜厚度为 $20\sim100nm$,由切削过程中断裂的双键随机结合而成。

切口愈合

在 PRK 手术中,首先切除角膜上皮,然后用准分子激光切削上皮下层基质。在随后的愈合过程中,切口在几天内由上皮重新覆盖,然后新的上皮下组织产生并重塑,这个过程需要数月的时间[10-12]。相应的屈光变化包括最初地过矫,随后屈光度逐渐回退,直到达到稳定并接近正视(或预期的屈光度)。

PRK 术后屈光度的变化源于切口愈合反应的个体差异。所有的患者都可视为位于切口愈合的频域内[13]。大多数位于中心附近,正常愈合形成正视眼。在频谱的一端是愈合反应受限的患者,他们由于角膜地形图变化相对较大,而保持过矫的状态。在频谱的另一端是愈合反应过激的患者,他们的屈光度向原始屈光状态回退。当地形图恢复正常,治疗区变化并不那么明显。

近视

为了矫正近视,准分子激光通过在角膜的前表面制作一个负透镜使角膜中央变平(图 14.1 至图 14.3)。这可以通过将一束能量分布相对均匀的宽光束通过一个扩展孔径或一个预成形的可腐蚀模型或一个旋转裂隙来实现[14]。这致使更多数量的脉冲落在治疗区的中心而不是周围,并且碟形盘状组织被移除。由计算机控制的孔径扩展、模型或裂隙的形状或飞点的移动决定了切削的精确轮廓。矫正量越大,直径越大,切削深度越深。然而,这种手术仍

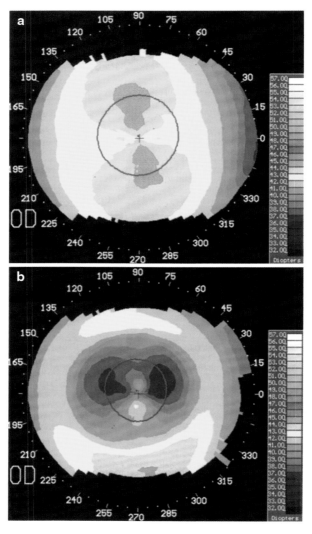

图 14.1 近视的准分子激光屈光性角膜切削术。准分子激光从治疗区中心移除的组织多于治疗区周边的组织,以矫正近视。这名患者接受了球镜-6.00D 6mm 的 PRK。(a)术前-2.00D 规则散光。(b)术后 1 周,大多数患者为过矫状态,在这种情况下,等效球镜为+1.50D。等高线在治疗区边缘内最靠近。中央角膜明显变平,使角膜变扁椭圆而不是变长椭圆。因此,散光表现为一个蓝色的水平方向的领结。(c)术后 1 个月,切口愈合机制已开始。这使等效球镜量减少到+0.50D,角膜变平不明显。(d)到了 1 年,屈光度已经稳定到-0.25D 的等效球镜,地形图也不再像之前那样平坦。(待续)

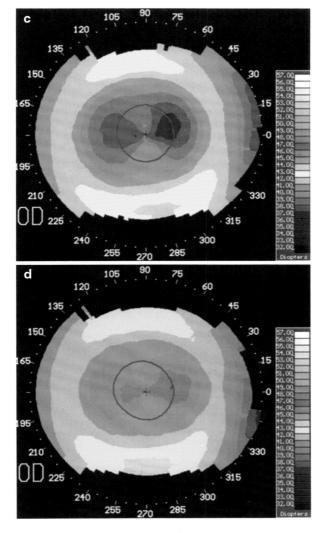

图 14.1(续)

只移除非常表浅的角膜层,如对于-6.00D 的屈光度,6mm 矫正量的中心切削深度为 78μm[15]。

远视

矫正远视需使光学区变陡(图 14.4)。这是通过从角膜的中周部移除一个环形组织来实现的[16,17]。因此,切削区需要比矫正近视的区域大得多,直径一般在 9mm 左右。

规则散光

规则散光可通过对较陡子午线上的组织进行差异性切削来矫正,因此治疗区通常为半圆柱形或椭圆形(图 14.5)。由于这涉及从一部分光学区中切除组织,单纯散光的矫正通常会造成角膜中央变平和相应的等效球镜的远视飘移[18]。由于中部和深层基质层仍然完整,所以手术后切口未产生耦合反应。散光矫正经常与球镜矫正手术结合进行[19]。

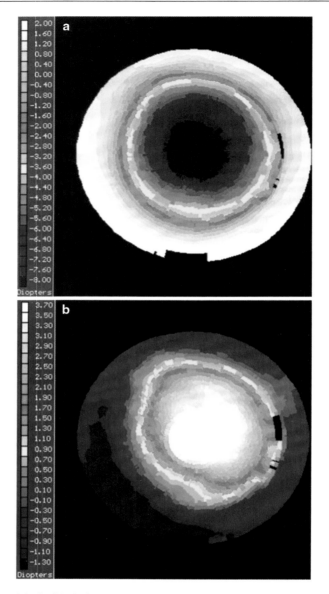

图 14.2 准分子激光屈光性角膜切削术(PRK)的差异图。显示变化的最有效方法是使用差异图。(a)手术引起的变化可通过术后的地形图(图 14.1b)减去术前的地形图(图 14.1a)得到。因为组织已通过手术移除,治疗区显示为蓝色。如果两张地形图一致,那么治疗区以外的区域应没有变化。这对已进行的手术进行法医记录是非常有用的。(b)术后切口愈合导致的变化通过术后即刻地形图(图 14.1d)减去术后随访地形图(图 14.1d)得到。治疗区呈红色,这是因为切削组织后,新的组织已经形成,角膜平坦化降低。

不规则散光

角膜地形图可用于指导准分子激光治疗术后或角膜疾病引起的不规则散光。最初,在光治疗性角膜切削术(PTK)中,用角膜保护剂来保护角膜凹陷处免受激光能量的损害,同时切削高于液面的突起。这种技术用于平滑粗糙的角膜表面是很有用的,但缺乏屈光手术所要求的精度。

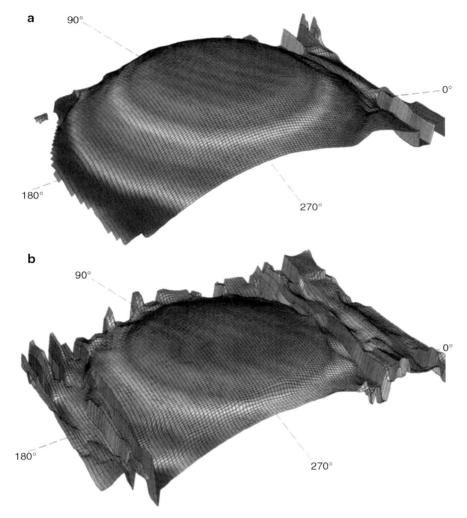

图 14.3　准分子激光屈光性角膜切削术(PRK)的高度图。该患者接受了–6.00D 6mm 的 PRK。(a)术前角膜高度的三维显示。(b)基于投影的系统能够在术后立即准确地记录角膜的地形图。中央角膜已通过移除上皮和切削下层基质而变平。被清除上皮的边缘有轻微的堆积现象,这在切削区周围可见。(c)差异图显示了手术切除组织的总深度。对于近视矫正,可从治疗区中央切除比周边更多的基质。(d)差异图的横截面显示了碟形切削剖面。(待续)

　　一些手术医生将徒手自定义的小(如 1mm)治疗区应用到与视频角膜镜地形图上的陡峭区域相对应的角膜小块上。然而,这通常会加剧视觉问题,造成多焦角膜。其他医生使用傅立叶技术,更好地识别不规则区域,去除球镜度数、散光度数[20]。

　　如果要使用地形图来指导不规则散光的矫正,则必须使用高度图,以便对任何高位区域的峰(而不是陡峭的侧面)进行处理。理想情况下,切削的位点和分布应该由计算机控制,因为任何错误位置的治疗都可导致组织从凹陷处而不是峰顶上移除,进而增加角膜的不规则性。

　　有两种潜在的机制可以控制激光能量的使用。首先,地形图可以用来模拟与角膜形状

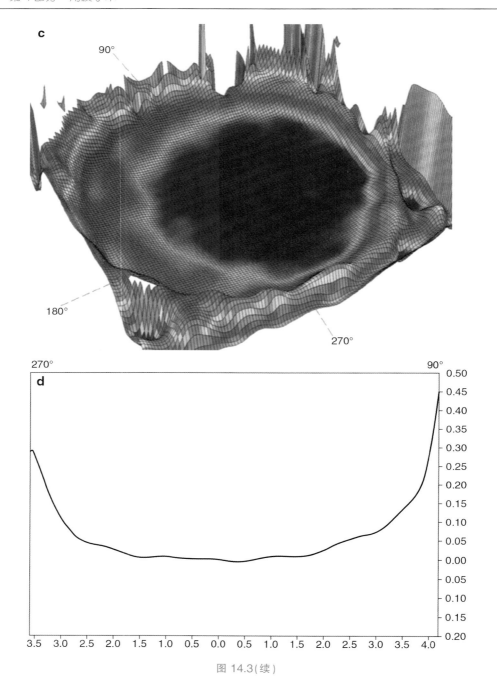

图 14.3（续）

互补的个性化可腐蚀模型，然后将其准确定位在激光束的路径上。其次，地形信息可以直接驱动"飞点"激光的切削模式，即用计算机引导的 1mm 光束"绘制"角膜表面。任何一种技术都要求随后的切口愈合是对称的。即使其能够精确地使角膜表面变平滑[21]，屈光结果也很难预测，对视功能的影响目前也还不清楚[22,23]。

PRK 术后的地形图

与任何屈光手术一样，术后第一张地形图最能准确地显示了手术本身所造成的地形变

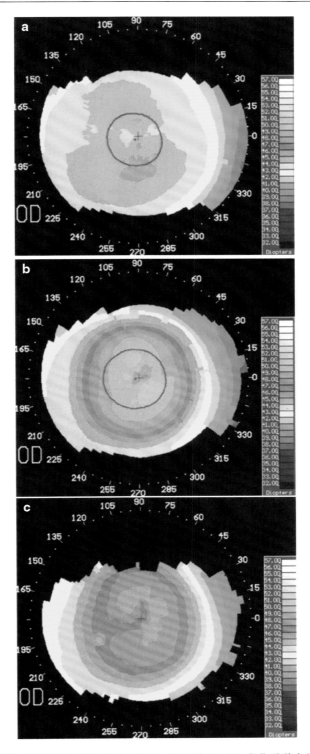

图 14.4　远视的准分子激光屈光性角膜切削术（PRK）。为了矫正远视，准分子激光从中周部移除环形组织，使角膜中央变陡。（a）术前角膜有正常的椭圆形图案。（b）+3.50D 的 PRK 后 1 周，屈光度为-0.50D，角膜中央变陡。在角膜中周部，环形等高线比正常角膜更靠近，代表着治疗区域从中央变陡到周边变平的快速变化。（c）术后 1 年，新的切口愈合组织已经在切削最深的地方形成。这稍微降低了矫正的效果，屈光度稳定为+0.25D。

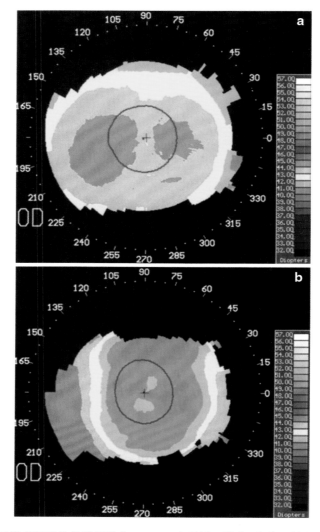

图 14.5 散光的准分子激光屈光性角膜切削术(PRK)。为了矫正散光,准分子激光在陡峭轴区域比在平坦轴区域切除更多的组织。(a)术前屈光度为−3.00/−2.00×180°。不规则散光呈水平领结形。(b)术后 1 周,角膜表面因上皮愈合而略不规则。尽管早期有一个非常轻微的中央散光过矫,但整体形态几乎是球形的。(c)差异图表明,在垂直子午线上屈光力大约改变了 2D,在水平子午线上屈光力约改变了 5D。(d)高度差异图显示,水平轴比垂直轴切除更多的组织,切削呈椭圆形。(待续)

化。治疗区通常很容易由其边缘邻近的等高线所划定。它的直径可使用网格或光标工具测量(图 5.10)。通过使用差异图[24](图 14.2、图 14.4c 和图 14.5c)来强调治疗区边缘的位置。

　　近视矫正导致整个治疗区变平(图 14.1 至图 14.3)。远视矫正后,角膜中央变陡,增加了角膜的非球面性。在治疗区边缘围绕的一圈呈环形的相对平坦的区域,其大部分角膜组织已被移除(图 14.4)。如果使用大梯度间隔的标尺,这在色彩编码等高线图上有时并不明显,但是在 Placido 图像上,反射环在该区域的排列间隔更大[16,25]。

　　对于术前具有圆形或椭圆形的地形图形态的角膜,球镜矫正手术后,其等高线趋于同心。术前领结的外观几乎不会因远视手术而改变。然而,在近视矫正手术后,红色领结由垂

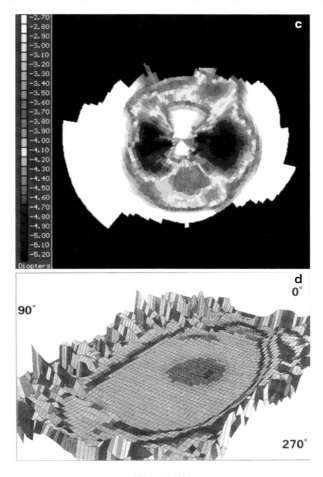

图 14.5(续)

直轴上的蓝色领结取代(图 14.1)。这是视频角膜镜测量角膜斜率引起的,它不能反映散光的变化。

散光手术治疗区呈椭圆形。在过矫期间,术前红色领结由其同轴线上的蓝色领结取代(图 14.5)。

在任何 PRK 治疗后,诱导的变平或变陡在最初过矫期间最为明显,然后随着新的切口愈合组织的产生而变得不那么明显(图 14.1)。这一过程和随后的重塑,可能会导致地形图形态的变化,如下所述。

在近视的 PRK 的早期,小直径的切削是为了使切除的组织体积最小化。这导致了屈光结果的个体差异。一些愈合反应受限的患者保留远视状态,角膜持续变平(图 14.6)。与此相反,那些愈合反应过激的患者屈光回退,角膜变平减少,在最坏的情况下,角膜甚至变陡(图 14.7)。然而,随着更大直径切削的引入,这种严重回退的病例几乎不再出现[26,27]。

基于投影系统的地形图是有用的,因为其可以在术后立即测量角膜地形,且对角膜前表面的屈光状态没有要求[28](表 3.1)。因为获得的屈光结果与从角膜前表面移除的组织的精确深度直接相关,所以高度图尤其对 PRK 具有临床价值[15]。术前和术后即刻地形图的差异显示了切削的轮廓和激光束的空间均匀性。后期随访的地形图减去术后即刻的地形图可以

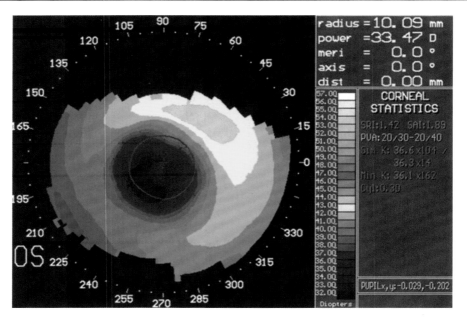

图 14.6 准分子激光屈光性角膜切削术(PRK)过矫。在–6.00D 4mm 的 PRK 之后,这位 66 岁老人的屈光度改变到+5.50D,且保持了大约 1 年,然后在接下来的 1 年里慢慢降低到+5.00D。由于他极小的切口愈合反应,因而使得中央角膜极度扁平化(见光标框),未见任何雾状混浊。当佩戴光学矫正眼镜时,他在中低度光照下会出现眩光(图 13.1)。这是由小直径的治疗和+11.50D 大远视量的转换相结合造成的。幸运的是,因为使用了更大直径的治疗,这种极端情况现在很少见到。

量化愈合过程中每隔一段时间产生的新的组织[29]。

切削中心精准定位

当患者与手术医生同轴固视时,通过将切削区对准瞳孔中心[30,31],可以实现精确的中心定位[32]。还有一些手术医生通过使用负压吸引环或其他工具固定眼睛,但往往不太有效[33]。通过术前校准光束以及手术医生确保光束在治疗前和治疗过程中正确定位在眼睛上来优化对准。

偏心最常见的情况是由于患者眼球运动失去固视而导致。这种情况在高阶矫正中发生率有所增加,可能是因为切削持续时间较长[34-37]。而与切削直径没有相关性,但是对于光学区较小和瞳孔较大的患者,偏心对视觉的影响更大(图 14.8)。

手术医生可通过如下步骤来降低偏心的风险:确保术前对患者进行仔细的讲解指导以减少焦虑;术前对患者进行培训,包括固视练习;术中调试手术椅的舒适度,对患者头部的温和良好支撑,以及手术过程中的语言指导和鼓励[35,38]。医生应该仔细监控整个固视居中定位过程,一旦出现任何移动就停止切削。在重新定位瞄准光束后,手术方可继续。

手术医生之间的定位差异与其经验多少有关[39,40]。这表明,手术医生不仅在手术技巧上,还有在使患者配合的能力上,也可能存在差异。

先进技术旨在改善长时间手术中的居中定位,包括两种类型的眼睛追踪系统[41]。当眼睛移动时,第一个系统自动关闭激光器。第二个系统将实时追踪装置耦合到产生激光束相

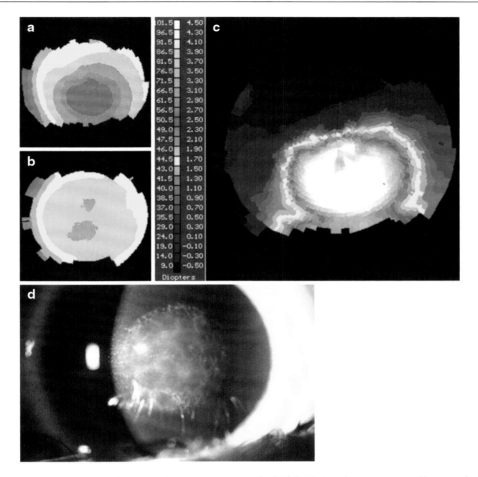

图 14.7　准分子激光屈光性角膜切削术(PRK)的回退和角膜雾状混浊。在-6.00D 5mm 的 PRK 后,最初过矫+2.25D,随后回退持续增加,直到 6 个月时残余等效球镜度数为-7.00D 且趋于稳定。术前(b)地形图减去术后 1 年地形图(a)的结果表明,手术的最终结果是角膜变陡(c)。这是由于切口愈合反应过激,产生了过多的新生组织,导致严重的角膜雾状混浊(d)。幸运的是,由于现在使用了更大直径的切削区,这种严重回退的病例目前非常罕见。

应运动的装置上。

　　可使用角膜地形图测量术后平坦区中心到瞳孔中心的距离 (图 5.10), 以此估算偏心量。在瞳孔检测软件未开发之前,测量的是位于角膜顶点的角膜反射[30,32,42]。

　　偏心的测量最好在术后早期进行,应在上皮不规则性消失前就进行测量,防止切削的位置被不对称愈合所掩盖[43]。理想情况下,术后应立即进行测量,但这需要一个地形图系统,该系统(与视频角膜镜不同)可以从非反射表面进行测量[28](表 3.1)。

　　已发表的研究结果(表 14.1)表明,随着激光技术的改善和手术经验的积累,偏心量在过去几年中有所减少[39,44]。一些研究者证明,在位移方向上没有系统误差[39],而其他研究者表示,偏心倾向于出现在双眼的下方[41,45]、鼻下方[35]、鼻上方[46]或下方[42]和双眼的右侧。瞳孔中心在瞳孔极度缩小和瞳孔极度散大时位移变化为 0.4~0.7mm,但这发生在鼻上方。因此,术前缩瞳不是造成偏心的原因。然而,一些手术医生建议,屈光手术应该在自然瞳孔下定位,而

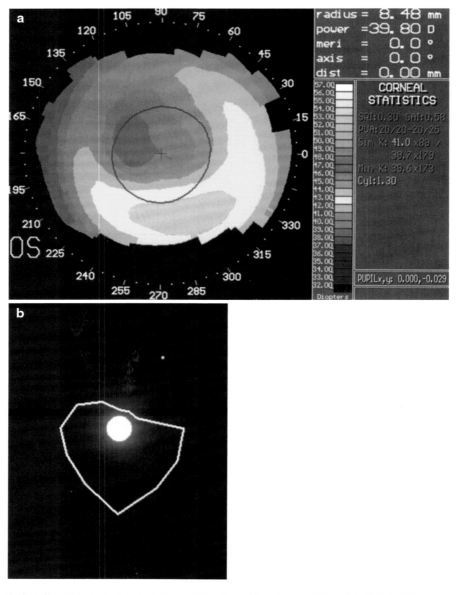

图 14.8　准分子激光屈光性角膜切削术(PRK)的偏心。–5.25D 5mm 的切削区向鼻上方偏心约 1mm。(a)这导致角膜形态明显不对称(SAI=0.58)，并引起 2.00DC 的散光量。(b)患者主诉在灯下会出现眩光，客观检查也证实了这一点。当用治疗过的眼睛观察暗室里黑暗电脑屏幕上的一个明亮的中心点时，他可以用鼠标的光标追踪眩光的光环边缘。因为在下方区域有一个非常小直径的治疗区，所以此处光环最明显。角膜下方过陡致使通过它的光线在视网膜上散焦，这表现在视皮层的下方视野中(图 13.1 中的下方的光线)。

不是经过药物收缩的瞳孔[35]。

产生偏心的地形图样式可能与先前存在的不对称散光或不对称愈合反应产生的地形图相似。例如，上偏位的切割类似于在早期圆锥角膜上实施了一个中心定位良好的手术(图 14.9)。这突出了术前和术后尽快记录地形的重要性。这些地形图，以及由此产生的差异图，可能是确定后续不规则地形的原因及确定手术医生是否有责任的唯一方法。

表 14.1　PRK 术后的切削区偏心现象

偏心	均值（mm）	≤0.25mm（%）	≤0.50mm（%）	≤1.00mm（%）
Klyce 和 Smolek（1993），章节	0.79 ± 0.11	10	13	52
IIA 和 B	0.47 ± 0.06	52	95	100
Cavanaugh 等（1993）	0.52		57	93
Cantera 等（1993）			75	95
Lin 等（1993 和 1994）	0.34 ± 0.23	37	85	98
	0.29 ± 0.15			
Schwartz–Goldstein 等（1995）	0.46	22	65	97
Deitz 等（1996）	0.62 ± 0.34		41	91

偏心的视觉效果取决于切削区的直径和瞳孔的大小。早期使用小光学区的研究表明，0.2~0.5mm 的偏心具有临床意义[30]，而最近使用的较大直径治疗区的研究表明，患者可以忍受高达 1mm 的偏心[42]。由此产生的不规则散光会降低视力和对比敏感度。患者可能会主诉复视和眩光在偏心相反方向上移动（因为治疗区半径最小处光晕最大）（图 14.8b）。

愈合样式

PRK 术后，新的伤口愈合组织覆盖在切削表面。这种新组织的分布决定了术后角膜表面的形状。手术后，散光和表面不规则度通常会增加，这往往会随着时间的推移而改善[48,49]。

已认定 PRK 术后出现的 8 种角膜地形图形态（表 14.2）[39,44,50,51]。均匀形态的患者散光最少；规则形态（均匀或环曲面）的患者比不规则形态的患者具有更好的屈光可预测性、视力和更高的满意度[50]。不规则形态包括半圆形（图 14.10）、锁孔（图 14.11）、中央岛（图 14.12）、多焦和无规律的。

不同样式的发生率因研究而异（表 14.3）。这在一定程度上可能与不同患者在愈合形态上的巨大差异有关。此外，它也可能部分取决于激光的特性、手术技术和所使用的地形系统。表面不规则性更有可能出现在中心环直径较小且算法中平滑度较低的设备，如 TMS，而不是 EyeSys。

在散光手术矫正后，愈合可能与轴的变化有关，如果散光矫正或恢复到原来的轴位，则地形图形成均匀形态，或者会形成不规则形态，类似于球镜矫正手术矫正后所见。

中央岛

中央岛是不常见的 PRK 术后的地形图并发症[52]。然而，在使用早期激光系统治疗的患者中，其可能仍然很明显。

中央岛的定义为治疗区的任何部分均高于周边曲率的 50%（图 14.12）。根据中央陡峭区的屈光力和直径对其进行分类（表 14.4）。未发现与预期矫正的相关性[53]。中央岛的发生率和大小在手术后不久达到最大值，随着时间的推移，角膜不规则性变得更平滑，中央岛的发生率和大小也随之降低。在早期的研究中报道，1 个月时的发病率为 26%，3 个月时降低到 18%，6 个月时下降到 8%，1 年后下降到 2%[44,54,55]。

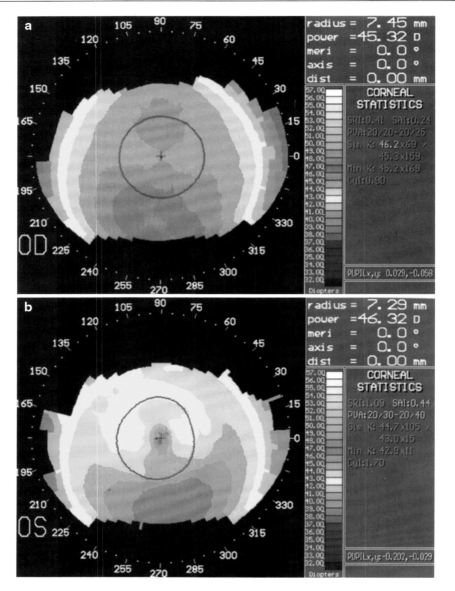

图 14.9 疑似圆锥角膜患者的准分子激光屈光性角膜切削术(PRK)。1 名屈光度为−7.75/−0.75×180°的患者左眼实施了 5mm 的 PRK,但术前未进行角膜地形图检查。经过最初较大的远视量转换后(术后 1 周屈光度约为+4D),术眼慢慢回退到原来的屈光状态(−8.00/−1.00×180°),伴随着角膜 4 级雾状混浊的进展。当术后 15 个月进行地形图检查时,左眼治疗区出现上方偏心。然而,未经治疗的右眼(a)的地形图显示角膜下方变陡,这与诊断相符,或是正常的不对称领结或是疑似圆锥角膜。左眼(b)下方变陡更严重,因此这是首先要治疗的眼睛。很可能治疗区的中心定位合适,但正是先前存在的下方陡峭使得地形图偏心,并导致视觉问题。切口愈合反应过激伴明显的雾状混浊和屈光度回退是圆锥角膜激光治疗后公认的并发症。

人们提出了几种机制来解释中央岛的出现[50-58]。其中一些机制也可能是其他术后角膜形态的原因之一。每一种都是通过三种常见途径之一发挥作用的:由于激光的特性减少了中心切削量、角膜的特性减少了中心切削量,或不规则愈合。

商用激光设备的中央岛发生率的差异表明,单个激光设备的特性可能是造成这种情况

表 14.2　PRK 术后的地形图形态

地形图形态	描述
规则	
均匀	屈光力均匀变化,向外围逐渐减小
顺规环曲面	平滑的环曲面领结,术前在陡峭的轴上有更大的手术变平量,导致散光减少
逆规环曲面	平滑的环曲面领结,术前在平坦的轴上有更大的手术变平量,导致散光增加
不规则	
半圆形	同一子午线上切削区的缩短
锁孔	相对不平坦的区域从外围向内延伸
中央岛	中央区域平坦度相对较小,尺寸>1mm,屈光力>1.00D
多焦	一般均匀图案,不规则的尺寸<1.0mm 或屈光力<1.00D
无规律的	治疗区一般为不规则性,不符合任何其他样式的具体标准:不止一个区域的尺寸>0.5mm 且屈光力>0.50D,或一个区域的尺寸>1.0mm 且屈光力>1.00D

的原因。例如,与 VISX 准分子激光切削相比,Summit 准分子激光切削后的中央岛更少。这可能是因为呈高斯分布的 Summit 光束比呈平坦能量分布的 VISX 光束切除更多的中心组织[57]。不同研究之间的发生率不同使得一些作者提出,激光光学系统的损伤会使光束衰减,从而导致到达角膜的能量减少到"冷点"。也有人认为,切削表面的产物可能会遮住光束[57,58]。

此外,术前应检测激光束以防止激光引起的不规则切削[59]。如果不检测,可能会因为角膜的水合作用而发生差异性切削。众所周知,切削的有效深度取决于角膜的水合作用:角膜

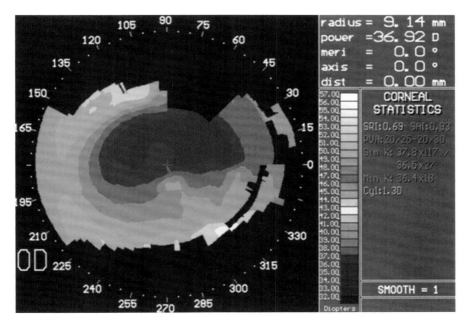

图 14.10　半圆形形态(近视的 PRK)。在-6.00D PRK 术后 1 个月,切口愈合组织在下方比在上方生成的量更多,导致切削区角膜形态不对称。最佳矫正视力降低至 6/9,SAI 增大,雾状混浊在下方更密集。在接下来的几个月里,中央形态变得更加规则。

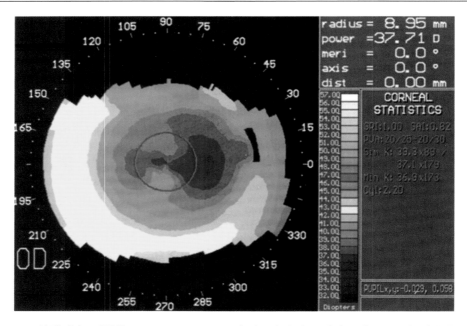

图 14.11　锁孔形态(近视的 PRK)。-6.00D PRK 术后 1 个月,切口愈合反应呈现不规则锁孔形态。

的水合作用越大,每次脉冲切除的角膜组织就越少。理论上,中央岛可能是角膜中央或深层组织水合作用较大的结果[44],但很少有证据支持这一点。另一种理论认为,其与自然发生的不均匀水合作用相反,由平坦分布光束产生的"冲击波"将流体"推"向中心。然而,这一现象缺乏实验证据。

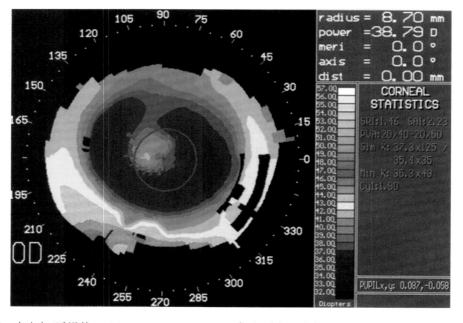

图 14.12　中央岛(近视的 PRK)。-3.00/-2.00×90°PRK 术后 1 周,一个较小屈光力的圆环包围一个高屈光力的中心区域。在接下来的几个月里,中央岛变得不那么明显,统计指标恢复正常。

表 14.3　PRK 术后的地形图样式的发生率

Lin 等 (1993 和 1994) VISX 激光 TMS 视频角膜镜 术后 1 个月			Hersh 等 (1995 和 1997) Summit 激光, 4.5~5mm 和 6mm EyeSys 视频角膜镜 术后 1 年		
中央均匀平坦区	45%	44%	均匀	59%	21%
			顺规环曲面	18%	28%
			逆规环曲面	3%	10%
半圆形切削区	33%	18%	半圆形、锁孔形态	3%	25%
锁孔形态	12%	12%			
中央岛	10%	26%	中央岛	0%	0%
			局部不规则	4%	9%
			无规律的	13%	7%

表 14.4　接受 VISX 激光治疗的患者的中央岛分类和发生率[52]。术后 3 个月 67% 的患者出现中央岛

等级	屈光力	直径	发生率
A	<3.00D		40%
B	>3.00D	<3.00mm	14%
C	>3.00D	>3.00mm	13%

个体间术后角膜表面形态的巨大差异更具有生物学解释的特征。在愈合的上皮缺损处,包括 PRK 术后的上皮缺损,常可见轻微的不规则和上皮堆积。正常情况下,这种情况会很快平稳下来,但持续存在可能会导致中央岛的出现。当上皮堆积出现在一个小的基质缺损处时,可能与常见的上皮增厚并存。然而,当基质缺损较大时,堆积物可能被相对正常的上皮包围,进而可能成为一个孤岛得以诊断。这可能是大直径切削时中央岛发生率较高的原因。

中央岛更可能是上皮改变而不是上皮下的改变,因为其很少伴有局部的角膜基质混浊。而上皮下的改变可能是导致切削的不对称或半圆形外观的原因,其中增加的楔形混浊与角膜相对变陡以及切削区变小有关。

在任何一个术后角膜表面不规则的患者中,可能有几种不同的作用机制,在不同的患者中可能单独或联合发挥作用。因此,预防角膜不规则形态的发生需要采取综合的办法。一些手术医生或通过预先手动实施浅层 PTK,或使用自动矫正的激光算法[57],或二次手术[60]在角膜中央 2~3mm 处施加更多的脉冲激光。此外,它也可以修正切削面,以辅助切口的正常愈合。

长期随访

研究表明,角膜前表面的地形图在治疗后的 14 年里持续发生变化[61]。研究报道表明,在最初的 1~2 年中,平均回退量为 −0.5D,而在随后的 12~14 年中,近视持续缓慢地回退。然

而,大多数研究都是基于屈光度和平均 K 值来评估角膜稳定性的,而没有考虑到角膜后表面、与正常年龄相关的角膜变化、晶状体及玻璃体等各方面的眼部参数[61]。

准分子激光原位角膜磨镶术

准分子激光在屈光手术中的应用,克服了手术外科切口的变异性。然而,由于切口愈合反应的可变性,屈光变化的非绝对精确性、可预测性和稳定性的问题仍然存在。近年来,已引入准分子激光原位角膜磨镶术(LASIK)来控制切口愈合。

机制

LASIK 手术之前先是手工操作,然后是自动化角膜磨镶术或板层角膜成形术[62]。在这些手术中,通过切开表层组织来重塑角膜前表面。其中,LASIK 更精细,包括用显微角膜板层刀或飞秒激光制作角膜瓣,用准分子激光切削基质床以达到屈光矫正,然后再将角膜瓣复位[63]。角膜瓣厚度通常为 120~190μm,直径为 7.2~8.5mm,瓣蒂宽为 1mm。至少 30% 的角膜厚度应保留,以避免术后可能发生的角膜扩张[64]。与 PRK 相比,基质切口的愈合可以不受上皮影响的情况下愈合,从而减少角膜混浊。

飞秒激光

飞秒激光是一种波长为 1053nm 的红外激光,它以与 Nd:YAG 激光相似的方式对角膜组织产生光爆破或光电离。产生一个迅速膨胀的电子云和电离分子云,声波冲击会破坏被治疗的组织将其一分为二。Nd:YAG 激光有纳秒脉冲持续时间(10^{-9} 秒),而飞秒激光脉冲持续时间在飞秒范围内(10^{-15} 秒)。缩短脉冲持续时间可以减少组织的副损伤,使角膜屈光手术更安全。

LASIK 术后的地形图

LASIK 术后的屈光和地形图变化与 PRK 相似,最初过矫,随后逐渐回退到正视状态[65,66]。由于术后角膜表面上皮保持完整,因此可在早期进行视频角膜镜检查,并且角膜表面在几天内趋于规则[67]。一些研究者认为,过矫量并没有那么大,并且屈光度在早期就能达到稳定的状态[65,67]。

在接受 LASIK 手术的患者中,有 16%~50% 的患者出现明显的偏心切削(>0.5mm)[45,64,66]。偏心的发生概率和严重程度是 PRK 的两倍[45]。部分原因可能是基质床比上皮更难标记。此外,LASIK 矫正的高阶像差,首先可能会因治疗时间的增长而发生漂移;其次,由于术中患者裸眼视力较差及手术切削深度较大使得术中患者固视困难。

尽管切削区有角膜瓣覆盖,但表面不规则也可能发生[62,65]。LASIK 术后的中央岛形态与 PRK 相似[64-66]。以往角膜瓣的缝合可能会导致不规则,但现在大多数手术医生将角膜瓣浮在液体上使其复位,然后让角膜瓣自然干燥,无须缝合[66]。不规则性可能是由界面上的颗粒碎屑引起的,其在生物显微镜检查中可见[64]。这可能是由于质量较差的纤维素海绵、显微角膜板层刀片、角膜切开术切口,或因过度冲洗的液体或患者流泪将结膜或眼睑边缘的上皮细胞冲刷到界面上造成的。在一些患者的基质床上看到的假点状灰斑可认为是伤口愈合过程中产生的细胞外基质物质的沉积[65]。

　　4%~10%的患者由于角膜瓣边缘上皮细胞长入角膜瓣与基质的界面而导致角膜表面的不规则。在大多数情况下,这是一个在角膜瓣周边 120°以内的 1~2mm 的条带[66]。在下方和颞侧最常见。然而,对于角膜瓣下进行性上皮植入[64],造成不规则散光增加及最佳矫正视力下降者,可打开角膜瓣并刮除植入增殖的上皮细胞,可使角膜地形图和视力恢复(图 14.13)。上皮生长是角膜瓣软化或坏死的一个危险因素,当严重时,应尽早进行清创术[66]。

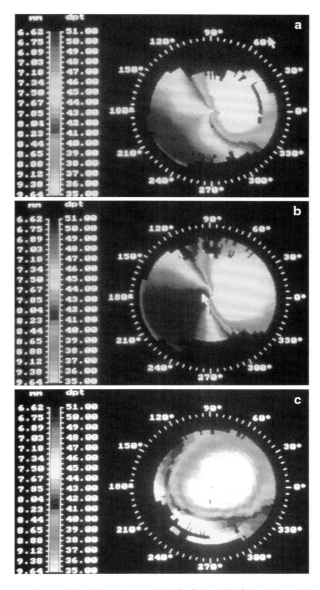

图 14.13　LASIK 的上皮生长。1 名患者在 160μm 厚的角膜瓣下接受了右眼−8.00D(79μm)的 LASIK 切削治疗。(a)1 个月时,视力只有 6/24。在裂隙灯生物显微镜下,有一处白角膜瓣−基质床界面边缘的局灶性囊性病变。地形图显示治疗区普遍变平,局部变陡与界面异常有关。(b)到 3 个月时,它已经扩大至整个角膜上,出现了 4.00DC 不规则散光,最佳矫正视力降低到 6/18。(c)手术 4 个月后进行角膜瓣松解,刮除内生的上皮细胞。最佳矫正视力提高,整个切削区恢复平坦。(Courtesy of Mr. Patrick Condon FRCS FRCOphth)

飞秒激光小切口微透镜取出术

飞秒激光小切口微透镜取出术（SMILE）是用飞秒激光切削出一个小的基质内微透镜，然后再人工将其移除。它由飞秒微透镜摘除术（FLEx）演变而来，可在不制作角膜瓣的情况下移除基质微透镜[67]。SMILE 可用于治疗近视、远视、老视和散光，经证明，其与 LASIK 有相似的效果[68]。

人们认为，与 LASIK 术后治疗相比，SMILE 由于保留了角膜前基质完整性，角膜生物力学受到的破坏更小；它产生与 LASIK 相似的临床效果的同时，能更多地保持生物力学的完整性[69-72]。

SMILE 术后的地形图

在近视和远视治疗中，因为移除的角膜组织形态相似，所以 SMILE 术后的地形图形态与 LASIK 术后的相似[73,74]。

并发症

SMILE 术后的并发症很少，包括上皮擦伤、角膜帽穿孔、基质角膜炎和术后角膜扩张。有很多对 SMILE 术后结果的研究，但大多数研究的样本量少且随访时间短[67,74-76]。

表面或界面并发症

4%~10% 的患者可能会出现基质条纹，但无临床意义[67,76,77]。

其他并发症包括有角膜混浊、无菌性炎症、界面上皮细胞小岛和界面碎屑[78]。

SMILE 术后的角膜扩张

对于屈光手术医生来说，SMILE 术后的角膜扩张是最严重的术后并发症，虽然很少见，但它仍然存在[79-83]，详细的术前评估（与 LASIK 类似）可降低其发生率。

激光角膜热成形术

激光角膜热成形术（LTK）是一种针对角膜表面的技术。它通过改变角膜表面的组织结构来改变其前表面的曲率[66,84,85]。

机制

当角膜胶原加热到 50~55°C 时，其肽间氢键断裂，三螺旋结构崩塌，胶原纤维收缩到原来长度的 1/3[85]。一个多世纪以来，人们通过使用加热线、热探针、射频或微波探头来实现加热。近年来，人们利用红外钬（YAG 激光：波长 2.1μm）对该项技术进行了改进[66]。

LTK 术后的地形图

每一个激光光斑（直径为 300~600μm）都会诱导形成一个皱缩的组织锥，其基底位于角膜表面，顶点的深度随着所用激光总能量的增加而增加[10,85]。这就形成了以斑点为中心的平

a 正视图

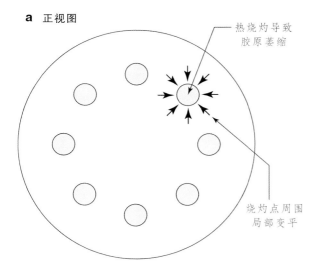

热烧灼导致
胶原萎缩

烧灼点周围
局部变平

b 横截面图

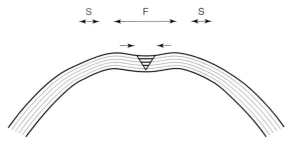

c

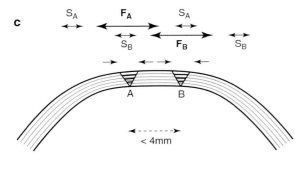

d

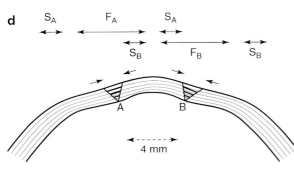

图 14.14 LTK 机制。钬 LTK 对角膜地形图的影响。(a) 在与瞳孔同心的一个或两个圆环中应用热斑。(b) 热治疗在角膜表面效果最好,因此会产生胶原收缩锥 (粗黑线)。这缩短了角膜表面 (箭头所示) 的弧长,产生了一个以斑点为中心的平坦区 (F),周围角膜变陡 (S)。(c) 当相对位置的点 (A 和 B) 靠近时,平坦区重叠,导致角膜中央变平。(d) 当这些斑点相距 4mm 时,平坦区和变陡区重叠,在地形图上产生一个难以预测的小变化。(e) 当相对位置的点相距较远时,角膜中央变陡。(待续)

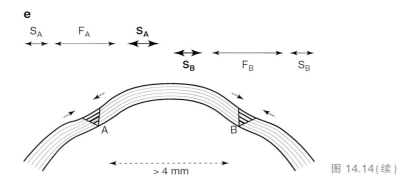

图 14.14(续)

坦区域和其周围的陡峭区域(图 14.14b)。所获得的屈光效果取决于斑点的位置及其与邻近点的距离[84]。

钬:YAG 激光利用多棱镜透镜将光束分成以瞳孔为中心的环形的 8 个光斑 [66](图 14.14a)。如果环的直径≤3mm,则相对位置的斑点足够靠近,其中央平坦区重叠。这导致角膜光学区变平,理论上可用于治疗近视(图 14.14c)。事实上改变的角膜基质与视轴的距离限制了它在近视治疗中的应用。

当环直径为 4mm 时,屈光效应很小且不可预测,相对位置的斑点的陡峭区与平坦区重叠(图 14.14d)。

当环的直径≥5mm 时,相对位置的斑点相距很远,常用的环的直径为 6~8mm,这时角膜的光学区仅变陡(图 14.14e),可用于治疗远视。通过增加激光能量(每脉冲的能量或脉冲数)或光斑数量,可实现更大的屈光效应[86-88]。将输送系统旋转 22.5°,可以在现有的同一个环上添加新的点,也可以使用不同的环直径。术后,地形图显示角膜中央变陡,周边变平(图 14.15 和图 14.16)。通常在 1 个月内可观察到效果减退,3 个月后则趋于稳定[86,87]。

近视和远视的规则散光的治疗都可以通过选择更合适的环直径,然后,在两个相对的

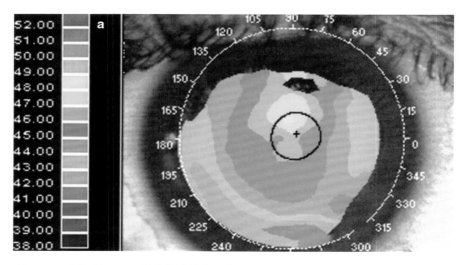

图 14.15　钬 LTK。1 名接受+3.00D 激光角膜热成形术的患者术前(a)和术后 1 周(b)的地形图。手术导致角膜中央变陡,周边变平,中间区域等高线迅速改变。(待续)

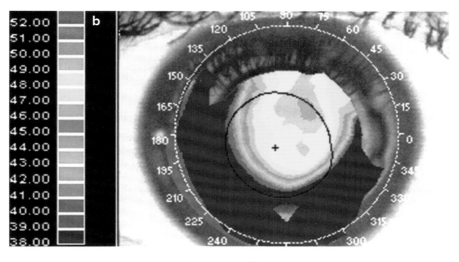

图 14.15(续)

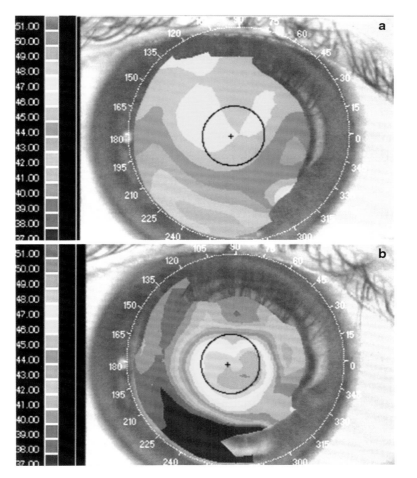

图 14.16 钛 LTK 诱导的变化。1 名白内障摘除术后存在逆规散光的患者,术前(a)和术后 1 个月(b)的地形图差异表明,+3.25D 激光角膜热成形术导致角膜中央的形态(c)发生球形变化。(待续)

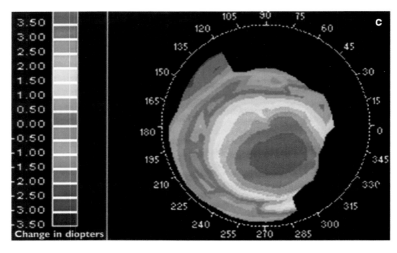

图 14.16(续)

象限固定斑点来治疗。当这些治疗方法试验性地应用于球形角膜时，术后的视频角膜镜图分别显示出蓝色或红色的领结[84]。当这些治疗方法用于治疗散光时，术前的领结形态得以消除。

参考文献

1. Maguire LJ. Corneal topography of patients with excellent Snellen visual acuity after epikeratophakia for aphakia. Am J Ophthalmol. 1990;109:162–7.

2. *Mandell RB. Corneal power correction factor for photorefractive keratectomy. J Cataract Refract Surg. 1994;10:125–8.

3. Thompson KP. Will the excimer laser resolve the unsolved problems with refractive surgery? [editorial]. Refract Corneal Surg. 1990;6:315–7.

4. Trokel SL, Srinivasan R, Braren B. Excimer laser surgery of the cornea. Am J Ophthalmol. 1983;96:710–5.

5. Marshall J, Trokel S, Rothery S, Krueger RR. Photoablative reprofiling of the cornea using an excimer laser: photorefractive keratectomy. Lasers Ophthalmol. 1986;1:21–48.

6. Marshall J, Trokel S, Rothery S, Schubert H. An ultrastructural study of corneal incisions induced by excimer laser at 193nm. Ophthalmology. 1985;92:749–58.

7. Puliafito CA, Steinert RF, Deutsch TF, Hillenkamp F, Dehm EJ, Adler CM. Excimer laser ablation of the cornea and lens. Ophthalmology. 1985;92:741–8.

8. Marshall J, Trokel S, Rothery S, Krueger RR. A comparative study of corneal incisions induced by diamond and steel knives and two ultraviolet radiations from an excimer laser. Br J Ophthalmol. 1986;70:482–501.

9. Aron Rosa DS, Boerner CF, Gross M, Timsit J-C, Delacour M, Bath PE. Wound healing following excimer laser radial keratotomy. J Cataract Refract Surg. 1988;14:173–9.

10. Binder PS. What we have learned about corneal wound healing from refractive surgery. Refract Corneal Surg. 1989;5:98–120.

11. Corbett MC, Marshall J. Corneal haze after excimer laser PRK: a review of aetiological mechanisms and treatment options. Lasers Light Ophthalmol. 1996;7:173–96.

12. Corbett MC, Prydal JI, Verma S, Oliver KM, Pande M, Marshall J. An in vivo investigation of the structures responsible for corneal haze after PRK, and their effect on visual function. Ophthalmology. 1996;103:1366–80.

13. Durrie DS, Lesher MP, Cavanaugh TB. Classification of variable clinical response after myopic photorefractive keratectomy. J Refract Surg. 1995;11:341–7.

14. Niles C, Culp B, Teal P. Excimer laser photorefractive keratectomy using an erodible mask to treat myopic astigmatism. J Cataract Refract Surg. 1996;22:436–40.

15. Munnerlyn CR, Koons SJ, Marshall J. Photorefractive keratectomy: a technique for laser

refractive surgery. J Cataract Refract Surg. 1988;14:46–52.

16. *Dierick HG, Van Mellaert CE, Missotten L. Topography of rabbit corneas after photorefractive keratectomy for hyperopia using airborne rotational masks. J Refract Surg. 1996;12:774–82.

17. Danjoux J-P, Kalski RS, Cohen P, Lawless MA, Rogers C. Excimer laser photorefractive keratectomy for hyperopia. J Refract Surg. 1997;13:349–55.

18. *Dausch DGJ, Klein RJ, Schröder E, Niemczyk S. Photorefractive keratectomy for hyperopic and mixed astigmatism. J Refract Surg. 1996;12:684–692.

19. Alpins NA. New method of targeting vectors to treat astigmatism. J Cataract Refract Surg. 1997;23:65–75.

20. Olsen T, Dam-Johansen M, Beke T, Hjortdal JO. Evaluating surgically induced astigmatism by Fourier analysis of corneal topography data. J Cataract Refract Surg. 1996;22:318–23.

21. Liang F-Q, Geasey SD, del Cerro M, Aquavella JV. A new procedure for evaluating smoothness of corneal surface following 193nm excimer laser ablation. Refract Corneal Surg. 1992;8:459–65.

22. Fleming JF. Should refractive surgeons worry about corneal asphericity? Refract Corneal Surg. 1990;6:455–7.

23. Oliver KM, Hemenger RP, Corbett MC, O'Brart DPS, Verma S, Marshall J, Tomlinson A. Corneal optical aberrations induced by photorefractive keratectomy. J Refract Surg. 1997;13:246–54.

24. *Johnson DA, Haight DH, Kelly SE, Muller J, Swinger CA, Tostanoski J, Odrich MG. Reproducibility of videokeratographic digital subtraction maps after excimer laser photorefractive keratectomy. Ophthalmology. 1996;103:1392–8.

25. Jackson WB, Mintsioulis G, Agapitos PJ, Casson EJ. Excimer laser photorefractive keratectomy for low hyperopia: safety and efficacy. J Cataract Refract Surg. 1997;23:480–7.

26. O'Brart DPS, Corbett MC, Lohmann CP, Kerr Muir MG, Marshall J. The effects of ablation diameter on the outcome of excimer laser photorefractrive keratectomy (PRK): a prospective, randomised, double blind study. Arch Ophthalmol. 1995;113:438–43.

27. Corbett MC, Verma S, O'Brart DPS, Oliver KM, Heacock G, Marshall J. The effect of ablation profile on wound healing and visual performance one year after excimer laser PRK. Br J Ophthalmol. 1996;80:224–34.

28. Corbett MC, O'Brart DPS, Stultiens BAT, Jongsma FHM, Marshall J. Corneal topography using a new moiré image-based system. Eur J Implant Ref Surg. 1995;7:353–70.

29. Corbett MC, Oliver KM, Verma S, Pande M, Patel S, Marshall J. The contribution of the corneal epithelium to the refractive changes occurring after excimer laser PRK. Invest Ophthalmol Vis Sci (in press).

30. Uozato H, Guyton DL. Centring corneal surgical procedures. Am J Ophthalmol. 1987;103:264–75.

31. Guyton DL. More on optical zone centration [letter]. Ophthalmology. 1994;101:793.

32. Terrell J, Bechara SJ, Nesburn A, Waring GO, Macy J, Maloney RK. The effect of globe fixation on ablation zone centration in photorefractive keratectomy. Am J Ophthalmol. 1995;119:612–9.

33. Cantera E, Cantera I, Olivieri L. Corneal topographic analysis of photorefractive keratectomy in 175 myopic eyes. Refract Corneal Surg. 1993;9(Suppl):S19–22.

34. Schwartz-Goldstein BH, Hersh PS, The Summit Photorefractive Keratectomy Topography Study Group. Corneal topography of phase III excimer laser photorefractive keratectomy: optical zone centration analysis. Ophthalmology. 1995;102:951–62.

35. *Deitz MR, Piebenga LW, Matta CS, Tauber J, Anello RD, DeLuca MC. Ablation zone centration after photorefractive keratectomy and its effects on visual outcome. J Cataract Refract Surg. 1996;22:696–701.

36. Spadea L, Sabetti L, Balestrazzi E. Effect of centring excimer laser PRK on refractive results: a corneal topography study. Refract Corneal Surg. 1993;9(Suppl):S22–5.

37. Azar DT, Yeh PC. Corneal topographic decentration in photorefractive keratectomy: treatment displacement vs intraoperative drift. Am J Ophthalmol. 1997;124:312–20.

38. Klyce SD, Smolek MK. Corneal topography of excimer laser photorefractive keratectomy. J Cataract Refract Surg. 1993;19(Suppl):122–30.

39. Lin DTC, Sutton HF, Berman M. Corneal topography following excimer photorefractive keratectomy for myopia. J Cataract Refract Surg. 1993;19(Suppl):149–54.

40. Amano S, Tanaka S, Kimiya S. Topographical evaluation of centration of excimer laser myopic photorefractive keratectomy. J Cataract Refract Surg. 1994;20:616–9.

41. Maloney RK. Corneal topography and optical zone location in photorefractive keratectomy. Refract Corneal Surg. 1990;6:363–71.

42. *Cavanaugh TB, Durrie DS, Riedel SM, Hunkeler JD, Lesher MP. Topographical analysis of the centration of excimer laser photorefractive keratectomy. J Cataract Refract Surg. 1993;19(Suppl):136–43.

43. Sun R, Gimbel HV, DeBroff BM. Recommendation for correctly analyzing photorefractive keratectomy centration data. J Cataract Refract Surg. 1995;21:4–5.

44. *Lin DTC. Corneal topographic analysis after excimer laser photorefractive keratectomy. Ophthalmology. 1994;101:1423–39.

45. *Mulhern MG, Foley-Nolan A, O'Keefe M, Condon PI. Topographical analysis of ablation centration after excimer laser photorefractive keratectomy and laser in situ keratomileusis for high myopia. J Cataract Refract Surg. 1997;23:488–94.

46. Webber SK, McGhee CNJ, Bryce IG. Decentration of photorefractive keratectomy ablation zones after excimer laser surgery for myopia. J Cataract Refract Surg. 1996;22:299–303.

47. Fay AM, Trokel SL, Myers JA. Pupil diameter and the principal ray. J Cataract Refract Surg. 1992;18:348–51.

48. Cantera E, Cantera I, Olivieri L. Qualitative evaluation of photorefractive keratectomy with computer assisted corneal topography. J Refract Corneal Surg. 1994;10(Suppl):296–8.

49. Grimm B, Waring GO, Ibrahim O. Regional variation in corneal topography and wound healing following photorefractive keratectomy. J Refract Surg. 1995;11:348–57.

50. *Hersh PS, Schwartz-Goldstein BH, The Summit Photorefractive Keratectomy Topography Study Group. Corneal topography of phase III excimer laser photorefractive keratectomy: characterisation and clinical effects. Ophthalmology. 1995;102:963–78.

51. Hersh PS, Shah SI, Summit PRK Topography Study Group. Corneal topography of excimer laser photorefractive keratectomy using a 6-mm beam diameter. Ophthalmology. 1997;104:1333–42.

52. Hafezi F, Jankov M, Mrochen M, et al. Customized ablation algorithm for the treatment of steep central islands after refractive laser surgery. J Cataract Refract Surg. 2006;32:717–21.

53. *Levin S, Carson CA, Garrett SK, Taylor HR. Prevalence of central islands after excimer laser refractive surgery. J Cataract Refract Surg. 1995;21:21–6.

54. Krueger RR, Saedy NF, McDonnell PJ. Clinical analysis of steep central islands after excimer laser photorefractive keratectomy. Arch Ophthalmol. 1996;114:377–81.

55. McGhee CNJ, Bryce IG. Natural history of central topographic islands following excimer laser photorefractive keratectomy. J Cataract Refract Surg. 1996;22:1151–8.

56. *Krueger RR. Steep central islands: have we finally figured then out? J Refract Surg. 1997;13:215–8.

57. Shimmick JK, Telfair WB, Munnerlyn CR, Bartlett JD, Trokel SL. Corneal ablation profilometry and steep central islands. J Refract Surg. 1997;13:235–45.

58. Noack J, Tönnies R, Hohla K, Birngruber R, Vogel A. Influence of ablation plume dynamics on the formation of central islands in excimer laser photorefractive keratectomy. Ophthalmology. 1997;104:823–30.

59. Gottsch JD, Rencs EV, Cambier JL, Hall D, Azar DT, Stark WJ. Excimer laser calibration system. J Refract Surg. 1996;12:401–11.

60. Castillo A, Romero F, Martin-Valverde JA, Diaz-Valle D, Toledano N, Sayagues O. Management and treatment of steep central islands after excimer laser photorefractive keratectomy. J Refract Surg. 1996;12:715–20.

61. Lombardo M, Lombardo G, Ducoli P, Serrao S. Long-term changes of the anterior corneal topography after photorefractive keratectomy for myopia and myopic astigmatism. Invest Ophthalmol Vis Sci. 2011;52(9):6994–7000.

60. Helena MC, Robin JB, Wilson SE. Analysis of corneal topography after automated lamellar keratoplasty. Ophthalmology. 1997;104:950–5.

61. Pallikaris IG, Papatzanaki M, Siganos D, Tsilimbaris MK. A corneal flap technique for laser in situ keratomileusis: human studies. Arch Ophthalmol. 1991;145:1699–702.

62. *Condon PI, Mulhern M, Fulcher T, Foley-Nolan A, O'Keefe M. Laser intrastromal keratomileusis for high myopia and myopic astigmatism. Br J Ophthalmol. 1997;81:199–206.

63. Salah T, Waring GO, El Maghraby A, Moadel K, Grimm SB. Excimer laser in situ keratomileusis under a corneal flap for myopia of 2 to 20 diopters. Am J Ophthalmol. 1996;121:143–55.

64. Pérez-Santonja JJ, Bellot J, Claramonte P, Ismail MM, Alió JL. Laser in situ keratomileusis to correct high myopia. J Cataract Refract Surg. 1997;23:372–85.

65. Knorz MC, Liermann A, Seiberth V, Steiner H, Wiesinger B. Laser in situ keratomileusis to correct myopia of −6.00D to −29.00 diopters. J Refract Surg. 1996;12:575–84.

66. Parel J-M, Ing ETS-G, Ren Q, Simon G. Non-contact laser photothermal keratoplasty I: biophysical principles and laser beam delivery system. J Refract Corneal Surg. 1994;10:511–8.

67. Sekundo W, Kunert KS, Blum M. Small incision corneal refractive surgery using the small incision lenticule extraction (SMILE) procedure for the correction of myopia and myopic astigmatism: results of a 6 month prospective study. Br J Ophthalmol. 2011;95:335–9.

68. Reinstein DZ, Archer T, Gobbe M. Small incision lenticule extraction (SMILE) history,

fundamentals of a new refractive surgery technique and clinical outcomes. Eye Vision. 2014;1:3.

69. Reinstein DZ, Archer TJ, Randleman JB. Mathematical model to compare the relative tensile strength of the cornea after PRK, LASIK and small incision lenticule extraction (SMILE). J Refract Surg. 2013;29:454–60.

70. Sinha Roy A, Dupps WJ Jr, Roberts CJ. Comparison of biomechanical effects of small-incision lenticule extraction and laser in situ keratomileusis: finite-element analysis. J Cataract Refract Surg. 2014;40:971–80.

71. Yang E, Roberts CJ, Mehta JS. A review of corneal biomechanics after LASIK and SMILE and the current methods of corneal biomechanical analysis. J Clin Exp Ophthalmol. 2015;6:6.. https://doi.org/10.4172/2155-9570.1000507

72. Dou R, Wang Y, Xu L, Wu D, Wu W, Li X. Comparison of corneal biomechanical characteristics after surface ablation refractive surgery and novel lamellar refractive surgery. Cornea. 2015 Nov;34(11):1441–6.

73. Ganesh S, Gupta R. Comparison of visual and refractive outcomes following femtosecond laser assisted LASIK with SMILE in patients with myopia or myopic astigmatism. J Refract Surg. 2014.; 2014;30(9):590–6.

74. Lin F, Xu Y, Yang Y. Comparison of the visual results after SMILE and femtosecond laser-assisted LASIK for myopia. Abstr J Refract Surg. 2014;30(4):248–54.

74. Shah R, Shah S, Sengupta S, et al. Results of small incision lenticule extraction: all-in-one femtosecond laser refractive surgery. J Cataract Refract Surg. 2011;37(1):127–37.

75. Hjortdal JØ, Vestergaard AH, Ivarsen A, et al. Predictors for the outcome of small-incision lenticule extraction for myopia. J Refract Surg. 2012;28(12):865–71.

76. Kamiya K, Shimizu K, Igarashi A, et al. Visual and refractive outcomes of femtosecond lenticule extraction and small-incision lenticule extraction for myopia. Am J Ophthalmol. 2014;157(1):128–134.e2.

77. Kamiya K, Shimizu K, Igarashi A, Kobashi H, Sato N, Ishii R. Intraindividual comparison of changes in corneal biomechanical parameters after femtosecond lenticule extraction and small-incision lenticule extraction. JCRS. 2014;40(6):963–70.

78. Ivarsen A, Asp S, Hjortdal J. Safety and complications of more than 1500 small-incision lenticule extraction procedures. Ophthalmology. 2014;121(4):822–8.

79. Sachdev G, Sachdev MS, Sachdev R, Gupta H. Unilateral corneal ectasia following small-incision lenticule extraction. J Cataract Refract Surg. 2015;41:2014–8.

80. Mastropasqua L. Bilateral ectasia after femtosecond laser-assisted small-incision lenticule extraction. J Cataract Refract Surg. 2015;41:1338–9.

81. Wang Y, Cui C, Li Z, et al. Corneal ectasia 6.5 months after small-incision lenticule extraction. J Cataract Refract Surg. 2015;41:1100–6.

82. El-Naggar MT. Bilateral ectasia after femtosecond laser-assisted small-incision lenticule extraction. J Cataract Refract Surg. 2015;41:884–8.

83. Mattila JS, Holopainen JM. Bilateral ectasia after femtosecond laser-assisted small incision lenticule extraction (SMILE). J Refract Surg. 2016;32:497–500.

84. *Simon G, Ren Q, Parel J-M, Ing ETS-G. Non-contact laser photothermal keratoplasty II: refractive effects and treatment parameters in cadaver eyes. J Refract Corneal Surg. 1994;10:519–28.

85. Ren Q, Simon G, Parel J-M. Non-contact laser photothermal keratoplasty III: histological study in animal eyes. J Refract Corneal Surg. 1994;10:529–39.

86. *Kohnen T, Husain SE, Koch DD. Corneal topographic changes after noncontact holmium:YAG laser thermal keratoplasty to correct hyperopia. J Cataract Refract Surg. 1996;22:427–35.

87. Koch DD, Kohnen T, McDonnell PJ, Menefee RF, Berry MJ. Hyperopia correction by noncontact holmium:YAG laser thermokeratoplasty. Ophthalmology. 1996;103:1525–36.

88. Goggin M, Lavery F. Holmium laser thermokeratoplasty for the reversal of hyperopia after myopic photorefractive keratectomy. Br J Ophthalmol. 1997;81:541–3.

第 **15** 章

眼科手术

　　角膜地形图会明显受到角膜疾病过程(第 8~10 章)和直接涉及角膜本身的手术(第 11~14 章)的影响。尽管希望术后将这种影响降到最小,但对角膜邻近结构进行手术,也可能会造成角膜地形图的改变。这两种情况下的基本机制相似(表 8.1、表 11.1 和表 15.1)。因此,一旦理解了这些原理,就可以将其应用于不同手术过程,进而预测或解释手术可能引起的角膜形态的变化。

　　在接受非角膜手术的患者中,很少需要评估角膜的形态。然而,在这些病例中,角膜地形图可能对研究常规无法解释的术后视力减退和新手术技术的开发具有一定的价值。

　　在本章中,将以 3 种非角膜的外科手术引起的角膜地形图的变化为例,来说明前面各章中所描述的原理和机制在临床中的应用。

青光眼手术

　　许多研究表明,小梁切除术可以改变角膜曲率,导致术后视力下降[1-4]。由于该手术涉及角膜缘和前部巩膜,有几个潜在的机制可以解释这些变化。

小梁切除术后的角膜地形图

　　术后即刻前房变浅会导致视力向近视漂移,大约 3 周后,这种症状会消失[2]。角膜曲率计检查大多显示角膜顺规散光的暂时性轻微增加(角膜垂直方向变陡)[1,2],但角膜地形图显示这种情况更严重,并且可以持续 1 年以上[3,5]。

　　已经描述了有 3 种类型的角膜形态变化:上部变陡(48%,图 15.1)、上部变平(17%,图 15.2)和复杂的不规则变化(35%,图 15.3),包括中心变陡和中心变平[5]。当进行小梁切除术时,手术医生可以通过适当的手术操作合理的改变角膜的形态,从而最大限度地减少患者术后的视觉障碍。

表 15.1　非角膜的眼科手术后的地形图改变的机制

机制	青光眼手术	视网膜手术	斜视手术
外部作用力	引流管和贮存器	植入物的压力	肌肉张力
泪膜	相关性滤泡	结膜的损伤	结膜的损伤
角膜表面	使用抗代谢药后的角膜上皮 不规则		
角膜基质	烧灼		血流供应中断
手术切口	巩膜瓣		
位置			
长度			
深度			
结构			
切口闭合	巩膜瓣	巩膜造口的位置	
对齐			
缝合处			
缝合方向			
缝合材料			

前 4 种机制与角膜疾病相似(表 8.1)，手术后可观察后 2 种机制与手术相关(表 11.1)。

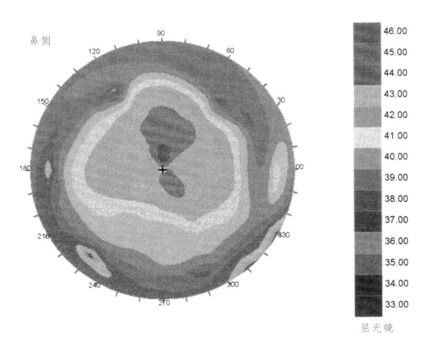

图 15.1　小梁切除术后角膜变陡。小梁切除术后，角膜上方变陡由两种机制引起。过度灼烧会导致巩膜的胶原纤维收缩，巩膜缝线过紧，会对巩膜瓣造成牵拉。

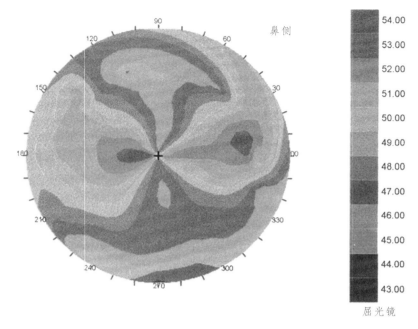

图 15.2　小梁切除术后角膜变平。小梁切除术后,如果巩膜瓣或巩膜造口过大或缝合过松,可能会发生角膜上部变平。在这个病例中,其严重程度足以累及角膜中央并导致 5.00D 的不对称性散光。

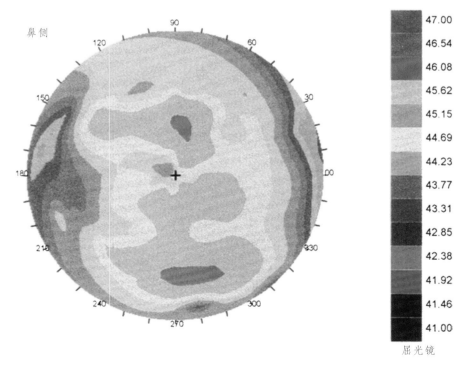

图 15.3　小梁切除术后导致不规则散光。如果多个因素同时起作用,角膜地形图可能会表现出复杂的不规则变化。这个病例显示了角膜中心变平和上方扭曲的混合表现。

机制

大多数小梁切除术是在上眼睑的下方进行的。过度的巩膜烧灼可通过与钛激光热角膜成形术相似的原理造成胶原纤维的收缩(图 14.13)。特别是在对角膜缘进行烧灼的情况下,这可能会导致角膜周边局限性变平,并且也会造成上方相关的旁中央角膜变陡(图 11.1b)。

制作巩膜瓣和巩膜造口的原则也适用于角膜或白内障手术中的切口。随着切口的大小增加和与角膜的距离接近,角膜地形图也会发生变化。已有研究表明,微切口小梁切除术在降低眼压方面与常规的小梁切除术手术具有同样的效果[6],但是否对视力和角膜地形图有益还尚待研究。

巩膜瓣缝合地过松或过紧会导致相应的角膜弧长的增加或减少,从而导致角膜曲率半径的增加或减少。这种效果与角膜缝线对角膜的影响相似,尽管并不那么明显(图 11.1a,c)。同样,这种不均匀的缝线会拖拽巩膜瓣造成切口水平错位和不规则散光 (图 11.1f 和图 15.4)。如果使用可吸收缝线,这些影响会随着时间的推移而减少。

如果术后形成较大的引流滤过泡,泪液会在滤过泡和角膜之间成半月状聚集 (图 15.5)。这会导致局部的空气–泪液界面的变平,这与较大的翼状胬肉造成的影响较为相似(图 8.8)。无论是术中还是术后,过度的使用抗代谢药物,如 5–氟尿嘧啶或丝裂霉素 C,都有可能导致角膜地形图显示出角膜上皮的不规则性。理论上,通过使用引流管和结膜滤过泡的扩大可以造成空气–泪液界面变平并伴随着角膜变陡,但这种情况较为罕见。

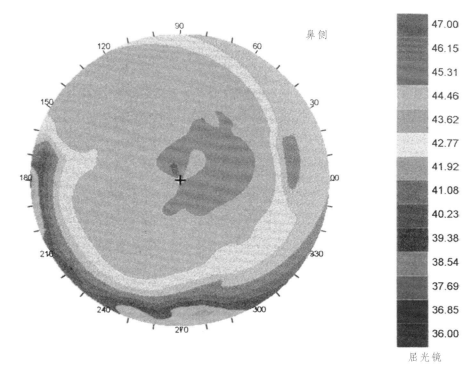

图 15.4 小梁切除术的巩膜瓣对位不良。巩膜瓣的错位,使其被左右拖动,扭曲的力量导致角膜变形和不规则散光。由于巩膜瓣的三侧是游离的,缝线的力量通过其基底部传递至角膜。

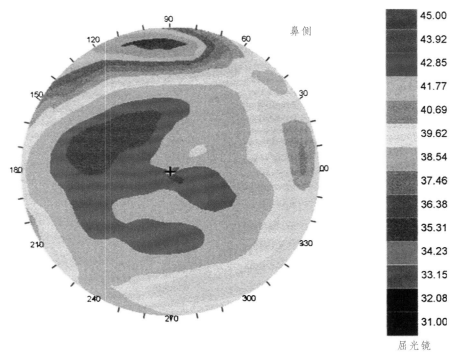

图 15.5　小梁切除术后 15 天。该患者在小梁切除术中加用丝裂霉素 C 后,出现了一个大的无血管的囊性滤过泡,但角膜中央是规则的,术后视力良好。然而,由于泪液透镜填充了滤过泡和角膜之间的空隙,造成了明显的角膜局部变平(类似于较大的翼状胬肉的影响机制,图 8.8)。

视网膜手术

　　在眼的后节手术后,屈光性原因导致的视力下降可能会被忽略。因为视网膜功能障碍很常见,不一定能够完全恢复视力。视网膜脱离复位外路方法主要是在眼球周围使用人工合成的植入物来向眼球壁施压。

视网膜手术后的角膜地形图

　　涉及外植体的视网膜脱离手术通常会增加角膜的屈光性散光,并可能导致屈光状态向近视漂移(图 8.1 和图 15.6)[7-12]。然而,无法区别这种屈光性散光到底是由于角膜曲率的改变还是由于眼内屈光介质还是眼轴长度的干扰造成的。长期的研究表明,在 5 年内,这种诱导的屈光性散光只会轻微减退,但可以通过移除外植体来逆转。

　　视网膜脱离修复术使用的外植体类型不同,发生的角膜地形图的变化也是不同的。局部外植体在其植入的轴线上会诱导角膜变陡[1]。这种变化通常是不对称的,离外植体最近的子午线上最陡峭,形成了不对称的领结。在垂直轴上也可能会存在相关的角膜相对变平。

　　在局部外植体中,放射状支撑物比环状巩膜扣带更能引起角膜变陡,主要原因有 3 个[10]。首先,其将压力施加到眼球赤道部周边更局部的区域。其次,因为其植入的位置不受直肌插入的限制,所以可以向角膜更前方的方向伸展。再有,可压缩海绵制成的支撑物比硬硅胶

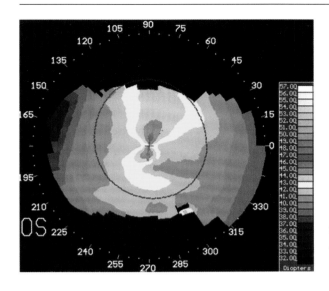

图 15.6　颞上孔源性视网膜脱离的修复方法是在上直肌外侧的视网膜裂孔上方缝合放射状支撑物。术前角膜地形图呈圆形，术后诱发了角膜在 80°方向上 2.00DC 非对称性散光。

巩膜扣带可能会对角膜造成更大的压痕。

当使用环形扣带时，它的目的是在整个眼球的圆周上产生均匀的压力。在这种情况下，角膜周边区域变平而中央变陡(图 15.7)，这通常会导致眼部屈光状态向近视漂移。另一个原因可能是眼球赤道部的受压，从而导致整个眼轴延长。然而，在其他情况下，角膜看起来相当不对称，一边变平，另一边变陡。如环形扣带的缝合倾斜或缝合松紧不均，可能会出现这种情况[13]。角膜变形会导致患者不规则性散光和视力的下降。重视手术的操作可以避免这种并发症的发生。然而，在不影响手术成功的情况下，通过限制压痕深度，很难减小对角膜形态变化的影响。

机制

外植体在角膜周围组织受压和变陡的区域下会直接造成眼球变平(图 8.1)。因此，前置的外植体可能会导致局限性的角膜周边变平以及中央变陡。一些更靠后的植入物可能只会产生不太明显的角膜变陡。

通过内路进行玻璃体视网膜手术和视网膜脱离复位手术都需要三通道的玻璃体切割术。在这项技术中，在角膜缘后 3.5~4mm 处进行较短的巩膜切开术。从理论上讲，这些部位的烧灼和缝合过紧可能会产生局部的变平，周围出现变陡的区域，这可能会累及角膜。然而，这还没有被研究过，目前，人们使用的是小切口的巩膜切割术。

玻璃体视网膜手术可以引起角膜高度的显著增加，并且对角膜后表面有更大的影响[14]。

任何引起结膜肿胀和不规则的操作都有可能影响泪膜。这可能会导致泪液积聚成半月状(见翼状胬肉和小梁切除术中描述)，或随凹痕的形成而发生干燥。角膜地形图可能是不规则的，也可能会显示出局部的变平。

斜视手术

斜视手术通常是在儿童患者中进行，这种手术造成的未矫正的屈光不正可能导致或加

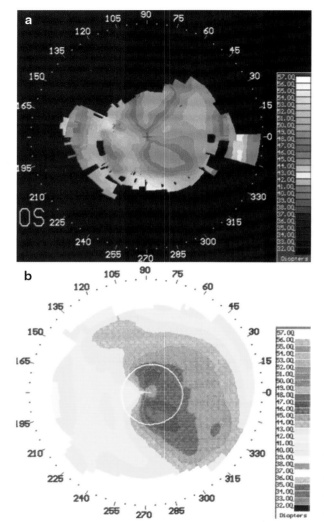

图 15.7 对于更复杂的视网膜脱离,环形扣带会在眼球周围产生压力。(a)扣带过紧会对角膜施加均匀的压力,造成其中央角膜变陡和近视。(b)当扣带施加的压力不均匀时,角膜可能一侧变陡,另一侧变平。

重弱视。因此,选择对角膜地形图影响最小的手术方式很重要。

斜视手术后的角膜地形图

在接受斜视手术的患者中,60%的患者会有很小程度的散光的变化,并且很快就会消除[15,16]。然而,有 2%的儿童和 25%的成人存在散光的偏移>1.00D,并且持续 1 年以上[17]。

术后屈光度裂化表明,那些接受水平肌肉手术的患者最常见的是顺规散光转变(垂直变陡),而垂直肌肉手术与逆规散光的转变有关(垂直变平)。然而,也存在一些相互矛盾的角膜地形图数据。一些研究表明,肌肉衰退与角膜变陡有关[18]。另外,一些动物实验则证明了肌肉衰退与角膜变平有关[19]。进一步的研究发现,屈光状态和角膜地形图之间缺乏相关性,这些研究支持屈光改变是由于非角膜性的病因造成[20]。还有研究表明,眼外肌断裂可能会造成睫状体血管供应的中断,从而间接的影响晶状体的曲率。

机制

据推测,眼外肌张力可维持角膜形态。从理论上讲,张力的增加可以使周边角膜变平,使中央角膜变陡,但很难预测眼外肌协同作用,以及这种作用将如何随着眼球的运动而发生变化。

如果巩膜缝线太长、太紧,可能会改变角膜形态,但为了避免角膜发生变形肌肉重新附着的位置通常比较靠后。结膜肿胀或破损可导致泪膜不规则,其机制与视网膜手术相似。目前,尚未明确这些机制在斜视手术中是否具有临床意义。

参考文献

1. Hugkulstone CE. Changes in keratometry following trabeculectomy. Br J Ophthalmol. 1991;75:217–8.
2. Cunliffe IA, Dapling RB, West J, Longstaff S. A prospective study examining the changes in factors that affect visual acuity following trabeculectomy. Eye. 1992;6:618–22.
3. Rosen WJ, Mannis MJ, Brandt JD. The effect of trabeculectomy on corneal topography. Ophthalmic Surg. 1992;23:395–8.
4. Chan HHL, Kong YXG. Glaucoma surgery and induced astigmatism: a systematic review. Eye Vision. 2017;4:27. https://doi.org/10.1186/s40662-017-0090-x.
5. *Claridge KG, Galbraith JK, Karmel V, Bates AK. The effect of trabeculectomy on refraction, keratometry and corneal topography. Eye 1995; 9: 292–298.
6. Vernon SA, Spencer AF. Intraocular pressure control following microtrabeculectomy. Eye. 1995;9:299–303.
7. Givner I, Karlin D. Alterations in refraction and their clinical significance. Eye Ear Nose Throat Monthly. 1958;37:676–8.
8. Jacklin HN. Refraction changes after surgical treatment for retinal detachment. South Med J. 1971;64:148–50.
9. Foire JV Jr, Newton JC. Anterior segment changes following the scleral buckling procedure. Arch Ophthalmol. 1970;86:284–7.
10. Goel R, Crewdson J, Chignell AH. Astigmatism following retinal detachment surgery. Br J Ophthalmol. 1983;67:327–9.
11. Weinberger D, et al. Corneal topographic changes after retinal and vitreous surgery. Ophthalmology. 1999;106(8):1521–4.
12. Ornek K, Yalçindag FN, Kanpolat A, et al. Corneal topographic changes after retinal detachment surgery. Cornea. 2002;21(8):803–6.
13. *Hayashi H, Hayashi K, Nakao F, Hayashi F. Corneal shape changes after scleral buckling surgery. Ophthalmology 1997; 104: 831–837.
14. Sinha R, Sharma N, Verma L, et al. Corneal topographic changes following retinal surgery. BMC Ophthalmol. 2004;4:10. https://doi.org/10.1186/1471-2415-4-10.
15. Marshall D. Changes in refraction following operation for strabismus. Arch Ophthalmol. 1936;15:1020–31.
16. Thompson WE, Reinecke RD. The changes in refractive status following routine strabismus surgery. J Pediatr Ophthalmol Strabismus. 1980;17:372–4.
17. Fix A, Baker JD. Refractive changes following strabismus surgery. Am Orthoptic J. 1985;35:59–62.
18. *Kwitko S, Feldon S, McDonnell PJ. Corneal topographic changes following strabismus surgery. Cornea 1992; 11: 36–40.
19. *Kwitko S, Sawusch MR, McKonnell PJ, Gritz DC, Moreira H, Evensen D. Effect of extraocular muscle surgery on corneal topography. Arch Ophthalmol 1991; 109: 873–878.
20. Preslan MW, Cilffi G, Yuan-I M. Refractive error following strabismus surgery. J Pediatr Ophthalmol Strabismus. 1992;29:300–4.

索　引